TRAITÉ

CLINIQUE ET THÉRAPEUTIQUE

DU DIABÈTE.

OUVRAGES DU MÊME AUTEUR

Traité du ramollissement du cerveau, (couronné par l'Académie de médecine), 1 vol. in-8o de 525 pages, 1843.

Des Eaux de Vichy considérées sous les rapports clinique et thérapeutique, 1 vol. in-8o de 135 pages, 1851.

Traité pratique des maladies des vieillards, 1 vol. in-8o de 929 pages, 1854 (La seconde édition est sous presse).

Lettres médicales de Vichy, 3e édition. 1 vol. in-18 de 226 pages, 1866. Les mêmes traduites en anglais.

Traité thérapeutique des eaux minérales de France et de l'Etranger, et de leur emploi dans les maladies chroniques, 2e édition, 1 vol. in-8o de 758 pages, 1862.

Dictionnaire général des eaux minérales et de l'hydrologie médicale (en collaboration avec MM. Le Bret, Lefort et Jules François), 2 vol. in-8o de 1664 pages, couronné par l'Académie de médecine, 1860.

Traité pratique des maladies chroniques, 2 vol. grand in-8o de 1402 pages, 1868.

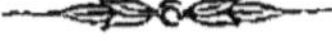

TRAITÉ

CLINIQUE ET THÉRAPEUTIQUE

DU

DIABÈTE

Par le Docteur

Max. DURAND FARDEL

Médecin-Inspecteur des Sources d'Hauterive, à Vichy,
President de la Societe d'Hydrologie medicale de Paris.

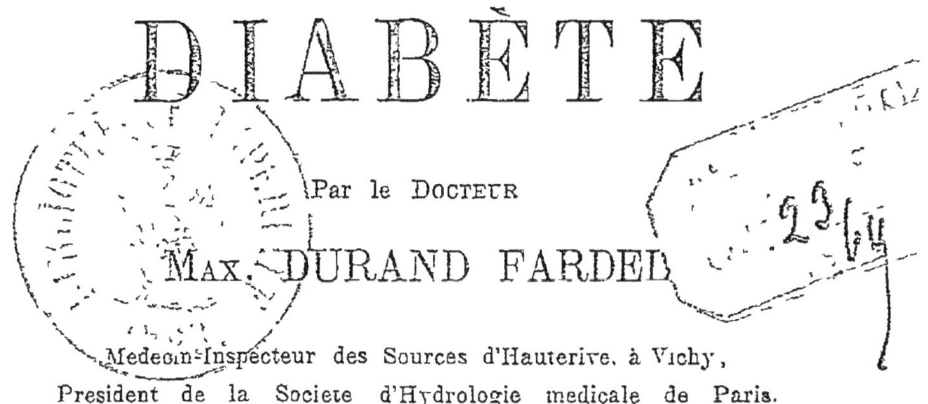

PARIS

Chez ASSELIN, Successeur de LABÉ

PLACE DE L'ÉCOLE-DE-MÉDECINE.

—

1869

Tous droits de traduction réservés.

PRÉFACE

Il y a vingt-cinq ans environ, a commencé
ce qu'on pourrait appeler l'ère moderne du
diabète.

Jusqu'alors le diabète sucré se trouvait relégué parmi les maladies classiques. Les traités de pathologie se contentaient de lui consacrer une place sommaire, et une description
peu variée, à laquelle Rollo était venu pourtant
apporter d'importantes contributions (1797).
et qui reproduisait uniformément les recherches déjà intéressantes de Nicolas et Gueudeville, et les indications très-imparfaites de Dupuytren et Thenard (1806).

Mais cette maladie semblait se soustraire à
l'observation médicale avec autant d'obstination qu'elle met aujourd'hui d'empressement à

TRAITÉ

CLINIQUE ET THÉRAPEUTIQUE

DU

DIABÈTE

Par le Docteur

Max. DURAND FARDEL

Medecin-Inspecteur des Sources d'Hauterive, à Vichy,
President de la Societe d'Hydrologie medicale de Paris.

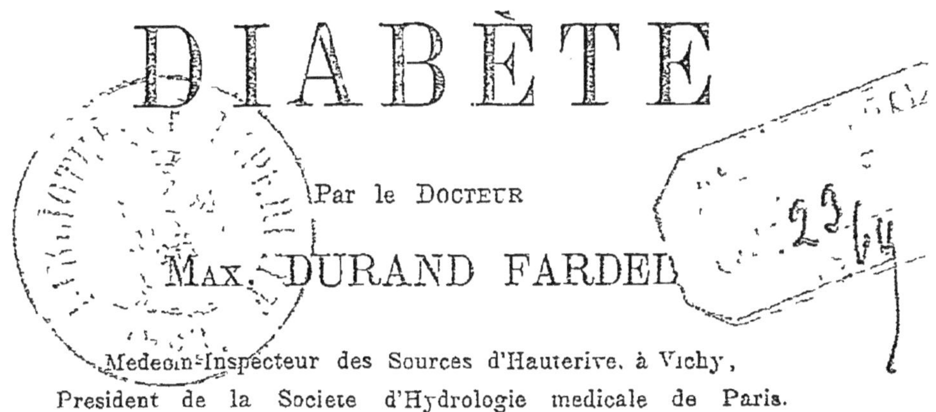

PARIS

Chez ASSELIN, Successeur de LABÉ

PLACE DE L'ÉCOLE-DE-MÉDECINE.

—

1869

Tous droits de traduction réservés.

PRÉFACE

Il y a vingt-cinq ans environ, a commencé ce qu'on pourrait appeler l'ère moderne du diabète.

Jusqu'alors le diabète sucré se trouvait relégué parmi les maladies classiques. Les traités de pathologie se contentaient de lui consacrer une place sommaire, et une description peu variée, à laquelle Rollo était venu pourtant apporter d'importantes contributions (1797). et qui reproduisait uniformément les recherches déjà intéressantes de Nicolas et Gueudeville, et les indications très-imparfaites de Dupuytren et Thenard (1806).

Mais cette maladie semblait se soustraire à l'observation médicale avec autant d'obstination qu'elle met aujourd'hui d'empressement à s'offrir à nous. C'est à peine si, dans le cours d'une longue pratique, les médecins les plus occupés pouvaient se vanter d'en avoir rencontré quelques exemples, et, dans les hôpitaux, le diabète était un objet de curiosité.

Cependant une heureuse inspiration mit un physiologiste, qui devait y trouver le point de départ d'une légitime illustration, sur la trace de phénomènes qui fixèrent l'attention du monde savant sur le rôle et les transformations des matériaux sucrés dans l'organisme. D'heureuses applications de la chimie mirent entre nos mains des moyens de diagnostic d'une remarquable simplicité, et l'on s'aperçut tout à coup que le diabète devait être rangé parmi les maladies les plus vulgaires.

Saisis d'une louable émulation, les physiologistes s'attachèrent à scruter les phénomènes mystérieux qui président aux transformations chimiques des matériaux introduits par l'alimentation, et aux métamorphoses que les tissus de l'organisme subissent dans le milieu où s'opère leur évolution.

D'ingénieuses déductions de faits, plutôt entrevus que rigoureusement analysés, mirent d'autre part sur la voie d'applications pratiques dont l'expérience ne devait pas tarder à consacrer la légitimité. Et, tandis que l'on accumulait, avec un zèle qui ne sera pas perdu, ne fût-ce que pour la philosophie de la science, expérimentations sur expérimentations, hypothèses sur hypothèses, contradictions sur contradictions, le traitement du diabète se constituait, traitement rationnel, dont le dernier mot n'a pas été dit sans doute, mais qui n'en restera pas moins comme un des témoignages les plus éclatants des progrès de la médecine contemporaine. A ces progrès demeureront toujours attachés les noms de M. Mialhe, et surtout de M. Bouchardat.

Mais, tandis que ces deux termes de l'histoire pathologique du diabète, pathogénie et thérapeutique, se trouvaient l'objet de travaux multipliés, tous dignes du plus grand intérêt, bien que fort inégaux dans leurs résultats, l'histoire clinique de la maladie semblait oubliée et demeurait toute à faire.

C'est cette lacune que j'ai essayé de combler, en mettant à profit une expérience personnelle que m'ont value de longues années de pratique sur un terrain singulièrement propice à une telle étude.

Cet ouvrage a pour base 334 observations de diabète, recueillies depuis vingt ans, parmi un nombre beaucoup plus grand de faits de ce genre qui ont passé sous mes yeux.

Mais il ne devait pas me suffire d'exposer les résultats de mes propres observations. J'ai rassemblé les travaux nombreux, épars jusqu'ici, dont certains points de cette maladie ont été le sujet de prédilection, et j'ai tracé le tableau de nos connaissances actuelles sur la question du diabète.

Il est bon d'arrêter de temps à autre l'état de la science sur de tels sujets. On en juge mieux ce qu'il reste à apprendre, et les travaux ultérieurs y gagnent quelquefois une direction meilleure.

20 avril 1869.

DURAND-FARDEL.

DU DIABÈTE

La glycose, ou sucre de raisin, est un des matériaux dont la présence paraît le plus indispensable
à l'accomplissement des phénomènes de combustion
et de transformation dont l'organisme est le siége.

C'est d'abord un principe de *combustion* ou *respiratoire*, c'est-à-dire réductible, comme tous les principes non azotés ou carbonés, principes ternaires, en
acide carbonique et en eau, à l'aide de l'oxygène
introduit par la respiration, contribuant ainsi à fournir une des sources de la chaleur animale. C'est
aussi, mais à un bien moindre degré, un principe
d'assimilation, c'est-à-dire prenant une part aux
phénomènes de métamorphose qui président directement à la formation des tissus organiques.

Le rôle de la glycose dans l'organisme doit être
très-important, car les sources de sa production sont
très-multipliées, et les troubles apportés dans ses

transformations chimiques ou organiques entraînent de graves conséquences.

La glycose de l'organisme reconnaît pour origine : 1° l'introduction par l'alimentation des principes sucrés entrant dans les aliments féculents et dans les aliments sucrés ; 2° la production de principes semblables par le foie et par d'autres tissus organiques.

Dans les conditions normales, la glycose introduite par les aliments, ou formée dans le foie ou les autres tissus organiques, est entièrement, ou à peu de chose près, dépensée, soit en transformations chimiques (eau et acide carbonique), soit en transformations organiques, matière amyloïde ou glycogène et tissu graisseux, car on n'en retrouve aucune trace, ou on n'en retrouve que de faibles traces dans l'urine.

Mais il est des circonstances où, par suite d'une anomalie dans les phénomènes qui président à ces transformations, la glycose ne subit ces dernières que dans une proportion incomplète, et se retrouve en grande partie dans l'urine.

On donne le nom de *glycosurie* à ce phénomène particulier, l'apparition de la glycose dans l'urine, lequel peut n'être qu'accidentel ou transitoire ; on donne le nom de *diabète* à une maladie caractérisée par l'inaptitude relative de l'organisme, essentielle, et durable pendant un temps variable, ou indéfiniment, à effectuer les transformations nécessaires de la glycose qu'il renferme.

Ces notions, toutes succinctes qu'elles soient, sont

suffisantes pour donner une idée générale de la maladie *diabète*, et pour en instituer l'histoire clinique.

Et, comme on le verra plus loin, si nous possédons des notions assez multipliées sur les circonstances d'où peut provenir le phénomène *glycosurie*, il est encore difficile d'en faire l'application à l'étude pathologique du *diabète* lui-même.

C'est en effet une circonstance très-digne de remarque, que, bien que les données physiologiques relatives à la glycosurie, ou production du sucre, et aux phénomènes corrélatifs à la présence de la glycose et à son rôle dans l'organisme, soient au nombre de celles que la physiologie expérimentale ait élucidées de la façon la plus claire en apparence et la plus saisissante, ces données sont en quelque sorte lettre morte au lit du malade.

Si l'on prétend rapprocher ce que l'on observe en clinique des faits les plus authentiques démontrés par la physiologie, on est obligé de s'abandonner à de pures hypothèses, tout au plus possibles à soutenir, mais impossibles à vérifier, et dépourvues pour la plupart d'utilité pratique. C'est au moins ce qui paraît résulter très-positivement des faits connus jusqu'ici, et rapprochés des faits nombreux que j'ai observés et dont ce livre offre le résumé.

L'étude qui va être faite du diabète sucré ou *diabète*, car cette expression générique entraîne l'idée de glycosurie persistante, bien que l'on désigne souvent la polyurie sous le nom de *diabète non sucré*, sera divisée en trois parties :

PATHOLOGIE : comprenant la *sémiologie*, les *incidents divers* de la maladie et *l'anatomie pathologique*.

PATHOGÉNIE : comprenant également *l'étiologie* proprement dite.

A cette seconde partie sera annexé un chapitre particulier qui mettra à profit les notions de pathogénie comme celles de pathologie, pour élucider la question suivante : *doit-on reconnaître différentes espèces de diabète ?*

THÉRAPEUTIQUE : comprenant l'*hygiène*.

PREMIÈRE PARTIE

PATHOLOGIE.

Cette première partie sera consacrée à la description du diabète, indépendante des conceptions pathogéniques dont cette maladie peut être l'objet.

La description d'une maladie comprend l'exposé des symptômes qui lui appartiennent en propre, de l'ordre suivant lequel ils se présentent le plus ordinairement, et des complications qui peuvent venir se combiner avec la maladie principale, et en altérer plus ou moins les caractères essentiels. Elle comprend également le tableau et l'appréciation des altérations anatomiques qu'elle laisse après elle, et parmi lesquelles il importe de distinguer celles qui lui appartiennent dès le principe, de celles qui dépendent des phases diverses qui ont pu se succéder.

Tel sera le sujet de cette première partie. Celle-ci sera donc exclusivement clinique, c'est-à-dire qu'elle offrira la reproduction, aussi fidèle que possible, d'un ensemble de faits assez nombreux pour que les descriptions qui vont suivre comprennent un tableau complet de la maladie, et de ses apparences diverses.

CHAPITRE PREMIER

SÉMIOLOGIE.

Avant de procéder à la description générale des symptômes du diabète, il est un certain nombre de ces derniers, et quelques circonstances particulières, qu'il est utile d'étudier séparément, afin de bien faire connaître leurs caractères essentiels, et la place qui leur appartient dans l'appareil phénoménal de la maladie.

Je comprendrai dans cette étude : la soif, l'appétit, le fonctionnement de l'appareil digestif, celui du système cutané, les troubles de la vision, l'anaphrodisie, l'amaigrissement, l'état des forces et les troubles de l'innervation, enfin les caractères de l'urine.

SOIF ET SIGNES TIRÉS DE LA BOUCHE.

L'exagération de la soif est un des symptômes les plus essentiels du diabète. C'est le premier qui se laisse apercevoir, sauf de très-rares exceptions.

M. Bouchardat explique ce phénomène de la manière suivante : « La soif dont sont tourmentés les diabétiques trouve une explication tout à fait satisfaisante dans les faits que nous connaissons, sur l'action de la diastase sur l'amidon. Pour que la transformation de l'amidon en sucre soit complète, il faut que la fécule soit dissoute dans sept fois au moins son poids d'eau. Eh bien, un semblable phénomène s'observe chez les diabétiques : pour que la transformation de l'amidon en sucre, qui est une nécessité de leur état, puisse s'effectuer, il leur faut sept fractions d'eau ; et, tant qu'ils ne l'ont pas ingérée, il leur est impossible d'y résister. Chez les diabétiques, la soif est en raison directe des aliments féculents et sucrés qu'ils prennent. J'ai observé que, pour une quantité d'aliments représentant 1 kilogramme de fécule, ils boivent ordinairement 7 kilogrammes d'eau, et rendent à peu près 8 kilogrammes d'urine (1).

Il n'y a pas lieu de s'arrêter à l'explication relative à la soif des diabétiques. Elle est purement chimique et suppose que l'anomalie qui préside à la maladie a son siége exclusif dans l'estomac. Mais il y a plus d'intérêt à s'assurer si la soif est effectivement en rapport avec la proportion des féculents introduits et de la glycose urinaire.

Il est très-vrai que les gens très-diabétiques boi-

____

(1) Bouchardat. *Du diabète sucré ou glycosurie, in mémoires de l'Académie de Médecine* 1852, t. XVI, p. 74.

vent beaucoup et font beaucoup de sucre. Il n'est pas moins vrai que, lorsqu'on vient à supprimer les féculents, la soif baisse immédiatement et l'urine diminue : ceci est d'une observation journalière. Mais les faits qui échappent à cette systématisation ne sont pas rares.

Il y a des diabétiques qui ont, et pendant de longues périodes, une soif ardente, tout en ne présentant que des proportions faibles et très-modérées de sucre. Il y a de même des individus qui font du sucre en quantité notable, et qui n'ont qu'une soif tempérée. En un mot, on se tromperait beaucoup si l'on croyait devoir rencontrer toujours une proportion prévue entre le degré de la soif et la quantité de sucre contenu dans l'urine. Il n'est malheureusement que trop fréquent de voir les symptômes diabétiques, et la soif en particulier, persister, malgré une réduction considérable ou même une abstention complète des féculents. Et, chez certains diabétiques très-sensibles, le moindre écart de régime ramène aussitôt une soif vive, tout en ne déterminant que de légères apparitions de sucre. Enfin, il est des diabétiques qui, bien que rendant encore une grande quantité de sucre, voient leur soif remplacée par une simple sécheresse de la bouche. Ces remarques n'ont pour but que de contrôler ce qu'il y a de trop dogmatique dans les assertions de **M.** Bouchardat, lesquelles paraissent avoir été plutôt dictées par la théorie que par une observation rapprochée des faits.

Cependant je dois faire remarquer ceci : c'est que

la proportion de glycose urinaire ne .représente peut-être pas fidèlement la proportion de la glycose produite; en d'autres termes, qu'il faut tenir compte de la glycose retenue dans l'économie. Ce point de vue sera développé ultérieurement.

Il n'est pas hors de propos de faire remarquer que la soif de la polydipsie, ou diabète non sucré, ne saurait reconnaître une semblable cause. Faut-il l'attribuer simplement, avec M. Pavy (1) et M. Jaccoud (2), au besoin de remplacer la grande quantité de fluide que soustrait au sang l'état polyurique?

Cette explication pourrait également s'appliquer au diabète non sucré. Et, si l'on doit croire, dans un certain ordre d'idées, que l'on n'urine beaucoup que parce que l'on boit beaucoup, il faudra admettre, dans l'autre, que l'on ne boit en grande quantité que parce que l'on urine abondamment.

Cependant il serait bien possible que la soif fût elle-même un phénomène primitif essentiel, sous la dépendance directe ou indirecte du système nerveux, et, dans tous les cas, du trouble spécial apporté dans tout le système par la diffusion des principes sucrés.

La soif est certainement très-vive et très-pénible chez les diabétiques ; plus prononcée après qu'avant

(1) Pavy. *Researches on the nature and treatment of diabetes.* London, 1869, p. 211.

(2) Jaccoud. *Leçons de clinique médicale, faites à l'hôpital de la Charité,* 1867, p. 88.

les repas, troublant quelquefois leur sommeil. Elle peut acquérir des proportions considérables, et l'on voit des malades ingurgiter des quantités énormes de liquides. Cependant elle est moins tyrannique dans le diabète que dans la polydipsie. Comme je l'ai fait remarquer ailleurs (1), l'ingestion des liquides étanche, ne fût-ce qu'un instant, la soif des diabétiques, tandis qu'elle ne soulage en rien celle des polydipsiques. Il n'est pas rare de voir des diabétiques, croyant qu'il est de leur devoir de boire le moins possible, se rationner avec une certaine sévérité. Dans la polydipsie franche, on en est incapable. Je n'ai pas observé que l'altération fût aussi prédominante la nuit que l'ont dit plusieurs auteurs. Beaucoup de malades qui, sous l'influence de l'exercice ou de la digestion sont très-altérés le jour et le soir, se passent très-bien de boire pendant la nuit.

Il m'a semblé, bien qu'on assiste rarement au début du diabète, que la soif marque d'emblée et d'une manière très-formelle l'apparition de la maladie. Elle n'est précédée par aucun symptôme, ni par la sécheresse de la bouche, qui la suit si communément, ni par la courbature, ni par les troubles nerveux. Elle est, dès le premier instant, ce qu'elle sera par la suite, au moins pour de certaines périodes. Ainsi, des malades avaient bu plus qu'auparavant pendant

(1) Durand Fardel. *Traité pratique des maladies chroniques*, 1868, t. I, p. 178.

des semaines ou des mois; puis la soif subissait de
nouveau un accroissement notable.

Dès que l'on a soumis les malades au régime diabétique, la soif cède en général et avec une rapidité
surprenante, quelquefois du jour au lendemain.
J'insisterai en son lieu sur cette circonstance, qui
est une des plus dignes de remarque dans l'histoire
du diabète. Mais elle ne cède souvent qu'en partie;
elle reparaît; elle se maintient à un degré quelconque. Elle présente une relation plus ou moins immédiate avec les détails du régime. Il y aura à revenir
utilement sur ce sujet, à propos de la marche générale de la maladie, et de l'influence exercée par les
agents hygiéniques et thérapeutiques.

J'ai rencontré quelques anomalies au sujet des
rapports de la soif avec la proportion de sucre contenue dans les urines. Un vétérinaire de Château-
dun avait remarqué, depuis six ans, que son urine
tachait ses pantalons, à la manière d'un liquide sucré,
sans que sa santé parût le moins du monde altérée. Ce
n'est qu'au bout de ce temps qu'il survint de l'amaigrissement, de l'affaiblissement, de la presbytie,
etc. Le docteur Pestel constata alors une *très-grande
quantité* de sucre dans l'urine, sans dosage précis. Il
n'y avait pas plus d'exagération de la soif qu'auparavant, et les urines étaient à peine plus abondantes
qu'à l'état normal. Six mois après l'institution d'un
régime rationel, qui fût scrupuleusement suivi, les
symptômes observés avaient à peu près disparu,
sauf l'impuissance qui persistait : et je ne trouvai

alors moi-même que 4 grammes de sucre. J'ai vu également un Russe de cinquante-six ans, qui devait être diabétique depuis un à deux ans : sa santé s'était peu altérée, et il n'avait jamais eu que très-peu d'altération ; cependant les analyses avaient oscillé entre 20 et 40 grammes de sucre. Le docteur Heiberg (de Berlin) rapporte l'histoire d'une petite fille de neuf ans dont l'urine contenait 80 grammes de sucre, et chez qui la soif n'avait pas augmenté d'une manière frappante. Elle manifestait un goût irrésistible pour les aliments gras (1).

D'un autre côté, un malade de cinquante-trois ans, qui avait souffert d'une soif extrême, n'avait jamais offert que de très-faibles proportions de sucre, quelques grammes.

Il faut connaître les faits de ce genre, qui sont assez rares, il est vrai, mais qui n'en sont pas moins contradictoires avec les théories chimiques de la soif. Pour ce qui est de vieilles histoires de diabétiques hydrophobes, on peut sans doute admettre, avec M. Contour, que le diagnostic était en défaut.

La soif diminue ou disparaît s'il survient certaines complications, comme des maladies aiguës intercurrentes, et le sucre tend à disparaître en même temps des urines. Elle diminue également dans les périodes terminales de la cachexie diabétique. Autrement et dans la généralité des cas, ce symptôme peut ser-

_____

(1) *L'Union médicale*, numéro du 14 mai 1863, p. 303.

vir de thermomètre relativement à la marche de la maladie, à ses intermissions ou à ses exacerbations.

Cependant, il est un autre phénomène, qui offre la même signification sémiologique que la soif, et qui la remplace assez souvent : c'est la sécheresse de la bouche, laquelle n'est pas en général, comme on pourrait le croire, en rapport direct avec la soif.

Chez la plupart des diabétiques, les sécrétions buccales tendent à se tarir. Souvent le matin, au réveil, la bouche est absolument sèche ; la surface de la langue est aride et comme ligneuse. L'articulation des sons est impossible, tant que la membrane muqueuse n'a pas été longtemps humectée. Ou bien encore il se fait une légère sécrétion visqueuse qui colle les surfaces, et les malades font, en agitant leur langue ou en parlant, un bruit particulier qui permet de reconnaitre un diabétique les yeux fermés. Je n'ai jamais rencontré cette viscosité de la muqueuse buccale dans la polydipsie.

Mais la sécheresse de la bouche n'est pas la soif. Il arrive souvent que, lorsque le sucre persiste à dose élevée, la soif disparaît, mais la muqueuse buccale reste sèche. Les malades se tiennent de l'eau dans la bouche ; ils en ont besoin pour parler, ou pour corriger une sensation très-pénible : mais ils ne l'avalent pas. Ils n'ont pas soif, et n'obéissent pas par conséquent au besoin supposé de fournir des éléments de dissolution à la diastase de l'estomac.

M. Marchal (de Calvi) cite deux faits, dont un emprunté à M. Leudet, où le seul symptôme direct du diabète aurait été la langue collante, ou bien une sécheresse extrême et insupportable de la bouche (1).

J'ai vu également un malade, que j'ai suivi longtemps, entre quarante-cinq et cinquante-cinq ans, et qui était diabétique depuis plusieurs années. Il n'avait jamais eu de soif exagérée : mais toujours la bouche sèche ; assez nevropathique et mélancolique, maigre, mais assez vigoureux. Les gencives étaient molles et déformées, et les dents branlantes.Il se soignait bien. La proportion de sucre variait entre 10 et 30 grammes ; et je l'ai vue monter à 60 grammes à la suite d'une vive contrariété. Mais en général les diabétiques qui n'ont que la bouche sèche sont des diabétiques qui ont eu soif, et ont vu leur état s'améliorer sous l'influence du régime, tout en restant glycosuriques.

C'est la secrétion glandulaire de la salive qui fait surtout défaut chez les diabétiques, ou la salive alcaline. Aussi M. Bouchardat leur donne-t-il le conseil judicieux d'insister sur la mastication des aliments, ce qui est le meilleur moyen d'en activer la production.

C'est donc la salive mixte ou acide qui domine. Il résulte du contact habituel de cette secrétion acide, qui n'est que très-imparfaitement neutralisée, une altération quelquefois très-rapide des gencives et des dents. Il peut se faire cependant que la ten-

---

(1) Marchal (de Calvi). *Recherches sur les accidents diabétiques*, 1864, p. 218.

dance cachectisante de la maladie y soit pour quelque chose.

Les gencives se ramollissent ; elles prennent une teinte livide, sans être habituellement saignantes ; elles sont même plutôt pâles. Elles se pelotonnent en quelque sorte sur elles-mêmes et abandonnent les dents. Celles-ci se déchaussent, s'ébranlent et tombent en général sans douleur, et sans s'être nécessairement cariées. J'ai vu les gencives s'altérer ainsi, et les dents s'ébranler au début du diabète ; mais c'est ordinairement à la longue que cela se produit. Cependant la plupart des diabétiques ont les dents un peu branlantes : mais elles reprennent facilement leur solidité, quand la santé se raffermit elle-même.

C'est dans les cas les plus rares que l'on observe des gengivites douloureuses, ou que l'on voit les gencives s'ulcérer en prenant un aspect scorbutique. Ces phénomènes sont loin d'être constants du reste, et peuvent manquer dans des cas où il se fait, depuis plusieurs années, une production abondante de sucre.

J'en dirai autant d'une odeur très-caractéristique de l'haleine, que j'ai signalée un des premiers, et que M. Desmarres avait également reconnue depuis longtemps. Cette odeur, toute spécifique, est impossible à définir ; les médecins anglais l'appellent une odeur de *foin*, ce qui est loin d'en donner une idée approximative. M. Pavy la compare à l'odeur des pommes mûres (*ripe apples*), que je n'y retrouve pas. Elle est quelquefois excessive, et suffit pour infecter une pièce où un malade est demeuré quelques instants, comme pour reconnaître un diabétique à grande distance. Je ne saurais dire de quoi elle dépend, et elle ne paraît pas résulter d'une altération apparente de la muqueuse buccale. Ce n'est pas du reste une odeur exclusivement buccale ; toute l'habitude du corps l'exhale, chez quelques individus du moins, et je l'ai toujours retrouvée très-forte dans l'urine, même dans les fèces, quand elle existait dans l'haleine. Chez quelques personnes, elle se montre et disparaît suivant les alternatives de l'état sucré des urines. Lorsqu'elle est très-prononcée, elle est d'un pronostic fâcheux.

J'ai parlé tout à l'heure de la sécheresse de la langue, tantôt dure et ligneuse, ou profondément fendillée ; tantôt hérissée de papilles rapeuses, comme une langue de chat ; tantôt collante au palais, ou au doigt qui la touche. Dans quelques cas de glycosurie violente, cette sécheresse est continue, et ne cesse que momentanément, alors que la bouche vient d'être humectée par les boissons. C'est alors un état insupportable, et les malades sont obligés de se tenir presque constamment de l'eau dans la bouche. Le plus souvent, c'est dans la matinée, après les repas, à la suite de fatigues musculaires, ou d'émotions affectives, que cette sécheresse se montre.

La langue des diabétiques est généralement couverte d'un enduit blanchâtre, peu humide ; quelquefois une mousse blanche très-fine se montre par traînées longitudinales à sa surface, surtout sur ses parties latérales. Il est très-rare qu'elle offre une surface ou des points rouges. Elle présente quelquefois une teinte noirâtre. Mais cette coloration, dont l'explication n'a pas encore été donnée, se rencontre également dans d'autres circonstances. Je l'ai observée dans de simples dyspepsies, ou dans certaines cachexies indéterminées et passagères.

Quelques diabétiques accusent un mauvais goût dans la bouche, d'un caractère difficile à définir ; un plus grand nombre un goût douceâtre franchement sucré, que M. Bernard attribue à l'existence d'une proportion considérable de sucre dans le sang. Martin Solon et M. Contour avaient reconnu depuis longtemps la présence du sucre dans la salive (1). Mais je ne crois pas que l'on ait déterminé si c'était dans la salive buccale ou dans la salive glandulaire.

APPÉTIT.

On considère en général l'exagération de l'appétit, ou la boulimie, comme un symptôme caractéristique du diabète. D'après les auteurs du *Compendium de médecine pratique*, les diabétiques ont ordinairement un appétit irrégulier, perverti, vorace, porté quelquefois jusqu'à la boulimie (2). «En général, dit aussi M. Contour, on observe une augmentation dans

(1) Contour. *Du Diabète sucré*, thèse de Paris, 1844, p. 50,

(2) Monneret et L. Fleury. *Compendium de médecine pratique*, 1839, t. III, p. 35.

l'appétit, qui devient irrégulier, vorace, et va même quelquefois jusqu'à la boulimie. Le plus souvent c'est quand la maladie est confirmée qu'il se montre, et il n'est jamais si grand que quand l'amaigrissement commence ; il semble que l'estomac, par une augmentation dans ses fonctions, veuille lutter contre cette déperdition considérable, qui doit trop souvent entraîner la perte du malade » (1). Enfin, nous lisons dans Trousseau : « Un symptôme d'une grande valeur est l'exagération de l'appétit, une véritable boulimie. Cet appétit exagéré s'observe chez presque tous les diabétiques. Il peut être tel qu'il semble que rien ne saurait rassasier les malades, et l'on en a vu, dit-on, qui mangeaient dans le courant des vingt-quatre heures une masse d'aliments que l'on évaluait au tiers du poids de leur corps » (2).

Ce tableau de la boulimie des diabétiques est tout à fait inexact : non pas que certains diabétiques n'aient effectivement un appétit exagéré : mais ce n'est qu'un très-petit nombre d'entr'eux.

Ce sujet a été étudié soigneusement dans 251 de mes observations : voici ce que nous trouvons dans celles-ci.

L'appétit était normal chez 140 malades; c'est-à-dire que ceux-ci déclaraient avoir conservé, d'une manière générale, le même appétit qu'avant l'ap-

---

(1) Contour. *Du Diabète sucré*, p. 52.
(2) Trousseau. *Clinique de l'Hôtel-Dieu de Paris*, 1862, t. II, p. 582.

parition de la maladie, ni plus ni moins. Beaucoup d'entr'eux avaient ce qu'on appelle un bon appétit : mais rien d'exagéré. Seulement cinq d'entr'eux éprouvaient quelquefois des besoins soudains de manger, analogues à ceux que ressentent les gastralgiques, et qui sont apaisés par très-peu de chose.

Chez 42 malades, l'appétit était considérable ; voici l'analyse de ces faits :

Chez 6 d'entr'eux. l'appétit avait *augmenté* depuis qu'ils étaient diabétiques, mais sans acquérir d'énormes proportions ; 20 déclaraient qu'ils avaient un *grand* appétit. Enfin, chez 16 individus, l'appétit était *considérable* : mais ce n'est qu'un certain nombre d'entr'eux (10) qui accusaient un appétit *énorme*, excessif.

Mettez ces 16 cas à l'actif de la boulimie ; ajoutez-y même, ce qui ne me paraîtrait pas rationnel, les 20 cas de *grand* appétit, car une foule de gens ont un grand appétit sans être le moins du monde boulimiques ; et cette circonstance n'en reste pas moins l'attribut d'une faible minorité de diabétiques.

D'un autre côté, dans 40 observations, l'appétit existait en moins. En voici l'analyse : appétit faible dans 23 cas ; diminution de l'appétit dans 9 cas : mais, dans trois de ces derniers, les malades éprouvaient, à des intervalles variables, des besoins impérieux de manger ; anorexie complète dans 17 cas.

Enfin, mes observations signalent encore : 8 cas

où l'appétit était inégal, capricieux ; 7 cas où l'appétit accru d'abord (et quatre fois à un degré considérable) n'avait pas tardé à reprendre des allures ordinaires ou à s'amoindrir beaucoup ; 3 cas où l'appétit, perdu au début de la maladie, avait repris au bout de quelque temps des proportions assez considérables.

Il ne faut pas prendre ces chiffres dans un sens absolu. De semblables relevés d'observations n'expriment jamais que des résultats relatifs, et tel autre observateur pourra présenter des chiffres un peu différents. Cependant nous pouvons considérer comme acquis :

Que la généralité des diabétiques ne ressentent aucun changement dans leur appétit habituel ;

Que les cas où l'appétit est modifié en moins sont au moins aussi nombreux que ceux où il l'est en plus ;

Que la véritable boulimie ne s'observe que rarement chez les diabétiques.

On voudra bien remarquer ceci, qui importe beaucoup à l'interprétation de ces faits : c'est que les constatations, dont j'ai reproduit les termes, ont été faites chez des diabétiques en puissance de leur maladie, depuis des époques variables, en général plusieurs années, ayant été soumis ou non à des traitements rationnels, lesquels avaient amené des degrés variables d'amélioration, mais non des guérisons absolues.

Lorsque la maladie entre franchement en voie de retour, la boulimie ou l'anorexie tend à disparaî-

tre ou à faire place à des conditions normales.
Cependant j'ai vu l'exagération de l'appétit persister
alors que les autres symptômes diabétiques avaient
à peu près disparu.

Mais il est à remarquer que les différents caractères de l'appétit se montrent habituellement dès le
début apparent de la maladie, et persistent très-longtemps sous la même forme. Ainsi j'ai vu la boulimie
franche durer plusieurs années, six ans dans quelques
observations, ou même davantage. Je n'ai pas vu
qu'elle se montrât de préférence dans les glycosuries
excessives. Dans la plupart des cas où le dosage du
sucre a été opéré, les proportions trouvées se
tenaient entre 40 et 60 grammes ; et, dans quelques
cas plus rares, en comptait seulement quelques
grammes. Dans ces glycosuries, à proportions de sucre considérables, sans être excessives, la soif est
généralement très-franche ; cependant elle se trouvait très-peu marquée, dans quelques cas où l'appétit
était excessif. Il n'y a donc pas, comme l'avait cru
voir Schœnlein, une relation directe entre la soif
et l'appétit.

L'appétit paraît plus souvent perdu ou amoindri
qu'augmenté. Il en arrive du reste presque toujours
ainsi lorsque la maladie revêt un caractère cachectique, dont l'anorexie est alors plutôt l'effet que la
cause. Aussi est-ce en général un signe assez grave
que de voir l'appétit se perdre après avoir été conservé pendant un certain temps.

On remarque quelquefois un dégoût particulier

pour la viande. C'est souvent la conséquence d'un régime mal entendu et trop exclusivement animal, que tous les estomacs ne supportent pas également bien. Cette répugnance pour la viande peut accompagner encore un appétit très-développé.

Quelques malades ont un goût émoussé. Les aliments ont perdu leur sapidité, ce qui n'empêche pas toujours de manger avec un certain appétit. Les malades ressentent le besoin de manger, et le satisfont, mais sans plaisir. L'appétence particulière par les aliments féculents et sucrés que M. Bouchardat a signalée (1) doit être fort rare, car je ne crois pas l'avoir jamais rencontrée.

FONCTIONS DIGESTIVES.

La plupart des observateurs ont constaté la régularité habituelle des digestions chez les diabétiques. C'est assurément là une des circonstances les plus curieuses de cette maladie. Les phénomènes de la digestion présentent une intégrité apparente, tandis que ceux de l'assimilation sont profondément altérés. Bien que mes propres observations ne fassent guère que confirmer ce fait, je pense qu'il ne sera pas sans intérêt d'entrer dans quelques détails sur ce sujet, auquel j'ai apporté une attention particulière.

(1) Bouchardat. *Du diabète sucré ou glycosurie, mémoires de l'Académie de Médecine*, t. XVI, p. 73.

·Je trouve mentionnée dans 242 observations la manière exacte dont s'accomplissaient les digestions. Les remarques qui ont trait à cette dernière ont été faites exclusivement au point de vue sémiologique, et sans rien préjuger des phénomènes intimes de la digestion, qui ne se manifestent point au dehors. Les sujets en question ont tous été considérés comme dyspeptiques ou non dyspeptiques.

La digestion s'accomplissait très-régulièrement dans 168 cas, aussi bien avant qu'après l'apparition de la maladie.

Dans 74 cas, des remarques particulières ont pu être faites relativement à la manière dont s'accomplissait cette fonction.

12 malades offraient une légère dyspepsie.

8 accusaient seulement un peu de somnolence après le repas.

Un n'avait que de légères aigreurs.

32 étaient formellement dyspeptiques.

Un n'avait de digestions difficiles que s'il mangeait plus qu'à l'ordinaire.

Un autre offrait ceci de particulier que, lorsqu'il dépassait une certaine quantité de pain, il survenait de la fièvre en même temps qu'une exaspération des symptômes diabétiques.

3 avaient de temps en temps des vomissements alimentaires.

2 avaient fréquemment des indigestions.

2 offraient les caractères exclusifs de la dyspepsie intestinale.

6 étaient sujets, plus ou moins constamment, à de la diarrhée immédiate après le repas.

4 étaient devenus dyspeptiques au début du diabète, puis avaient recouvré au bout de quelque temps la régularité de leurs digestions.

On voit quel faible rôle la dyspepsie joue dans le diabète. Et, si l'on considère combien il y a peu de gens, en dehors de tout état pathologique déterminé, qui digèrent d'une manière irréprochable, on peut se demander si le diabète ne s'adresse pas de préférence à des individus qui digèrent bien, et si cette maladie n'est pas plutôt favorable que nuisible à l'intégrité de la digestion stomacale.

Il faut remarquer encore que la dyspepsie se montre en général sous ses formes les plus simples, digestions lentes, pesanteur cardiaque, accablement. Il y avait chez la plupart de ces malades une tendance accusée à la forme congestive de la dyspepsie, avec somnolence, face colorée, tendance aux étourdissements. La dyspepsie flatulente est rare : ce qui peut s'expliquer par la nature du régime, l'indigestion des féculents étant la cause la plus ordinaire de la forme flatulente de la dyspepsie. Mais d'un autre côté, je n'ai observé que très-rarement la dyspepsie acide, à laquelle dispose le grand usage des corps gras, et surtout du vin et des alcooliques. Remarquons en passant l'aptitude des diabétiques à digérer les corps gras, lesquels sont en général les plus réfractaires à la digestion. J'ai même vu des dyspeptiques cesser de l'être sous l'influence du régime diabétique. M. Pavy parle d'un malade qui avait été un martyr de la dyspepsie (*a martyr of dyspepsia*), jusqu'à ce qu'il fût devenu diabétique, et qui, depuis lors, n'avait plus éprouvé aucun trouble de ce côté (1). J'ai vu également des diarrhées habituelles cesser en pareille circonstance.

D'après ce que j'ai observé, les diabétiques seraient très-rarement sujets aux vomissements.

Les habitudes boulimiques ne paraissent pas exercer d'influence sur la manière dont s'accomplit la digestion. Sur 17 diabétiques qui mangeaient d'une façon considérable ou excessive, 11 ne se plaignaient nullement de leurs digestions; 5 étaient dyspeptiques, dont deux étaient affectés de dyspepsie flatulente; ces derniers accusaient des digestions un peu douloureuses.

Or, sur 8 de ces boulimiques qui digéraient bien, la maladie datait, au moins, de un à trois ans dans trois cas, et de quatre à cinq dans huit autres. Quant aux 5 cas de dyspepsie, ils dataient, trois de huit mois à deux ans, et deux de six à huit ans : et, dans aucun de ces cas, les digestions n'étaient troublées à un haut degré. M. Contour prétend que, chez les diabétiques atteints de boulimie, « les fonctions de

---

(1) Pavy. « *Researches on the nature and treatment of diabetes,* » 1869, p. 215.

la digestion sont bientôt profondément altérées, que la langue se recouvre d'un enduit muqueux, que des douleurs quelquefois corrosives se montrent à l'épigastre, avec céphalalgie, fièvre, et souvent rejet par le vomissement des aliments introduits en excès » (1). Ceci peut avoir été observé dans quelques circonstances, mais est loin d'être la règle.

La constipation passe pour très-fréquente chez les diabétiques. Il faudrait se garder d'en faire un caractère de la maladie, comme le prouve le relevé suivant :

J'ai noté soigneusement, dans 227 observations, la manière dont s'accomplissaient les fonctions alvines.

Les selles étaient régulières dans 109 cas.

Dans 40 cas, il n'y avait qu'un peu de constipation.

49 malades étaient constipés ; et il est dit que neuf d'entr'eux l'étaient à un haut degré.

7 ne l'étaient que par intervalles.

7, constipés avant d'être diabétiques, ne l'étaient plus depuis l'invasion de la maladie.

La proportion des constipations véritables n'a atteint qu'à peu près le cinquième des cas, dans les faits que j'ai observés. Je ne pense pas qu'il y ait, en effet, à tenir grand compte des constipations légères. Celles-ci sont trop communes, et tiennent à trop de circonstances hygiéniques ou autres, pour qu'on

____

(1) Contour. *Du diabète sucré*, thèse de Paris. 1844, p. 16.

puisse leur attribuer aucune valeur sémiologique.
Parmi les malades véritablement constipés, j'ai noté
qu'un certain nombre l'étaient bien avant d'être
diabétiques; il est probable qu'il en était ainsi de la
plupart. Trois seules observations portent que la
constipation datait du régime diabétique.

La diarrhée est très-rare. J'ai dit plus haut que
six de mes malades étaient plus ou moins sujets à
de la diarrhée, immédiatement après les repas. Cinq
autres offraient une légère disposition à la diarrhée,
et quatre des alternatives de diarrhée et de constipation.

MM. Abeille, Contour, Bouchardat, ont fait,
relativement à la décoloration des matières et à
l'amoindrissement de leur odeur fécale, quelques
observations que je n'ai point vérifiées. Mac Gregor
avait reconnu la présence du sucre dans les déjec-
tions alvines : pareille recherche faite par Martin
Solon n'a fourni qu'un résultat négatif (Contour).

M. Hodkin a, au contraire, insisté sur la fétidité
spéciale (odeur de foin) des matières fécales, qu'il
attribue à la diminution ou à l'absence de la bile (1).
M Marchal (de Calvi) admet l'exactitude de cette
observation, dont il me paraît exagérer l'importance.
Dans un cas de *diabète hépatique,* comme il l'appelle,
ce dernier observateur a fait recueillir le produit des

---

(1) Hodkin. *On diabetes and certain forms of cachexy.* London,
1854.

garde-robes, qui était horriblement fétide, et M. Duroy y a trouvé du sucre. (1)

Quant à la présence du sucre dans la matière des vomissements, elle a été formellement constatée par M. Bouchardat et par M. Cl. Bernard.

FONCTIONS DE LA PEAU.

Les premières théories proposées dans ces dernières années, au sujet du diabète, s'étayaient, au moins pour une part considérable, sur un fait particulier : la suppression ou l'amoindrissement de l'activité secrétante de la peau, la peau sèche et imperspirable (Prout) (2).

M. Bouchardat, et surtout M. Mialhe, considéraient, l'un et l'autre, la suppression de la sueur acide de la peau comme la cause soit de l'altération des fluides de l'estomac qui y produiraient la glycose, soit de l'altération du sang qui s'opposerait à sa destruction par suite du transport de cet acide, soit dans le sang, soit dans l'estomac.

« La peau, disent les auteurs du *Compendium de médecine pratique*, subit presque toujours des altérations remarquables dans le diabète : elle devient

(1) Marchal (de Calvi). *Recherches sur les accidents diabétiques*, 1864, p. 18.

(2) Prout, *Traité de la gravelle*, etc. 1822, p. 92.

sèche, rugueuse, écailleuse.... son exhalation devient presque nulle, parce que, suivant l'expression de Dupuytren et de Thénard, le diabète doit établir, entre chacune des diverses espèces de secrétions, des rapports analogues à ceux que détermine une évacuation excessive de quelque nature que ce soit.» (1). Ce qui signifiait que la sécheresse de la peau des diabétiques ne serait plus la cause, mais bien la conséquence de la polyurie déterminée par l'anomalie diabétique.

M. Contour, dont la thèse est fort intéressante à consulter, parce qu'elle donne une idée très précise de ce que l'on savait déjà et de ce que l'on ignorait encore au sujet du diabète, au moment où elle a été écrite, il y a vingt-cinq ans, dit également: « La transpiration, dans l'immense majorité des cas, diminue d'abord, pour se supprimer ensuite entièrement, quand la maladie a atteint une grande intensité, et la peau devient alors aride, sèche et écailleuse (2). »

Niemeyer explique la *diminution de la secrétion des glandes cutanées*, qui se rencontre chez presque tous les diabétiques et qui fait paraître leur peau comme très sèche et rude, par la perte d'eau considérable qui se fait par les reins. L'antagonisme entre la

_____

(1) Monneret et L. Fleury. *Compendium de médecine pratique.* 1839. t. III, p. 34.

(2) Contour, *Du diabète sucré*, thèse de Paris, 1844, p. 60.

secrétion cutanée et la secrétion rénale se prononce dans ce cas aussi nettement que dans la diminution de la diurèse, en cas de sueur abondante (1). Cependant M. Contour ajoutait que, sur quelques malades, l'exhalation cutanée n'était jamais interrompue. Niemeyer considère comme exceptionnelle la conservation des sueurs chez les diabétiques. Trousseau reconnaît aussi qu'il est des exceptions à la règle générale qui est la sécheresse de la peau chez les diabétiques. Il cite un cas où le corps était habituellement couvert de sueur et rappelle que Graves a vu des diabétiques avoir des sueurs profuses. Ces abondantes transpirations, ajoute-t-il, se retrouvent même, très exceptionnellement, il est vrai, dans la seconde période de la maladie, où la sécheresse de la peau est presque toujours excessive (2).

Or, ce tableau uniformément reproduit de la sécheresse de la peau chez les diabétiques est à peu près imaginaire, non pas que les fonctions de la peau ne soient abolies chez quelques diabétiques et qu'elles ne montrent qu'une faible activité chez un certain nombre d'entr'eux: mais c'est précisément dans la grande majorité des cas qu'elles conservent leur intégrité et même une activité toute particulière.

---

(1) Niemeyer. *Eléments de pathologie interne et de thérapeutique,* 1866. t. II, p. 882.

(2) Trousseau. *Clinique médicale de l'Hôtel-Dieu,* 1862, t, II. p. 583.

L'exposé suivant me paraît propre à rectifier les idées généralement répandues sur ce sujet.

Je trouve l'état des fonctions de la peau indiqué d'une manière précise dans 186 observations. Ces dernières se partagent naturellement dans les trois catégories suivantes :

A. Activité des fonctions cutanées normale ou accrue.

B. Activité amoindrie.

C. Activité supprimée.

A. Les fonctions de la peau paraissent s'accomplir d'une façon tout-à-fait normale dans............... 58 cas

Sueurs habituellement copieuses................. 42

Sueurs excessives............................... 7

. Les sueurs sont sensiblement plus abondantes qu'avant la maladie............................. 5
_____
112

B. La transpiration cutanée a diminué depuis l'apparition du diabète............................. 17

La peau est peu active; il y a peu de sueurs..... 23

(Parmi ces derniers cas, il y en a huit où les malades ont déclaré avoir toujours faiblement transpiré, et par conséquent n'avoir subi aucun changement sous ce rapport.)

Il faut ajouter ici deux cas où il n'y avait jamais eu de sueur, ni avant ni après la maladie......... 42
_____

C. Peau habituellement sèche.................. 17

Peau très sèche; rugueuse ou parcheminée dans deux cas... 4
_____
21

Enfin, dans 11 cas, les secrétions de la peau, qui avaient cessé ou simplement diminué lors de l'apparition du diabète, n'avaient pas tardé à reparaître et quelquefois même avec une grande activité.

Sur ce sujet, comme sur tous les autres résultats de mon observation personnelle que je transcris, il ne faut attribuer aux chiffres reproduits qu'une valeur relative. Encore une fois, d'autres observateurs pourront rencontrer des proportions différentes, relativement à l'intégrité ou à l'altération de l'activité cutanée. Cependant, je pense que l'on ne conservera aucun doute touchant le faible rôle qu'il est permis d'attribuer au mode de fonctionnement de la peau dans la pathologie du diabète.

Le degré d'activité de la peau, considérée dans les secrétions qui lui sont propres, ou auxquelles elle sert d'intermédiaire, varie beaucoup suivant les individus. Il y en a qui ignorent ce que c'est que la sueur. Cela ne veut pas dire assurément que leur peau soit absolument inactive, mais seulement qu'elle demeure inerte, comme organe de secrétion, et que, sans doute, d'autres voies sont ouvertes chez eux pour suppléer à son défaut d'activité dans ce sens. Il est un plus grand nombre d'individus qui ne transpirent jamais que fort peu, à quelque exercice qu'ils se livrent, et quelle que soit l'élévation de la température. Le tableau précédent nous fournit des exemples de l'un et de l'autre cas, mais trop peu nombreux pour que l'on puisse voir là une disposition quelconque au diabète. Cependant, ces mêmes exemples doivent nous engager à ne pas attribuer une trop grande importance au nombre, restreint d'ailleurs (15), de sujets qui n'accusaient qu'une faible transpiration cutanée, ou chez qui ces secrétions s'étaient manifestement amoindries depuis l'apparition du diabète (16).

Les malades chez lesquels les secrétions cutanées paraissaient totalement abolies se sont trouvés en fort petit nombre ; nous n'en trouvons que 21, dont quatre seulement présentaient une extrême sécheresse de la peau. La « peau sèche et imperspirable » de Prout n'est donc point un caractère du diabète.

En regard, en effet, nous rencontrons une énorme proportion de sujets qui transpirent comme tout le monde, ou même avec une abondance toute particulière (100) ; il faut y ajouter sept cas où les malades se plaignaient même de sueurs profuses et fatigantes.

Il devait être important de chercher quels rapports pouvaient exister entre ces divers états de la peau et la durée du diabète, l'ancienneté de la maladie pouvant exercer quelque influence sur le degré d'activité de la surface cutanée. Mais les résultats de l'observation ne sont pas en rapport avec ce que l'on aurait pu se croire en droit de supposer.

Sur 19 cas où les secrétions de la peau étaient abolies, où la peau était absolument sèche, voici quelle avait été la durée de la maladie, à l'époque où je recueillais ces observations :

Début récent.......................... ·1 cas
Quatre mois.......................... 1
Quelques mois........................ 5
Un an................................ 4
Dix-huit mois........................ 2
Deux ans...... 3
Trois ans............................ 1
Quatre ans.................... 1
Dix ans...................... 1

Les quatre cas où la peau était très sèche, rugueuse, parcheminée, se sont trouvés précisément appartenir aux plus récents et ne dataient que de quelques mois.

Voici maintenant le tableau de la durée de la maladie, à l'époque de mon observation, dans les quarante-deux cas où les sueurs étaient habituellement copieuses :

Deux mois............................ 1 cas.
Quelques mois........................ 1
Six mois............................. 2
Un an................................ 10
De un à deux ans..................... 1
Deux ans............................. 7
Trois ans............................ 3
Quatre ans........................... 2
Cinq ans............................. 3
Six ans.............................. 1
Neuf ans............................. 1
Dix ans.............................. 2
Douze ans 1
Quinze ans........................... 1
Plusieurs années..................... 3
Durée indéterminée, mais assez ancienne..... 3

Enfin, dans six cas de sueurs profuses, la durée avait été de :

Un an	2 cas.
Plus d'un an	1
Des années	1
Neuf ans	1
Dix ans	1

Toutes ces observations ont été recueillies au jour le jour depuis vingt ans, et par conséquent sans aucune préoccupation des résultats que leur rapprochement pourrait fournir un jour. Elles offrent donc, sous ce rapport, des garanties particulières d'exactitude. J'insiste sur ce point, à cause de la contradiction formelle qu'elles expriment avec les assertions des observateurs qui m'ont précédé.

Certainement, si l'on prenait un certain nombre de sujets atteints de dyspepsie formelle, on en trouverait, dépourvus de toute activité de la peau, c'est-à-dire de perspiration cutanée, ou au moins n'offrant qu'une faible perspiration, dans une proportion qui égalerait, si elle ne l'excédait, celle que nous ont montrée ces diabétiques.

L'amoindrissement de l'activité cutanée ne saurait donc être considérée comme un des éléments essentiels de la production du diabète. Faut-il admettre d'un autre côté que la perspiration cutanée s'abaisse en raison de l'augmentation des urines, comme le pense Niemeyer? Je crois pouvoir en douter. Cependant, c'est là un fait qui reste encore à vérifier, car je n'ai pas cherché à établir la relation précise qui pouvait exister entre l'amoindrissement des urines, et l'existence de la polyurie.

Il est digne de remarque que la suppression de la sueur se rencontre surtout dans les cas récents, et les sueurs abondantes et profuses dans des cas d'une durée beaucoup plus longue. En effet, sur 19 cas de sueurs abolies, plus de la moitié (11) n'avaient pas dépassé un an; et sur 48 cas de sueurs abondantes et profuses, 16 seulement dataient de moins d'un an, et 32 avaient dépassé cette durée, parmi lesquels une quinzaine se trouvaient entre cinq et quinze ans.

Les cas les plus tranchés de sécheresse de la peau ne dataient que de quelques mois. Si nous remarquons que plusieurs fois nous avons vu les sueurs, supprimées d'abord, reparaître au bout de peu de temps, et même très-actives, nous devrons reconnaître que la sécheresse de la peau appartient plutôt aux périodes initiales qu'aux périodes avancées de la maladie. Il faut tenir grand compte ici de l'action favorable exercée par le régime et le traitement, alors même que l'amélioration de la santé n'avait été qu'incomplète, et que le diabète persistait, bien qu'à des degrés divers.

TROUBLES DE LA VISION. — AMBLYOPIE.

Les troubles de la vision tiennent une place considérable dans la sémiologie diabétique. Si M. Contour a pu dire : « Bien que chez tous mes malades

j'aie interrogé avec soin les organes des sens, je n'ai jamais observé d'affaiblissement de la vue, ce qui me porte à croire que ce symptôme est moins fréquent qu'on ne l'a dit » (1), c'est que, sans doute, il n'avait observé qu'un petit nombre de diabétiques.

Niemeyer ne parle que de la cataracte chez les diabétiques, et ne fait aucune mention de l'amblyopie.

J'emprunterai la plus grande partie de l'exposé qui va suivre à des recherches fort intéressantes de M. Lecorché sur ce sujet (2).

M. Fauconneau-Dufresne avait noté des troubles de la vision vingt fois sur cent soixante-deux cas de diabète (3); M. Bouchardat huit fois sur trente-deux (4). Je les ai rencontrés, en négligeant un certain nombre de mes observations qui ne m'ont pas paru suffisamment explicites à ce point de vue :

12 fois	sur	63 femmes.
55 fois	sur	216 hommes.
Totaux......	67	279

Ceci donne à peu près la même proportion qu'a signalée M. Bouchardat; mais je pense que la réalité dépasse les chiffres que j'indique, parce que les

(1) Contour. *Du diabète sucré*, p. 61.

(2) Lecorché. *De l'Ambliopie diabétique*, in *Gazette hebdomadaire* 1861, n°s 15, 1860.

(3) Fauconneau-Dufresne. *Journal des Connaissances medico-chirurgicales*, n° 45 et 46.

(4) Bouchardat. *Annuaire de thérapeutique*, 1846.

résultats négatifs de mes observations exigeraient peut-être une vérification qu'il ne m'est pas possible de réaliser. En outre, des troubles ultérieurs de la vision auront pu survenir chez un certain nombre des malades dont il est question.

J'ai rencontré trois cas de cataracte, ce qui réduit à soixante-quatre le nombre des amblyopies que j'ai observées. Ce terme d'amblyopie comprend d'une manière générale des troubles variés de la vision, depuis un affaiblissement léger et passager, mais toujours incomplet, car je ne connais pas d'exemple de cécité absolue (je ne parle pas des cataractes), que l'on ait pu attribuer au diabète.

M. Lecorché distingue une amblyopie légère et une amblyopie grave, la première ne supposant aucune altération appréciable à l'ophthalmoscope.

L'amblyopie légère a été attribuée à l'atonie du système musculaire destiné à l'accommodation (de Graaf), participant à l'atonie du système musculaire chez les diabétiques, ou à l'appauvrissement des liquides de l'œil, en même temps qu'à l'épuisement de la rétine (Lecorché), ou à une altération spéciale de composition de l'humeur aqueuse (Mialhe).

L'amblyopie légère consiste en général dans une vision trouble, amoindrie. Les malades s'en aperçoivent d'abord en lisant; il est rare qu'il y ait des mouches volantes ou des perversions de la vision. C'est quelquefois une apparence de brouillard. Ce qui caractérise surtout ces phénomènes, c'est leur

mobilité. En effet, ils suivent souvent très-exacte-
ment les alternatives de la glycosurie. Lorsque l'intervention d'un régime salutaire vient à amoindrir
rapidement les symptômes diabétiques en même
temps que la glycosurie, la vue reprend quelquefois
sa netteté en deux ou trois jours. M. Lecorché a
même vu la vision se troubler à un haut point, après
les repas, lorsque l'urine renfermait davantage de sucre, et s'éclaircir aux autres moments de la journée.

Rien de plus variable du reste que l'époque de la
maladie à laquelle apparaît l'amblyopie légère ; c'est
quelquefois dès le dédut, et alors même que les
symptômes diabétiques sont encore peu prononcés.
M. Bouchardat a vu plusieurs fois l'amoindrissement
de la vue attirer l'attention des malades avant tout
autre symptôme. M. Desmarres a découvert plus
d'un diabétique, chez des amblyopiques qui étaient
venus le consulter pour leurs yeux ; et la plupart des ophthalmologistes ont sans doute rencontré des cas de ce genre. Mais il faut dire qu'il est
des malades qui négligent pendant longtemps des
symptômes diabétiques très-effectifs. D'un autre
côté, j'ai vu ces troubles de la vision n'apparaître
qu'au bout de plusieurs années d'un diabète prononcé. Mais l'amblyopie légère et passagère appartient très-généralement aux premières périodes de
la maladie. Les amblyopies tardives sont ordinairement graves et persistantes.

L'amblyopie grave appartient donc principalement aux diabètes considérables, avec grande

production de sucre, et durant déjà depuis un temps assez long ; mais elle ne leur appartient pas nécessairement : et la maladie peut parcourir toutes ses périodes, sans qu'il soit survenu aucun désordre dans la vision. La vue s'amoindrit peu à peu, la lecture devient impossible, quelquefois même la marche devient difficile à diriger. Arrivée à ce degré, l'amblyopie se confond avec l'amaurose, et la maladie oculaire suit la marche ordinaire et présente les apparences connues de l'*amaurose oculaire* (1), ou de l'amaurose rétinienne. Les yeux sont quelquefois inégalement atteints, ce qui produit de la dyplopie. Dans une observation de Graaf, le malade ne voyait que la moitié gauche des objets. J'ai observé quelque cas de presbytie. Comme je l'ai dit plus haut, la cécité complète ne doit être que très-rarement, au moins, la conséquence du diabète.

D'après les recherches de M. Lecorché, l'amaurose diabétique serait toujours une amaurose rétinienne, et voici les altérations que l'on constaterait par l'examen de l'œil.

Si l'on veut circonscrire le champ périphérique de la rétine, on trouve que, dans certains cas, il a sensiblement diminué d'étendue, et qu'il présente à sa circonférence des échancrures plus ou moins considérables. Lorsque la rétine est lésée, les phosphènes disparaissent en partie ou sont moins accusés ; les

(1) Follin. Article AMAUROSE, du *Dictionnaire encyclopédique des sciences médicales*, 1865, t. III, p. 527.

changements qu'ils éprouvent sont alors en rapport avec l'état de la rétine, et servent à contrôler les données qu'a fournies la délimitation du champ périphérique.

A l'ophthalmoscope, on trouve la papille du nerf optique d'un blanc nacré, diminuée de volume, parfois manifestement excavée, et, comme il n'est point habituel de rencontrer une atrophie parfaitement généralisée; la papille est d'ordinaire déformée à son pourtour. Les vaisseaux qui en émergent sont tortueux et les artères moins volumineuses que les veines. On n'aperçoit bien nettement que les troncs de ces vaisseaux; il est difficile d'en suivre les branches qui, sans doute, deviennent en partie imperméables.

D'autres fois on apercevrait, suivant certains auteurs, des traces d'hémorrhagies rétiniennes plus ou moins nombreuses ; des suffusions sanguines, ordinairement placées dans l'angle de bifurcation d'un vaisseau, et affectant la même disposition et présentant le même mode de terminaison que celles des hémorrhagies rétiniennes albuminuriques, c'est-à-dire la dégénérescence graisseuse ou la résorption plus ou moins complète (1).

AMAIGRISSEMENT.

L'amaigrissement est une des conséquences les plus ordinaires du diabète. Cet amaigrissement du

______

(1) Lécorché. *Mémoire cité*, p. 720.

diabète paraît s'opérer d'une manière assez particulière. Il ne s'exercerait pas sur la généralité des tissus, comme l'amaigrissement des maladies aigües, ou comme celui des cachexies, de l'inanition ; car je ne parle pas ici de la cachexie diabétique, mais de l'amaigrissement qui se montre habituellement dès son début et accompagne à des degrés divers la maladie, pendant les longues périodes qu'elle parcourt. Il s'exercerait d'une manière toute spéciale sur les couches graisseuses qui enveloppent les muscles et les viscères. Du moins il m'a paru qu'il en était ainsi. Les chairs s'amollissent, les masses musculaires se détachent, se dissèquent en quelque sorte, d'une manière surtout manifeste aux bras et aux cuisses. Les parois abdominales s'amincissent, et le vide semble se faire dans la cavité de l'abdomen.

Le diabète s'adresse de préférence aux individus disposés ou livrés à l'obésité, en particulier à l'obésité abdominale. Aussi les changements subis par eux sont-ils très-saisissants. Ils fondent en quelque sorte, et montrent le vide survenu dans leurs vêtements, naguère trop serrés, et qui, maintenant, flottent autour d'eux. C'est aux cuisses et au ventre que ces changements se laissent d'abord entrevoir. Le visage conserve plus longtemps sa rondeur, et il n'est pas rare de voir des diabétiques sensiblement amaigris, sans que leurs traits en portent l'empreinte bien marquée.

L'obésité naturelle à la plupart des diabétiques fait que beaucoup d'entr'eux n'atteignent qu'une maigreur relative. Trousseau pensait que l'on avait beaucoup exagéré l'amaigrissement des diabétiques. «Si, dans sa dernière période, le diabète sucré est, en effet, une maladie consomptive, si dans quelques cas la maladie, marchant avec une extrême rapidité, et passant, pour ainsi dire, d'emblée à cette seconde période, entraîne tout de suite une émaciation considérable, et mérite le nom de *phthisurie*, de phthisie diabétique, le plus souvent il n'en est pas ainsi dans la première période, qui se prolonge.quelquefois pendant un temps très-long. Vous verrez, et ce fait sera le plus commun, les individus non-seulement ne pas maigrir, mais encore engraisser. J'ai, parmi mes relations bien proches, un homme atteint depuis plus de six ans de diabète sucré, chez qui l'appétit s'est exalté d'une façon formidable, et dont l'embonpoint a notablement augmenté. Sa santé générale s'est maintenue et son intelligence n'a rien perdu de son activité. »

On rencontre bien des diabétiques qui n'ont pas subi d'amaigrissement notable, malgré une durée déjà assez longue de leur maladie : c'est presque toujours des obèses. Cependant, si leur apparence extérieure n'a pas sensiblement changé, il est rare que l'on ne puisse constater en réalité un peu de mollesse, de flaccidité des membres et particulièrement de l'abdomen. Mais je n'ai vu que deux fois l'embonpoint s'accroître, pendant le cours de la maladie, chez des diabétiques qui faisaient peu de sucre tant qu'ils se tenaient bien à leur régime.

Il est certainement inexact de dire que le plus grand nombre des diabétiques prendraient de l'embonpoint au lieu de maigrir. Ce dernier fait doit être considéré comme la règle.

Les alternatives de la glycosurie se reflètent sur les phénomènes de l'amaigrissement. comme sur la plupart des autres symptômes du diabète. Il y a des gens qui perdent et recouvrent de l'embonpoint en quelque sorte à vue d'œil, selon que le sucre augmente ou diminue dans l'urine, sous l'influence du traitement ou des écarts de régime.

Ce qu'il faut reconnaître cependant, c'est qu'une émaciation véritable n'est pas aussi commune dans le diabète qu'on l'a dit. Indépendamment de l'influence d'un régime bien ordonné, j'ai vu grand nombre de diabétiques qui l'étaient sans s'en douter depuis plusieurs années, et qui n'avaient maigri que d'une manière relative.

C'est dans les diabètes rapides, fébriles et tuberculisants des jeunes sujets, que l'on observe de véritables et promptes émaciations. On assiste encore à des amaigrissements considérables, mais lents et progressifs, chez les malades qui continuent de faire beaucoup de sucre en dépit du régime et du traitement. Quant à l'émaciation finale de la cachexie diabétique, on l'observe assez rarement parceque, comme j'aurai occasion de le dire ailleurs, on n'observe pas très-communément de véritables cachexies diabétiques. Les diabétiques résistants succombent

presque toujours à des accidents qui viennent interrompre le cours naturel de leur maladie.

ANAPHRODISIE.

L'anaphrodisie est une conséquence très commune
du diabète. Il faut prendre ce mot dans le sens de
frigidité, plutôt que dans celui d'*impuissance*. Bien
qu'à chacune de ces expressions ne réponde pas une
définition très précise, l'impuissance doit se rapporter
plutôt à un état radical, définitif, et la frigidité à une
manière d'être actuelle, et qui n'engage pas l'avenir,
Le terme *anaphrodisie* doit être pris à son tour
comme l'a fait M. Fonssagrives, dans un sens générique, en l'appliquant à l'inaptitude génésique, à
quelque maladie, anomalie ou infirmité qu'il faille la
rattacher. (1)

L'anaphrodisie des diabétiques est certainement un
des phénomènes les plus curieux de cette maladie;
et je ne sais quelle explication on en pourrait donner,
à moins qu'on ne la considère comme le résultat
d'une véritable intoxication par le sucre que le sang
renferme en une proportion inusitée et qui existe
sans doute également dans la généralité des humeurs
de l'économie. En effet, il n'existe aucune corrélation

Fonssagrives. Article ANAPHRODISIE *du nouveau Dictionnaire ency-*
clopédique des sciences médicales, 1866, t. IV.

nécessaire entre elle et l'amaigrissement, l'atonie musculaire et les autres symptômes du diabète. Et je dois ajouter qu'elle ne paraît pas non plus se trouver en rapport avec la proportion de sucre contenue dans l'urine.

Les choses ne se passent nullement, au sujet de l'anaphrodisie des diabétiques, comme il semblerait résulter du passage suivant de Trousseau: « Les facultés génératrices, souvent exaltées au début de la glycosurie, s'affaiblissent et se perdent complétement» (1).

L'exaltation des facultés génésiques n'est point un phénomène ordinaire au début du diabète. Je ne nie pas qu'on ne puisse l'observer alors: mais je n'en ai jamais rencontré d'exemple. Ce que je puis assurer, c'est que l'anaphrodisie est au contraire, et très ordinairement, un des premiers effets de la maladie, et quelquefois le premier qui fixe l'attention des malades. J'ai interrogé à ce sujet un grand nombre de diabétiques anaphrodisiques, et ils m'ont presque toujours affirmé que, dès le commencement de la maladie, ou avant même de se savoir malades, ils avaient remarqué un notable changement dans leurs aptitudes ou dans leurs sensations. Et l'on pourrait dire que c'est moins l'organe qui manque à la sensation, que la sensation qui fait défaut à l'organe. Le désir ne s'éveille plus que difficilement, ou à longs intervalles, ou incomplètement, puis il finit par

____

(1) Trousseau. *Clinique de l'Hôtel-Dieu*, 1862, t. II. p. 586.

disparaître, soit brusquement, soit peu à peu. La plupart n'attribuent pas d'abord cette situation nouvelle à un état morbide quelconque: mais ils en cherchent la cause ou dans des abus antérieurs ou, s'ils ont atteint l'âge de retour, à une frigidité prématurée.

L'anaphrodisie n'est pas toujours définitive chez les diabétiques ; il s'en faut de beaucoup. Elle suit les vicissitudes de la maladie, et se montre susceptible de retour comme elle. J'ai vu les facultés viriles recouvrer toute leur intégrité, après plusieurs mois de complète frigidité. Dans les diabètes à rémissions complètes et à rechutes alternatives, elles éprouvent des alternatives semblables. Cependant il est rare qu'elles reparaissent après une inertie d'une certaine durée ; et, passé un certain âge, il est rare également qu'elles recouvrent, même après la guérison complète ou relative du diabète, l'activité qu'elles avaient perdue.

L'anaphrodisie n'est pas non plus une conséquence nécessaire du diabète. Certains diabétiques conservent l'intégrité complète de leurs facultés génésiques ; seulement la prolongation de la maladie à un certain degré d'intensité, alors même que la santé générale n'en paraît pas très-profondément atteinte, finit presque toujours par entraîner une impuissance au moins prématurée.

J'ai cependant rencontré deux cas où les malades, dont les fonctions génésiques étaient demeurées intactes, se plaignaient en outre d'érections importunes la nuit, et que je dus essayer de tempérer. L'un d'eux avait soixante-trois ans; diabétique depuis au moins trois ans, il ne suivait de traitement que depuis trois mois, époque où l'on avait trouvé 70 grammes de sucre. L'autre, âgé de cinquante ans, était diabétique depuis deux ans, et, bien que le régime prescrit eût exercé sur lui une influence salutaire, il était encore très-affaibli et amaigri. Un autre malade, âgé de cinquante ans, qui, diabétique depuis au moins un an, avait toujours fort négligé sa maladie, et qui était amaigri, affaibli, amblyopique, m'assurait que le coït, loin de l'affaiblir, lui rendait chaque fois des forces pour plusieurs jours. Il n'en abusait pas du reste.

Ce sont là de ces cas en dehors, plus curieux encore qu'intéressants peut-être, et comme on en rencontre toujours quand on dépouille des observations nombreuses.

ÉTAT DES FORCES ET TROUBLES DE L'INNERVATION.

L'innervation est troublée d'une manière superficielle et à peine saisissable chez quelques diabétiques, mais d'une manière profonde chez la plupart d'entr'eux. C'est là un des sujets qui ont été le plus négligés par les auteurs qui ont décrit le diabète.

La faiblesse, ou mieux l'atonie musculaire, en est le caractère le plus constant. C'est en même temps un des premiers effets du diabète. On la trouve cependant à peine indiquée par MM. Contour, Abeille, Trousseau, Niemeyer, etc.

Il arrive souvent que la soif est modérée et ne frappe pas l'attention ; l'amaigrissement est insensible ; la santé ne paraît pas précisément altérée : mais les forces s'amoindrissent. Les exercices, la marche habituelle, fatiguent d'une manière prématurée. Tantôt les forces fournissent simplement une moindre carrière, tantôt c'est une fatigue douloureuse, de la courbature. Comme le diabète se manifeste le plus souvent passé quarante ans, on en accuse les progrès de l'âge, et cet amoindrissement des forces ne préoccupe pas outre mesure.

Mais lorsque le sucre existe en grande proportion dans l'urine, en même temps que les autres symptômes du diabète se caractérisent davantage, la perte des forces s'accentue. On n'est plus bon à rien. Les exercices un peu violents deviennent absolument impossibles. On cherche en vain à se retremper par une activité autrefois salutaire, la chasse, l'escrime, la gymnastique, l'équitation, la marche même : plus on y apporte d'énergie et de persévérance, plus on s'épuise en efforts vains, et il faut bien reconnaître qu'aucun artifice n'est capable de rendre à l'action musculaire un ressort qu'elle perd chaque jour davantage. C'est en vain également que l'on cherche, par une alimentation réparatrice, à compenser cette langueur qui vous envahit ; les repas, loin de ranimer les forces qui s'éteignent, ne font qu'apporter un degré de plus de fatigue et d'impuissance. Je parle ici du diabète livré à lui-même et méconnu. Car si, comme nous le verrons plus loin, l'exercice représente un des termes les plus importants du traitement du diabète, c'est à la condition que la maladie ait été préalablement enrayée par l'intervention d'un régime et d'autres moyens appropriés. Dans le cas contraire, il ne fait qu'ajouter à l'épuisement, et les efforts que l'on cherche à opposer à la torpeur et à la faiblesse dont on se sent envahi ne peuvent qu'être nuisibles.

Il importe de remarquer que cette atonie, cet énervement, portent exclusivement sur le système musculaire, en même temps que sur les facultés viriles; en effet, les facultés intellectuelles conservent, en général au moins, toute leur énergie, les digestions s'effectuent avec régularité; l'appétit garde toute son activité, si même il n'a acquis des proportions inusitées. Seul, le système musculaire ne répond plus qu'imparfaitement aux incitations qu'il reçoit; il ne peut plus fournir qu'une somme d'action très-inférieure à ce qu'on en obtenait auparavant.

Tout ceci, bien entendu, existe à des degrés divers. Depuis une fatigue légère, mais inusitée, jusqu'aux courbatures les plus pénibles, depuis un simple amoindrissement dans les forces habituelles, jusqu'à une extrême réduction dans l'action musculaire, tous les degrés s'observent.

On remarquera qu'il ne s'agit pas ici d'une faiblesse radicale. Car, alors même que celle-ci a atteint un degré considérable et qu'elle a persisté pendant un temps très-long, des mois ou même des années, il peut suffire de la suppression des aliments nuisibles pour ramener les forces, au moins en grande partie. Ceci ne vient-il pas à l'appui de cette présomption que j'ai émise plus haut, que l'amaigrissement effectif des diabétiques n'atteindrait que les tissus graisseux eux-mêmes ? Et, chez beaucoup de malades qui, après avoir recouvré une santé relative, n'en sont pas moins restés sous l'influence diabétique, il suffit de l'introduction de quelques matériaux féculents ou sucrés pour abaisser instantanément l'activité musculaire, qui retrouve son niveau dès que le régime a repris sa sévérité. Aussi est-ce en vain que l'on recourt aux toniques, au quinquina, aux ferrugineux, à l'hydrothérapie, aux bains de mer, tant que les conditions essentielles du traitement diabétique n'ont pas été réalisées. Cependant quand une fois la maladie s'est emparée de l'organisme à un certain degré, l'abaissement des forces est définitif, et les muscles sont inhabiles à recouvrer la tonicité qu'ils avaient perdue.

Je ne nie pas qu'il n'y ait des diabétiques qui conservent une vigueur notable. Trousseau et Graves en ont rapporté des exemples. J'en ai observé également. Mais ce sont là des exceptions, plus rares encore que celles que l'on a pu rencontrer au sujet de l'amaigrissement. Il n'est question que des diabétiques en puissance de leur maladie. Car lorsque celle-ci a disparu définitivement, ou dans les intervalles qui séparent ses récidives, les fonctions musculaires, comme toutes les autres, peuvent recouvrer leur intégrité.

Les diabétiques accusent souvent une faiblesse particulière des membres inférieurs. Il faut l'attribuer sans doute à la difficulté de la marche qui fixe plutôt leur attention de ce côté. Cependant une dame de cinquante-sept ans, diabétique depuis deux ans, avec 60 grammes de sucre, se plaignait d'une faiblesse très-déterminée des membres supérieurs, ce qui est beaucoup plus rare. Je n'ai point vu l'amoindrissement de la motilité se localiser dans tel ou tel groupe de muscles, hormis dans un cas où la contractilité des muscles fléchisseurs des pieds se trouvait très particulièrement atteinte.

J'ai observé quelques exemples d'anesthésie partielle. On sait, depuis les observations de Beau, que les anesthésies partielles, siégeant le plus ordinairement sur le thorax et sur les cuisses, accompagnent souvent la dyspepsie, et bien des états indéterminés, à tendance cachectique. Mais cette circonstance échappe facilement aux malades eux-mêmes, et aux médecins qui ne la recherchent pas avec une attention particulière.

L'hyperesthésie cutanée, ou dermalgie, est beaucoup plus manifeste, mais moins commune. J'en ai également rencontré quelques exemples : une dame âgée de cinquante-huit ans, très-obèse, peut-être diabétique depuis une époque plus éloignée, mais chez qui la maladie n'avait été reconnue qu'assez récemment, à la suite d'une pneumonie, et ayant de 50 à 60 grammes de sucre, présentait une hypéresthésie de toute la paroi thoracique gauche en arrière. Trousseau a cité un exemple analogue d'hypéresthésie du côté droit du corps, chez une femme d'une soixantaine d'années (1). Un monsieur de soixante-quatre ans, très-obèse, diabétique depuis quatre ans, avait depuis plus d'un an une hypéresthésie considérable des masses musculaires de la cuisse droite avec douleurs spontanées, parfois très-vives, fulgurantes, assez semblables à celles de l'ataxie locomotrice.

Il existe plus souvent des crampes, quelquefois très-douloureuses, tout spécialement la nuit : je les ai toujours vues occuper les jambes ou les orteils. C'est même là un symptôme du diabète que je regarde comme très-fréquent. Depuis que j'ai porté mon attention sur ce sujet, je l'ai rencontré dans la grande majorité des cas. Mais les malades ne l'accusent pas toujours spontanément. M. Pavy a fait les mêmes remarques que moi relativement à la fréquence des crampes, à leur siége dans les jambes et à leur retour la nuit. Il a également ment observé que les crampes surviennent quelquefois seulement dans le cours de la maladie, après que celle-ci a été mitigée, mais seulement mitigée, par le traitement (2).

(1) Trousseau. *Clinique de l'Hôtel-Dieu*, 1862, t. II, p. 584.

(2) Pavy. *Researches on the nature and treatment of diabetes*, p. 224.

Beaucoup de diabétiques se plaignent de douleurs dans les muscles, dans les jambes, les mollets, le tronc, la base du thorax, la région dorsale, lombaire quelquefois; mais il n'y a rien de prédominant dans cette dernière région. Quelquefois aussi ils accusent des douleurs articulaires. Je ne parle pas ici des rhumatisants, dont je m'occuperai plus loin. Les douleurs dont il est question paraissent sous la dépendance directe du diabète.

Quelques malades ressentent des engourdissements dans les membres inférieurs, dans les mains; mais ce n'est pas commun. Il en est de même du refroidissement des extrémités : celles-ci sont plus souvent le siége d'une chaleur brûlante et incommode.

On a signalé des paralysies partielles ou générales, des convulsions (1) : mais de tels accidents doivent plutôt être mis sur le compte de complications que rattachés directement au diabète.

Cependant j'ai vu un cultivateur âgé de trente-cinq ans, qui, au début d'un diabète intense et rapide, avait la marche incertaine, il chancelait comme un homme ivre. Le traitement amena promptement une amélioration assez grande pour qu'il pût reprendre ses travaux. Une rechûte eut lieu quelques mois après, sans ramener l'incertitude de la marche, et céda éga-

______

(1) Monneret et L. Fleury. *Compendium de médecine pratique,* 1839, t. III, p. 34.

lement au bout de peu de temps aux moyens employés. Un monsieur de soixante-dix ans, graveleux, avait, au début du diabète, la marche vacillante, comme s'il se fût trouvé sur mer. Quelques mois après, le sucre avait à peu près disparu; la soif, extrême d'abord, avait cédé. Mais les extrémités inférieures étaient encore le siége d'une chaleur brûlante; les mouvements étaient embarrassés, et les pieds s'élevaient de terre difficilement. Je puis citer encore un cas assez curieux en ce que les symptómes diabétiques ordinaires étaient peu prononcés, chez un individu d'une cinquantaine d'années, malgré que l'urine présentât, avant tout traitement, de 80 à 100 gr. de sucre; ce qui dominait, c'était un état nerveux particulier, avec embarras de la tête et des mouvements en général, et surtout de l'incertitude dans la marche, des douleurs et des sensations indéfinissables dans les membres. Le traitement et le régime n'amenèrent qu'une atténuation incomplète de la glycosurie; il y avait toujours de 10 à 15 grammes de sucre, et une grande susceptibilité au moindre écart dans le régime. Les bains de mer, l'hydrothérapie, les eaux d'Aix en Savoie ne firent pas grand bien. Au bout de quatre ans, les accidents nerveux du diabète se reproduisirent, furent combattus avec un succès apparent, le sucre disparut, au moins momentanément, de l'urine et je perdis le malade de vue. J'ai encore observé un cas de tremblement particulier des mains, ce qu'on a appelé *tremblement des écrivains*. En résumé, ces accidents nerveux sont rares, et ce n'est pas toujours sans quelque hésitation qu'il convient de les rapprocher directement du diabète.

On voit quelquefois survenir chez les diabétiques des accidents cérébaux plus ou moins graves. Doit-on les considérer comme de simples complications, ou comme des accidents dérivant directement de l'affection diabétique? Ce sujet sera examiné plus loin.

Ce qu'il y a de certain, c'est que la prolongation du diabète ne paraît pas exercer d'influence notable sur la manière dont s'accomplissent les facultés intellectuelles. Les facultés affectives sont plus particulièrement atteintes; mais on ne doit pas, en général, attribuer un caractère pathologique aux troubles que l'on remarque dans ce sens. Beaucoup de diabétiques sont tristes, abattus, découragés. Il se comprend que l'insuffisance musculaire dont ils se sentent atteints, et surtout l'anaphrodisie que présentent un grand nombre d'entr'eux, soient propres à agir sur le moral. En outre, l'idée seule du diabète est pour beaucoup de personnes un sujet d'effroi, et je ne puis dire combien j'ai eu à soigner de diabétiques au sujet desquels leur entourage gardait et recommandait un secret impérieux sur la nature de leur maladie. Depuis quelques années cependant le public s'est familiarisé avec l'idée du diabète, et la multiplicité des cas répandus dans toutes les classes de la société a clairement démontré qu'il est un grand nombre de maladies plus redoutables, et que la guérison, ou plutôt l'atténuation considérable des accidents diabétiques, est des plus faciles à obtenir avec un peu de bonne volonté. Aussi, ce qu'on pouvait appeler autrefois la mélancolie diabétique devient-il de plus en plus rare. Je n'ai même guère rencontré de diabétiques véritablement hypochondriaques.

Ce qui se voit, c'est l'apparition du diabète chez des individus névropathiques, irritables, à affections vives, sujets à des névroses, et même à des névroses hystériformes. Une circonstance assez remarquable, c'est que je n'ai guère rencontré un semblable type que chez des hommes.

Cependant j'ai observé, dans quelques cas rares, un peu d'affaiblissement des facultés, d'altération de la mémoire, moins d'aptitude au travail, mais seulement dans des diabètes anciens avec tendance cachectique. Dans les cas récents, et quelqu'intense que fût la maladie, je n'ai jamais remarqué aucune altération particulière des facultés, dépassant ce qu'entraîne nécessairement un trouble profond apporté dans la santé générale. Les auteurs du *Compendium de médecine pratique* prétendent que: « l'aliénation mentale, l'idiotisme, viennent quelquefois mettre le comble à l'horreur d'un état que les malheureux diabétiques, ainsi que l'a observé deux fois l'un de nous, cherchent souvent à terminer par le suicide» (1). J'ai peine à croire que de semblables éventualités

____

(1) Monneret et L. Fleury. *Compendium de médecine pratique,* 1839, t. III, p. 34.

doivent prendre place dans la symptomatologie du diabète.

CARACTÈRES DE L'URINE.

L'abondance des urines est un des symptômes les plus constants du diabète. Elle est en général en rapport avec la soif. L'ingestion d'une grande quantité de boissons en est une cause incontestable. M. Bouchardat pense que la proportion des urines est, de même que la soif, relative à la proportion des féculents ingérés et du sucre produit. Mais ces prévisions ne paraissent pas se réaliser avec exactitude. Je ne crois que, comme l'a dit Trousseau, « il n'est pas rare que le diabète sucré existe sans que la quantité des urines excède la proportion normale » (1). C'est là au contraire une circonstance très-rare. Mais ce qui ne l'est pas, c'est que l'exagération des urines se trouve beaucoup plus prononcée dans des cas où le sucre n'existe qu'en proportion modérée, que dans d'autres où il existe en proportion beaucoup plus considérable. J'ai fait plus haut une remarque semblable au sujet de la soif.

M. Jaccoud explique ainsi qu'il suit la polyurie diabétique: « La présence du sucre dans le sang augmente la viscosité et la densité du liquide : de

____

(1) Trousseau. *Clinique de l'Hôtel-Dieu*, 1862, t. II, p. 581.

1026 à 1028, chiffre normal, la pesanteur spécifique du sérum s'élève à 1035-1038 et même davantage ; dans cette condition, l'absorption endosmotique à travers les parois des vaisseaux est modifiée ; elle devient plus active et il s'établit par là une sorte de pléthore aqueuse, intra-vasculaire, qui est indispensable pour la libre circulation du sang, plus dense et plus visqueux. Ainsi est produite une augmentation permanente de la pression intra-vasculaire, et, dans les reins, cette condition anormale se traduit par l'augmentation de la secrétion en un temps donné; c'est là la première cause de la polyurie. A cette cause toute physique s'en joint une autre toute chimique : le sucre, dont l'élimination par l'urine est toujours proportionnelle à la richesse de la glycémie, ne peut passer à travers le filtre rénal qu'à la condition d'être dilué dans une certaine quantité d'eau; cette eau surabondante est soustraite par absortion aux tissus périvasculaires, et la polyurie est ainsi maintenue au degré nécessaire pour l'élimination du sucre. (1)

Il y a peut-être, dans la polyurie diabétique, autre chose qu'un résultat direct de l'augmentation des boissons ou de la présence d'une quantité donnée de sucre dans le sang. L'innervation joue sans doute ici un rôle effectif, ainsi que dans la polyurie simple et non sucrée. L'action directe de l'innervation

(1) Jaccoud, *Leçons de clinique médicale*, 1867, p. 787

sur la proportion des urines, et particulièrement de l'eau qu'elles contiennent, se manifeste fréquemment dans les maladies nerveuses ou dans des circonstances purement fortuites.

La quantité des urines ne saurait excéder qu'accidentellement celle des boissons ingérées : elle se montre ordinairement en proportion relative, assez exacte, avec ces dernières. Elle atteint dans la généralité des cas le chiffre de 4 à 8 litres par jour, mais le dépasse souvent, et l'on aurait compté jusqu'à 30 ou 40 litres par vingt-quatre heures. Mais M. Contour fait justement remarquer que certains exemples d'émissions énormes de liquides pourraient bien appartenir à de simples polyuries, plutôt qu'au diabète sucré lui-même. J'ai fait la même remarque au sujet de la soif, qui est beaucoup plus difficile à étancher dans la polyurie ou dans la polydipsie que dans la glycosurie diabétique. Le même auteur dit encore qu'au début de la maladie l'abondance de l'urine n'offre rien de remarquable, mais que bientôt elle augmente progressivement, pour arriver à son maximum, alors que le diabète atteint lui-même un plus haut degré d'intensité (1). J'ai toujours vu au contraire que les urines avaient augmenté dès que la soif s'était fait sentir et que l'ingestion des boissons avait également augmenté : et ce n'est que sur l'apparition si-

____

(1) Contour. *Du Diabète sucré*, p. 23.

multanée de ce phénomène connexe qu'il est permis d'établir le début de la maladie.

L'urine est pâle avec un œil verdâtre, offrant très bien l'apparence du jus d'orange étendu d'eau, transparente, bien que légèrement louche, un peu mousseuse, mais bien moins que les urines albumineuses. Elle perd complétement son odeur urineuse et ne présente plus qu'une légère odeur fade, ou l'odeur spéciale qui a été signalée précédemment dans l'haleine. Sa saveur âcre, urineuse, disparait également et prend un caractère douceâtre, sucré ou plutôt miellé. En général, indépendamment de sa quantité, on la voit reprendre ou perdre de sa couleur ou de son odeur urineuse, suivant que le sucre s'y trouve en proportion notable ou tend à disparaître. Il est extrêmement rare de trouver du sucre, du moins en quantité significative, dans une urine offrant à un certain degré sa couleur ou son odeur normale. Mais qu'elle contienne 12 ou 15 grammes de sucre, ou 100 grammes, ses qualités physiques sont les mêmes, sauf que sa saveur sucrée est plus prononcée dans ce dernier cas.

Les taches déposées par l'urine sur le linge ou les vêtements laissent un dépôt blanchâtre, épais, sec, qui empèse le premier et abandonne sur les seconds des marques tout-à-fait caractéristiques. On en observe quelquefois autant sur le sol où l'urine a été répandue. Cette circonstance a été souvent remarquée par les malades à une époque encore très éloignée de celle où ils se sont décidés à consulter, et elle sert à marquer la date du début de la maladie.

La densité d'une urine glycosurique est toujours augmentée. La densité moyenne de l'urine normale est de 1,017, d'après A. Becquerel, entre 1,015 et 1,022 (1). Elle atteint communément dans le diabète de 1,030 à 1,040, et M. Bouchardat l'a vue s'élever jusqu'à 1,074. Cette augmentation de la densité est constante dans la glycosurie; mais elle ne saurait constituer à elle seule un signe de diabète, parce qu'elle peut dépendre de circonstances autres que la présence du sucre. Elle peut seulement, dans le cours d'un traitement, fournir des renseignements immédiats et assez exacts sur la proportion relative du sucre.

Bence Jones a fait sur ce sujet des observations que je reproduirai. On a institué, dit-il, des formules pour calculer la proportion du sucre d'après la pesanteur de l'urine. Ces tables pourraient fournir des données exactes, si l'urine diabétique représentait une solution de sucre dans de l'eau distillée; mais il s'y rencontre, en même temps que le sucre, bien d'autres substances qui peuvent en modifier la pesanteur. C'est ce que démontre le tableau suivant établi d'après l'examen de l'urine, dans trente-sept

(1) A. Becquerel. *Séméiotique des urines*, 1841, p. 148.

cas de diabète. La proportion de sucre a été déterminée à l'aide du saccharimètre (1).

Sucre contenu dans une once d'urine.

Grains.	Pesanteur spécifique.	
1	1030.8	1029 5
2	1009.2	1025.6
	1031.2	
4	1028.5	1029.6
5	1013.8	1014.4
	1027.8	1029.6
6	1034.4	
7	1029.4	1033
	1035.4	
8	1027.3	
10	1029.2	1031.0
12	1024.5	
13	1033.4	1043.4
	1045.0	1045.4
	1045.4	
14	1023.2	
15	1028.5	1030.1
16	1032.4	1034.0
	1034.8	1035.0
17	1025.6	1030.2
	1035.4	
18	1048.6	
19	1031	1037.8
20	1033.0	1037.8
	1039.0	1042

(1) Comme il ne s'agit ic que de proportions relatives, je n'ai point reconnu d'inconvénient à laisser les mesures anglaises.

Sucre contenu dans une once d'urine.

Grains.	Pesanteur spécifique.	
21	1032.8	
23	1033.4	
24	1032.0	1035.0
	1035.4	1036.8
	1043.4	1044.4
	1045.4	
25	1030.0	1033.9
	1044.0	1045.8
26	1034.6	1037.8
27	1037.6	
29	1041.2	
30	1035.4	1040
	1042	
33	1033.4	1040.5
34	1044.0	
37	1039.4	1043.4

On voit qu'il n'y a guère de correspondance entre la proportion de sucre et la pesanteur spécifique de l'urine. Ainsi, 13 grains par once ont une pesanteur spécifique plus élevée que 37 grains; 34 grains dans six cas différents ont également répondu à des chiffres différents de pesanteur; d'autres tableaux montrent des contrastes analogues dans des analyses successives d'urine chez le même individu (1).

Les réactifs propres à déceler la présence du sucre dans l'urine, qui sont à la disposition des méde-

(1) Bence Jones. *Lectures on some of the applications of chemistry and mechanics to pathology and therapeutics*, London 1867, p. 49.

cins, et que j'ai appelés ailleurs (1) les réactifs cliniques du sucre, sont fondés sur l'action réductive du
sucre sur les sels de cuivre, ou sur la décomposition
du sucre par les alcalis. M. Mialhe s'exprime ainsi
au sujet de ces actions chimiques :

« Les moyens que les médecins emploient le plus
souvent, pour constater et doser le sucre dans les
urines des diabétiques, consistent dans l'usage des
dissolutions de potasse, de soude, de chaux, le réactif
de Trommer (sulfate de cuivre et de potasse en excès),
la liqueur de Barreswil (cupro-tartrate de potasse),
la liqueur de Fehling (cupro-tartrate de soude), l'emploi simultané du sous-azotate de bismuth et d'une
solution de potasse caustique, l'aréomètre, le saccharimètre, etc.

« Dès l'année 1844, nous avons indiqué les alcalis
comme étant la véritable base de toutes les réactions
chimiques propres à révéler l'existence de la glycose
dans les urines des diabétiques.

« La potasse, la soude, la chaux, la baryte, etc.,
en ébullition avec la glycose, forment des combinaisons que l'on est convenu d'appeler *glycosates*,
combinaisons éphémères qui se détruisent aussitôt
et donnent lieu à de l'eau, de l'acide carbonique et à
un produit rougeâtre contenant de l'ulmine, des
acides formique, glycique et mélassique. Ces phéno-

_____

(1) Durand-Fardel. *Traité pratique des maladies chroniques*, 1868,
t. I, p. 165.

mènes se produisent à tous les degrés de température, mais d'autant plus lentement que la chaleur est moindre, et la coloration rougeâtre est d'autant plus intense que la proportion de glycose est plus considérable. Cette réaction est propre à la glycose et à ses analogues seulement, car elle ne se produit pas avec le sucre de canne. Donc un liquide dans lequel la potasse ou la soude, etc., ne donne pas lieu, par l'ébulition, à une teinte rougeâtre caramélique, ne contient pas de glycose.

« Les chimistes avaient admis que la glycose avait beaucoup d'affinité pour l'oxygène et qu'elle réduisait certains oxydes métalliques, notamment le bi-oxyde de cuivre; mais nous avons démontré que la glycose seule est complétement sans action, soit à froid, soit à chaud, tant sur le bi-oxyde que sur les sels de cuivre, et qu'elle n'acquiert la propriété réductive qu'en présence des alcalis libres ou carbonatés qui la transforment en matières ulmiques, seules propres à absorber l'oxygène et à opérer la réduction.

« Ainsi, quand on chauffe une dissolution aqueuse de glycose, tenant en suspension de l'hydrate de bi-oxyde de cuivre parfaitement pur, on n'obtient aucune réduction. Mais instille-t-on dans la liqueur bouillante quelques gouttes de potasse libre ou bicarbonatée, à l'instant la glycose subit une transformation moléculaire qui la rend apte à décomposer le by-oxyde de cuivre et à le réduire à l'état de protoxyde.

« Si dans la dissolution de glycose on remplace le bi-oxyde par du sulfate de cuivre, on n'observe aucune décomposition tant qu'on n'ajoute pas la potasse en quantité suffisante pour opérer le changement de base, saturer l'acide sulfurique en formant un sel de potasse ou de soude, et dégager complètement l'oxyde cuivrique ; alors le bi-oxyde, en présence de la glycose modifiée par l'excès d'alcali, éprouve immédiatement une réduction qui ne s'effectue pas quand la potasse ou la soude n'ont pas été employées en excès pour suffire à toutes ces réactions.

« A froid, la glycose, en présence des alcalis, opère également la réduction du bi-oxyde et des sels de cuivre, mais seulement au bout de quelques heures.

« Il en résulte que c'est par l'intervention seule des alcalis que la glycose peut réduire les sels de cuivre, de plomb, de mercure, d'argent, etc., et c'est sur cette propriété de réduction que reposent les procédés de Trommer, de Barreswil, de Fehling et de Bœttger.

« Rien n'est plus simple que le *procédé de Trommer* : il consiste à verser dans l'urine une petite quantité de sulfate de cuivre, puis un excès de potasse, et à porter le mélange à l'ébullition : le précipité rougeâtre d'oxydule de cuivre plus ou moins abondant qui se forme indique le plus ou moins de glycose existant dans l'urine. Toutefois, il faut avoir soin d'employer la potasse en quantité considérable pour qu'elle puisse, ainsi que nous l'avons dit plus haut, suffire à toutes les réactions ; autrement l'opération n'aurait pas de résultat.

Le *cupro-tartrate de potasse* est encore d'un emploi plus facile : la liqueur, préparée comme l'a indiqué M. Barreswil, est mélangée à l'urine : portée à l'ébullition, elle donne lieu au même précipité d'oxydule rouge de cuivre. Seulement cette liqueur a l'inconvénient, après une préparation de plusieurs mois, de laisser par l'ébullition seule, et sans la présence d'une parcelle de glycose, précipiter une certaine quantité d'oxydule.

« La *liqueur de Fehling* ne diffère du liquide de Barreswil qu'en ce que la soude y remplace la potasse ; elle se conserve mieux, mais elle est moins sensible.

« On reproche à ces trois réactifs de laisser opérer la réduction des oxydes par d'autres substances que la glycose, notamment par l'acide urique quand il est en excès dans l'urine.

« M. Bœttger a montré que le *sous-nitrate de bismuth uni à la potasse caustique* forme, dans les urines sucrées, un précipité noir de bismuth qui n'est autre chose que l'oxyde réduit : s'il y a peu de sucre, l'ébullition doit être prolongée longtemps. Mais ce procédé ne donne de résultats exacts qu'en l'absence d'albumine et de sulfure, dont, au reste, la présence est facilement reconnue par la couleur noire que prend l'oxyde de plomb bouilli avec une autre partie de la même urine. »

M. Bouchardat emploie de préférence l'eau de chaux comme réactif du sucre contenu dans l'urine. On prépare l'eau de chaux en réduisant en poudre, à l'aide d'un peu d'eau, 50 grammes de pierre à chaux vive, et en délayant dans un litre d'eau. On mêle parties égales de lait de chaux et d'urine, et l'on obtient par l'ébullition une coloration brune, d'autant plus foncée que la proportion de sucre est plus élevée (1).

Trousseau et M. Dumontpallier avaient cru trouver, il y a quelques années, dans la propriété qu'ont les urines glycosuriques de décolorer la teinture d'iode, un réactif facile du sucre de l'urine. Mais on n'a pas tardé à reconnaître qu'un pareil phénomène se produisait également avec des urines normales, ou autrement altérées. (2) Aussi n'a-t-il pas été donné suite aux expériences commencées à l'Hôtel-Dieu, et qui tout d'abord avaient vivement excité l'attention.

Il n'y a pas lieu de s'arrêter ici sur l'extraction du sucre urinaire, non plus que sur la fermentation alcoolique, opérations qui ne sauraient être usitées cliniquement.

Il ne suffit pas de reconnaître la présence du sucre et d'en apprécier approximativement la quantité. Il est bon d'avoir à sa disposition un procédé qui permette d'en faire l'analyse quantitative exacte,

(1) Bouchardat. *Du Diabète sucré ou glycosurie, in Mémoires de l'Académie de médecine,* 1852, t. XVI, p. 117.

(2) *Gazette hebdomadaire,* 1863, n⁰ˢ 16, 17 et 18.

et ainsi de se rendre compte de la marche de la maladie, ainsi que des résultats immédiats du traitement employé. C'est la liqueur de Fehling qui est généralement usitée dans ce but. J'emprunte à l'ouvrage de Golding Bird quelques renseignements utiles à ce sujet.

La liqueur de Fehling se prépare de la manière suivante : on prend : 1° 40 grammes de sulfate de cuivre cristallisé ; 2° 140 grammes de potasse caustique, 500 grammes d'eau distillée ; 3° 100 grammes de tartrate de potasse neutre, 100 grammes d'eau distillée. On dissout chaque sel séparément à l'aide d'une douce chaleur, et en agitant. Puis, la solution de potasse étant contenue dans une capsule, on y ajoute d'abord celle de sulfate de potasse, et ensuite, *peu à peu et en agitant*, celle de sulfate de cuivre. Il se forme un précipité bleuâtre qui disparaît à mesure, en même temps que le liquide prend une belle couleur violette. On laisse refroidir. On complète le volume de 1,155 centimètres cubes, ou en poids, 1,353 grammes. 20 centimètres de cette liqueur sont entièrement décolorés par 1 décigramme de glycose.

Le titre de la liqueur étant connu, on peut déterminer avec précision la quantité de sucre dans l'urine. Pour cela, on introduit d'abord dans un ballon 10 centimètres cubes de réactif. On y ajoute 1 gramme environ de potasse caustique. On chauffe jusqu'à l'ébullition. On prend alors une burette graduée par centimètres cubes, on la remplit avec l'urine décolorée, au besoin, par le charbon animal, ou mieux encore l'urine traitée par l'azotate de plomb et le sulfate de soude. Le réactif étant en ébullition, on verse l'urine goutte à goutte dans le ballon, en examinant attentivement le degré de coloration que prend le réactif, et en ayant soin d'agiter le ballon à mesure qu'on y verse chaque goutte d'urine Lorsque la liqueur s'est troublée en devenant d'un rouge net, on laisse le dépôt se former, et on examine avec attention si la liqueur surnageante est encore colorée en bleu. Si elle reste colorée de cette nuance, on continue avec précaution l'addition goutte à goutte de l'urine, en suspendant de temps en temps l'ébullition, et en observant la masse liquide de bas en haut, ou en plaçant le ballon en face d'une feuille de papier blanc.

Lorsque la liqueur a perdu entièrement sa coloration bleue, on lit sur la burette la quantité de centimètres cubes d'urine employée. On peut déterminer alors combien de sucre existe dans 1,000 centimètres cubes, en procédant ainsi: si le réactif est titré de manière que 10 centimètres cubes soient réduits par 0,05 de glycose, il est évident que le nombre de centimètres cubes d'urine qui ont réduit les 10 centimètres cubes du réactif contiennent 0,05 de glycose, et l'on peut calculer par la formule suivante :

Si A centimètres cubes d'urine employée contiennent 0,05 de glycose, 1,000 grammes ou un litre contiendront X, ou $X = \dfrac{1,000 \times 0,05}{A} = \dfrac{50}{A}$.

d'où il suit que l'on obtient le poids de glycose contenue dans un litre d'urine, en divisant 50 par le nombre A de centimètres cubes de la liqueur d'épreuve.

Au moyen du tableau suivant, on aura de suite, sans faire de calculs, la quantité de glycose contenue dans l'urine :

TABLEAU INDIQUANT LES QUANTITÉS DE GLYCOSE CONTENUES DANS LES URINES ESSAYÉES AVEC LA LIQUEUR TITRÉE DE FEHLING.

QUANTITÉ de liqueur titrée employée pour l'expérience.	CENTIMÈTRES cubes d'urine nécessaires pour opérer la décoloration	QUANTITÉ de glycose contenue dans un litre d'urine.	QUANTITÉ de liqueur titrée employée pour l'expérience.	CENTIMÈTRES cubes d'urine nécessaires pour opérer la décoloration	QUANTITÉ de glycose contenue dans un litre d'urine.
Dix centimètres cubes de liqueur titrée de Fehling.	1.0	50 gram.	Dix centimètres cubes de liqueur titrée de Fehling.	12.5	4 gram.
	1.5	33.33		13.0	3.84
	2.0	25		14.0	3.57
	2.5	20		15.0	3.33
	3.0	16 66		16.0	3 12
	3.5	14.275		17.0	2.94
	4.0	12.50		18.0	2 77
	4.5	11.11		19 0	2 63
	5.0	10		20 0	2 50
	5.5	9 09		21.0	2.38
	6.0	8,33		22 0	2 27
	6.5	7 69		23 0	2 17
	7.0	7.14		24 0	2 08
	7.5	6 66		25.0	2
	8.0	6 25		30 0	1.665
	8.5	5.88		35.0	1 428
	9.0	5.55		40.0	1 25
	9.5	5.26		45.0	1.11
	10.0	5		50.0	1
	10.5	4 76		60.0	0.83
	11.0	4 54		70 0	0 71
	11.5	4 34		80 0	0 63
	12.0	4.165		90.0	0.55
				100	0 50

Il est bon de remarquer que, lorsqu'on emploie le réactif de Fehling pour doser le sucre dans un liquide autre que l'urine, qui ne contient aucune matière susceptible de brunir par l'action de la potasse en excès du réactif, le moment indiqué de la disparition de la glycose est la décoloration complète du liquide. La potasse possède la propriété de brunir l'urine sucrée; cette action ne disparaît pas complètement en présence de la réduction du sel de cuivre. Il ne faut donc pas s'attendre à trouver un liquide incolore après que la couleur bleue a cessé de paraître, mais une liqueur jaune et même légèrement verte par suite de la petite quantité de liqueur bleue échappée à la décomposition. Cette teinte verte, *très légère*, est même utile, jusqu'à un certain point, pour indiquer que l'on a arrêté à temps l'addition de l'urine, qui, si elle était ajoutée en excès, fausserait les bases du calcul.

Il faut ajouter que, pour ne pas être induit en erreur, l'opérateur doit faire l'essai sur une urine provenant du mélange de toutes celles qui sont rendues dans les vingt-quatre heures ; autrement, il s'exposerait à trouver des quantités de sucre très différentes, selon qu'il agirait sur un liquide rendu à des intervalles plus ou moins éloignés des repas. Naturellement, les urines émises deux ou trois heures après les repas sont beaucoup plus chargées de sucre que celles qui viennent ensuite (1).

(1) Golding Bird. *De l'Urine et des dépôts urinaires*, 1861, p. 411 et suivantes.

Cependant, il peut être bon également d'examiner à part l'urine *de la digestion* et celle *du sang*, ou l'urine recueillie deux ou trois heures après les repas et l'urine du matin, afin de pouvoir se rendre compte exactement de l'influence exercée par les aliments ingérés sur la quantité de sucre contenue dans ce liquide.

L'appareil proposé par Biot pour mesurer la quantité du sucre urinaire et basé sur la connaissance des phénomènes de la polarisation de la lumière et de l'influence qu'exerce sur ces phénomènes le passage des rayons lumineux à travers un liquide quelconque, et un liquide contenant de la glycose en particulier, avait été accueilli avec un vif empressement il y a un certain nombre d'années. Mais, outre qu'il ne se prêtait que difficilement à la pratique journalière, l'emploi des liqueurs titrées l'a rendu moins nécessaire, et il est généralement abandonné aujourd'hui en dehors des recherches d'un caractère purement scientifique.

Le docteur Gondouin (d'Argentan) recommande un procédé excessivement simple, pour constater la présence du sucre dans l'urine :

« Ce procédé consiste à prendre une compresse de fil ou de coton (un mouchoir blanc un peu usé convient parfaitement) et à laisser tomber dessus une goutte d'urine qui s'étale aussitôt. Si l'on maintient quelque temps cette compresse au-dessus de charbons ardents, on a, à la place imbibée par l'urine, une tache marron très nette, plus foncée à la circonférence qu'au centre, et d'autant plus foncée que la proportion de sucre est plus considérable; la compresse est en outre imprégnée d'une forte odeur qui rappelle un peu le sucre brûlé. Ce procédé est d'une grande sensibilité, et est d'autant plus précieux qu'il est à la disposition de tous, et permet d'affirmer, séance tenante, sans le secours d'aucun autre réactif, la présence ou l'absence du sucre dans l'urine. C'est surtout dans la pratique de la médecine à la campagne qu'il peut rendre les plus grands services, puisqu'on n'a pas toujours sous la main les réactifs nécessaires. Ce procédé, comme on le voit, est une simplification du procédé de M. Maumené, qui consiste à se servir, pour cette petite opération, de bandelettes de mérinos préalablement trempées dans le bi-chlorure d'étain et séchées. Je puis affirmer, pour l'avoir expérimenté bien des fois, tant avec des urines de diabétiques qu'avec des urines sucrées artificiellement, que le procédé que j'emploie est des plus fidèles, excessivement sensible (on reconnaît facilement la présence de 1 gramme de sucre dans 10 kilogrammes d'eau), et qu'aucune des substances que peut contenir l'urine ne dõnne jamais une semblable réaction (1). »

L'urine diabétique conserve son acidité, en apparence amoindrie à cause de la grande quantité d'eau qu'elle renferme. M. Pavy assure qu'il est très diffi-

(1) Alfred Gondouin (d'Argentan), *Union médicale,* n° du 13 juillet 1867.

cile de rendre alcaline l'urine diabétique. Il n'a pu
y réussir même en employant le carbonate de soude,
l'acétate de potasse, le tartrate de potasse et de
soude à haute dose (1). Les observations que j'ai
faites à Vichy ne me paraissent pas tout à fait d'accord avec cette remarque.

Les premières analyses d'urines diabétiques
avaient fait penser que l'urée et l'acide urique n'y
existaient qu'en très faible proportion ou point.
Cette erreur provenait de ce qu'on avait négligé de
tenir compte de la quantité énorme d'eau qu'elles
contiennent. Mais, si l'on considère l'urine des vingt-
quatre heures, on est généralement d'accord aujour-
d'hui sur ce point, que l'urine des diabétiques renferme autant d'urée que l'urine normale. Elle peut
même en renfermer une proportion excédant beaucoup la proportion normale. M. Jaccoud cite un diabétique de Mosler qui, soumis à un régime mixte,
rendait 94 grammes d'urée par jour, c'est-à-dire trois
fois le chiffre normal qui est de 30 à 32 grammes.
Thiefelder et Uhle ont trouvé 80, 90 et même 100
grammes. Les chiffres donnés par Heynsius, Mac-
Gregor, Garrod, Christison et Boecker sont compris
entre 45 et 65 grammes. Enfin les analyses faites à
plusieurs reprises par M. Bonnefont, pharmacien
à La Charité, chez une malade de M. Jaccoud, ont
montré que l'élimination quotidienne de l'urine était

---

(1) Pavy. *Researches on the nature and treatment of diabetes*,
1862, p. 67.

de 40 à 45 grammes (1). Je soigne en ce moment un jeune enfant de cinq ans et demi, graveleux depuis trois ans. On trouva chez cet enfant, un peu amaigri, diabétique, depuis plusieurs mois peut-être, avant tout régime particulier, 33 grammes 61 de sucre dans l'urine du matin, 10 grammes 83 dans l'urine du soir, et une telle quantité d'urée, qu'elle déposait de nombreux cristaux d'azotate de cette base, par la simple addition d'acide azotique (analyse de M. Bouilhon).

Des observations de Bence Jones, qui seront relatées plus loin, prouvent qu'avant l'apparition et après la disparition du sucre, l'urine peut être très chargée en urée et acide urique. Elle peut également contenir de l'acide urique en même temps que du sucre. M. Bouchardat a vu l'urine déposer par le refroidissement de l'acide urique en abondance, chez un malade goutteux, dont l'urine contenait 50 grammes de glycose. Moi-même, j'ai vu maintes fois la gravelle urique, soit pulvérulente, soit sous forme de concrétions, se manifester dans des urines diabétiques (2). M. Marchal (de Calvi) assure n'avoir jamais fait analyser les urines d'un diabétique sans y rencontrer un excès souvent considérable d'acide urique (3). Mais ces recherches ont été généralement faites chez des dia-

---

(1) Jaccoud. *Leçons de clinique médicale*, p. 785.
(2) Voir au chapitre des COMPLICATIONS.
(3) Marchal (de Calvi). *Recherches sur les accidents diabétiques*. p. 635.

bétiques en voie de retour, soumis, par conséquent, depuis longtemps à un régime très azoté, et cette circonstance ne me paraît point avoir une grande valeur, au point de vue de la pathogénie ou de la pathologie du diabète. Mes observations personnelles sont du reste tout à fait d'accord avec celles de M. Marchal (de Calvi), et je trouve, dans un grand nombre d'analyses faites sous mes yeux, consignée la présence de l'acide urique en excès, malgré l'état de dilution considérable des principes de l'urine. Cependant, de nouvelles observations me paraissent nécessaires sur cette matière, et il conviendrait de prendre pour sujet de semblables recherches des malades non encore soumis au régime diabétique. Je ferai remarquer que les auteurs qui ont étudié avec le plus de soin l'urine des diabétiques, Golding Bird (1), Pavy (2), Bence Jones lui-même, dans un ouvrage de chimie pathologique (3), et en dehors d'observations qu'il a consignées ailleurs et qui seront reproduites plus loin, etc., ne font pas mention de la présence de l'acide urique, non plus que de l'urée dans l'urine diabétique.

L'urine diabétique présente certains caractères que j'emprunterai encore à une leçon très substantielle de M. Jaccoud sur ce sujet : « Les recherches

(1) Golding Bird. *De l'Urine et des dépôts urinaires*, 1861.

(2) Pavy. *Researches of the nature and treatment of diabetes*, London, 1869.

(3) Bence Jones. *Lectures on some of the applications of chemistry and mechanics to pathology and therapeutics*, London, 1867.

récentes de Leo Maly ont démontré que la quantité de créatinine peut subir une augmentation considérable : cette substance, qui provient principalement de la désintégration du tissu musculaire, et dont la quantité normale dans l'urine est, en moyenne, de 45 centigrammes par jour, s'est élevée, chez certains diabétiques, au chiffre de 8,40 grammes, vingt fois plus que la moyenne physiologique. Le chiffre normal de l'acide hippurique, 2 grammes par jour, ne présente aucun changement constant ; il en est de même de l'acide phosphorique qui n'oscille que dans des limites fort étroites autour de sa moyenne normale, 3,15 grammes. Mais, d'après Boecker et Mosler, les sulfates évaluées en acide sulfurique subissent une augmentation du double : au lieu de 2 grammes, chiffre physiologique, on trouve 4 et 5 grammes ; et des observations de Thierfelder et Uhle ont établi que les chlorures présentent un accroissement bien plus considérable encore : évalués en chlorure de sodium, ils ont pour moyenne, à l'état sain, 11 grammes en vingt-quatre heures, et les observateurs cités en ont trouvé, chez des diabétiques, jusqu'à 36 grammes (1).

Il se développe dans l'urine diabétique des végétations confervoïdes dont Golding Bird donne la description suivante :

Chacun sait que, dans tous les liquides soumis à la fermentation alcoolique, il apparaît de petites con-

____

(1) Jaccoud. *Leçons de clinique médicale*, p. 786.

ferves auxquelles M. Turpin a donné le nom de *torulæ cerevisiæ*, qui passent par certains degrés de développement. Il existe de sérieuses raisons pour admettre que ces végétations, jusqu'à un certain point, apportent à la fermentation la relation de cause à effet. Les arguments contraires du professeur Liebig ne paraissent pas détruire péremptoirement cette opinion.

Lorsque l'urine contient seulement de très petites portions de sucre, trop petites pour influencer matériellement son poids spécifique, ou donner à l'urine le caractère diabétique, il se développe certains phénomènes dus à la production de végétations du genre *torulæ* ou *saccharomyces*, lesquels indiquent en même temps la présence du sucre. Ces indications sont d'une très grande valeur, comme guide dans le traitement, puisqu'une condition saccharine occasionnelle (glycosurie) ne serait pas rare dans quelques formes de dyspepsie, chez les vieillards, lorsque la santé commence à s'altérer.

Lorsqu'on abandonne une urine saccharine dans un endroit chaud, une crasse légère ne tarde pas à se former à sa surface, comme si une légère couche de farine y avait été projetée. Elle consiste en de petits corps ovales qui s'élargissent bientôt par le développement de petits granules visibles dans leur intérieur. Cette végétation continue et dilate la vésicule ovale qui les contient en une forme tubuleuse ; bientôt après, les granules internes deviennent plus volumineux, transparents, et se détachent de l'extérieur de la vésicule, mais à la façon des bourgeons. La masse ressemble alors à une croissance fongoïde ou végétation confervoïde, qui plus tard se scinde par portions, en même temps qu'un dépôt abondant de vésicules ovales, ou *spores*, tombe au fond du vase.

Tous ces degrés de développement exigent seulement quelques heures pour leur achèvement. Si les spores déposés sont placés dans une solution de sucre, la germination en devient rapide, et, la germination s'en trouvant excitée, il se produit une nouvelle récolte de torules. Pendant l'accroissement des torules, il se dégage des bulles d'acide carbonique, et l'urine acquiert, à la longue, une odeur vineuse, généralement accompagnée de celle de l'acide butyrique. Deux sortes d'urine peuvent être confondues avec l'urine saccharine, par la production d'une sorte de fermentation très-analogue à celle qui advient lorsqu'il existe du sucre. Nous rapportons à la fermentation visqueuse celle qui arrive dans l'urine et lui donne l'apparence d'un mucus très-glaireux. Golding Bird a observé cet état très-souvent dans les spécimens d'urine renfermant de la cystine, l'odeur développée étant toutefois désagréable et sulfureuse, entièrement distincte de l'odeur vineuse de la fermentation alcoolique. Un semblable phénomène se présente encore dans l'urine d'individus épuisés par une cachexie scrofuleuse ou syphilitique. (1)

(1) Golding Bird. *De l'Urine et des dépô s urinaires*, p. 405.

D'après les recherches de Friedreich, les mêmes produits végétaux existent constamment aux parties génitales des diabétiques, notamment dans les points qui, grâce à leurs dispositions matérielles, retiennent facilement quelques gouttes de l'urine secrétée. C'est ainsi qu'on les trouve chez l'homme, à la base du gland et dans les petites dépressions qui existent de chaque côté du frein, et chez les femmes, dans le prépuce du clitoris et à la base des petites lèvres. Ils n'existent pas seulement dans le smegma qui se rencontre ordinairement dans ces mêmes points ; alors même que cet enduit fait défaut, on les retrouve facilement entre les cellules épithéliales que l'on détache en promenant légèrement sur ces points le dos d'un scapel.

Dans quelques cas, on ne trouve que des spores sous forme de cellules arrondies ou ovalaires, renfermant assez souvent un noyau et des vacuoles plus ou moins grandes. Le diamètre des spores sphériques varie entre $0^m\,001$ et $0^m\,002$ en travers, et $0^m\,005$ en long. On rencontre aussi parfois une vingtaine de spores sphériques renfermées dans des sporanges arrondis, bruns ou brun-jaunâtres. Souvent les spores sont accolées deux à deux ou en plus grand nombre, de manière à former des chapelets ; ces chapelets eux-mêmes peuvent être garnis de bourgeons latéraux. Quelquefois encore les spores, en se développant, forment des filaments ramifiés et articulés d'épaisseur variable, qui s'enchevêtrent de diverses manières et forment ainsi un mycélium feutré. Ces filaments présentent souvent des renflements au niveau des articulations, et ressemblent à ceux des aspergilles.

Friedreich a toujours trouvé de ces épiphytes chez une douzaine de diabétiques qu'il a observés depuis un certain nombre d'années, et il ne les a jamais rencontrés dans le smegma de personnes non diabétiques. Il leur assigne par conséquent une certaine importance au point de vue du diagnostic de la maladie. Peut-être aussi sont-ils pour quelque chose dans la production du prurit des parties génitales, qui est si fréquent chez les diabétiques. (1)

(1) Friedreich (d'Heidelberg). *Archive fur pathologishe Anatomie,* 1864, t. XXX, p. 276, extrait de la *Gazette hebdomadaire,* 1864. p. 885.

CHAPITRE II

SYMPTOMES

DEBUT DU DIABÈTE

On ne possède guère de documents relatifs au début du diabète. Il y a là, en effet, une période, quelquefois fort longue, qui échappe à l'observation médicale, qui lui échappait surtout à l'époque, encore très-rapprochée de nous, où la maladie, ordinairement méconnue pendant la majeure partie de son cours, ne se laissait tout au plus constater qu'au moment où ses conséquences avaient acquis un développement considérable.

M. Marchal (de Calvi), qui a porté une vive attention sur tous les points de l'histoire du diabète, mais qui l'a trop exclusivement concentrée sur quelques-uns des accidents de cette affection, paraît croire que celle-ci existe souvent à l'état *latent*, et a déjà effectué des progrès considérables, alors qu'il est permis d'en reconnaître l'existence. «L'époque de la *manifestation* du diabète, dit-il, n'est pas du tout celle de sa *production*, et la maladie existe souvent pendant très-longtemps sans donner lieu à des symptômes *caractéristiques*, symptômes qui peuvent, un jour, éclater tout à coup, soit, par exemple, à l'occasion d'un violent chagrin, soit par suite d'un accident intercurrent, par exemple, une lésion cérébrale. En pareil cas, l'accident cérébral aurait ainsi dégagé les symptômes du diabète, ce qui fait croire qu'il l'a produit. Encore une fois, les faits fourmillent, dans lesquels les symptômes caractéristiques du diabète avaient manqué (diabète latent) ou n'avaient pas attiré l'attention du malade. » (1)

Je ne pense nullement qu'il en soit ainsi. Une maladie n'est pas latente parce que l'insouciance ou l'ignorance du malade, ou bien l'inexpérience ou l'inattention du médecin, auront laissé échapper des manifestations effectives, ou n'auront pas su en saisir la signification. Une maladie ne doit être considérée comme latente, qu'alors qu'elle n'a donné lieu à aucune manifestation symptomatique perceptible, soit au patient, soit à l'observateur. On pourrait cependant, jusqu'à un certain point, lui appliquer encore cette épithète, si elle ne donnait lieu qu'à quelques phénomènes éloignés, et

____

(1) Marchal (de Calvi). *Recherches sur les accidents diabétiques,* 1863, p. 359.

tout à fait impropres à fournir la notion de son existence.

Je n'entends pas nier d'une manière absolue qu'un véritable diabète, c'est-à-dire une glycosurie notable et persistante, ne puisse exister sans déterminer aucune manifestation symptomatique appréciable. Il faut toujours s'attendre, en pathologie, à rencontrer des faits exceptionnels et qui déroutent les prévisions les mieux établies. On découvre quelquefois des lésions organiques énormes et des délabrements viscéraux considérables, qu'aucune manifestation n'était venue déceler à des observateurs même attentifs. Ce sont là des faits curieux autant que rares, qu'il importe de connaître, mais sur lesquels on ne saurait baser aucune vue pathologique ni aucune prévision clinique. Je prétends qu'il en est de même des cas de diabète véritablement latent, que l'on peut fortuitement rencontrer. Nous verrons même plus loin que les cas où le diabète ne s'accompagne pas dès son début de tout un ensemble de symptômes caractéristiques assez complets, sont loin d'être fréquents.

Une démonstration que le diabète latent doit être d'une grande rareté est la suivante : pour être purement négative, elle n'en a pas moins de signification.

On sait avec quelle attention on se livre, depuis un certain nombre d'années, à l'examen des urines. Dans les hôpitaux en particulier, où ces sortes de vérifications sont si faciles, il est beaucoup de services où les urines de tous les malades sont analysées indistinctement. On devrait, si les manifestations du diabète demeuraient souvent silencieuses, rencontrer de temps en temps des glycosuries inattendues. J'ai interrogé à ce sujet un certain nombre de médecins des hôpitaux, et tous m'ont affirmé qu'ils n'avaient jamais rencontré de glycosuries diabétiques, en l'absence de manifestations symptômatiques caractéristiques. Je fais faire pour mon compte, chaque année, un nombre considérable d'analyses d'urines, en particulier chez des malades affectés de gravelle ou de maladies du foie ou de dyspepsies de formes diverses, et je n'ai pas encore rencontré de glycosuries inattendues, c'est-à-dire auxquelles ne répondissent pas des symptômes effectifs.

Je dois faire remarquer à ce sujet qu'il n'est pas rare de trouver dans des urines de constitutions variées des traces de sucre, quelquefois, bien que rarement, du sucre dosable, un ou deux grammes.

Ce sont là des faits bien connus, sur lesquels j'aurai à revenir plus tard, et qui intéressent la physiologie, mais demeurent étrangers à la pathologie.

Il n'est pas probable que nous assistions jamais d'une manière régulière au début du diabète. Lorsqu'une maladie n'est pas douloureuse, qu'elle n'arrête pas le malade, suivant l'expression vulgaire, on ne consulte guère les médecins. Il en est ainsi pour la dyspepsie. La dyspepsie n'est pas précisément douloureuse, et elle demeure longtemps compatible avec les exercices de la vie. Cependant elle détermine des troubles très-pénibles, et elle ne laisse pas que d'entraver, souvent à un assez haut point, les forces et les facultés. Eh bien, l'immense majorité des dyspeptiques portent leur maladie des mois et des années avant de consulter, et sont souvent parvenus à un grand état de délabrement des fonctions digestives, lorsqu'ils consentent à se soumettre à quelque régime. Mais qu'il survienne de la gastralgie ou des crampes d'estomac, ils se hâteront de réclamer un soulagement à ces souffrances très-réelles. La goutte, que j'aurai plus d'une occasion de rapprocher du diabète, est éminemment douloureuse, aussi les goutteux se soignent-ils avec empressement, bien ou mal ; mais ils essaient au moins les moyens de conjurer les souffrances qu'ils endurent, et qui enrayent fort leur existence.

Le diabète n'est nullement douloureux. Hormis quelques cas violents et rares, il n'apporte pas précisément d'entraves aux habitudes et aux exigences de la vie : aussi les malades le laissent progresser, dans la plupart des cas, avec une résignation extrême. Lors même qu'ils se voient amaigrir, qu'ils perdent leurs forces, leurs facultés génésiques, que leur vue s'affaiblit, ils mettent tout cela sur le compte de la fatigue, des excès, des progrès de l'âge surtout ; et ce n'est souvent qu'après de longues années qu'ils se décident à demander des conseils ; ou bien ce n'est que fortuitement qu'un homme de l'art, ou la rencontre d'un cas analogue et patent, vient leur révéler l'affection dont ils se trouvent atteints.

J'ai pensé qu'il y aurait quelque intérêt à entrer dans des détails un peu circonstanciés touchant ces premières périodes du diabète, qui n'ont encore été l'objet d'aucune recherche particulière. Cependant l'étude qui va suivre n'était pas sans offrir quelques difficultés. Il s'agissait de préciser autant que possible l'époque du début de la maladie. Il fallait généralement, à ce sujet, s'en rapporter exclusivement au récit des malades, et éviter toute confusion entre les circonstances qui devaient appartenir en propre au diabète, et celles qui pouvaient lui être étrangères.

Il n'y avait pas lieu d'hésiter à faire dater l'origine de la maladie de l'apparition simultanée de la soif, de l'amaigrissement, de la faiblesse ou de la courbature, à un degré quelconque, surtout s'il s'y était joint quelque peu d'anaphrodisie ou d'amblyopie. La difficulté était plus grande lorsqu'il s'agissait de la soif seule, car, comme nous le verrons tout à l'heure, la soif peut précéder d'un temps assez long l'apparition de toute autre manifestation symptômatique. Je n'ai attribué au diabète lui-même la soif, symptôme isolé, qu'alors que son degré excessif, sa liaison directe avec les symptômes subséquents, et dans quelques cas l'apparition de taches caractéristiques sur les vêtements, ou encore la découverte du sucre avant l'apparition d'un appareil plus ample de symptômes, ne permettaient pas de douter qu'elle ne se rattachât effectivement à un état glycosurique.

Je donne un premier tableau qui permettra de se faire une idée du temps qui peut s'écouler entre le développement effectif de la maladie et la découverte du sucre, c'est-à-dire le commencement de l'intervention d'un traitement indiqué. On verra que cet ordre d'observation n'est pas dépourvu d'intérêt et de signification : il a pu être dressé d'après 141 faits. Je suis littéralement l'indication, établie aussi rigoureusement que possible, de mes observations.

La maladie a été reconnue immédiatement ou dans un temps très-court, moins d'un mois......	22 fois.
Après un mois.....................	3
— Six semaines.................	1
— Deux mois...................	7
— Trois mois...................	9
— Quatre mois........	6
— Cinq mois...................	1
— Six mois...................	5
— Huit mois...................	1
— Neuf mois...................	1
— Dix mois...................	3
— Quelques mois...............	4
— Un an	16
— Seize mois	2
— Dix-huit à vingt mois..... ...	13
— Deux ans...................	9
— Trois ans...................	9
— Quatre ans...................	4
— Cinq ans...................	3
— Six ans...................	4
— Huit ans...................	1
— Neuf ans...................	2
— Quelques années.............	9

Voici donc 35 diabétiques qui sont restés de trois mois à un an, et 72 plusieurs années, privés de toute direction thérapeutique rationnelle, suivant nécessairement un régime plus ou moins contraire, et qui ont parcouru ces longues périodes, au moins sans accidents graves, et un bon nombre d'entr'eux sans que leur santé parût fort altérée. Sauf de rares exceptions, ils avaient maigri, avaient perdu de leurs forces, la plupart avaient vu disparaître, complétement ou à peu près, leurs facultés génésiques, quelques-uns étaient amblyopiques, enfin un bon nombre d'entr'eux étaient fort avariés; mais ils mangeaient, pour la plupart de bon appétit, quelques-uns avec un grand appétit, ingérant sans doute une foule de choses nuisibles, mais cherchant instinctivement, par une alimentation substantielle, à réparer les pertes que subissaient leurs forces et leurs tissus. Ils buvaient beaucoup, digéraient en général bien, et en somme vivaient, accomplissaient leurs devoirs, moins leurs devoirs conjugaux, et suffisaient d'une manière telle quelle aux obligations de leur existence.

Cependant il est à présumer que, dans tous ceux de ces exemples qui présentent de longs intervalles, la maladie s'était maintenue dans les limites d'une intensité moyenne. On ne peut se faire aucune idée exacte de ce que l'urine contenait de sucre alors. Le degré de la soif, qui était souvent excessive, ne peut servir à l'apprécier, puisque son intensité ne répond pas toujours fidèlement à une quantité de sucre déterminée. Cependant ce dernier existait quelquefois en proportions notables, car, dans plus d'un cas, l'urine avait laissé, pendant des années, sur les vêtements des empreintes qui supposaient un assez haut degré de glycosurie, et je vois en outre, dans plusieurs observations où la maladie datait manifestement de plusieurs années, que les premières analyses avaient donné de 50 à 80 grammes de sucre.

Il est vrai qu'il peut y avoir eu alors une augmentation récente de ce produit, car il arrive souvent ceci : que la maladie ne détermine, pendant une certaine période, que des manifestations peu considérables, un peu d'amaigrissement, de courbature, de la soif bien entendu, car, hors des cas tout exceptionnels, nous devons toujours en admettre l'existence. Puis survient tout à coup une exaspération des symptômes, les forces tombent subitement, l'amaigrissement fait des progrès rapides, et c'est alors que la maladie est forcément reconnue.

Tous ces exemples sont relatifs à des diabètes méconnus, mais non à des diabètes latents. Où donc retrouver ces faits de diabètes latents qui fourmilleraient, suivant M. Marchal (de Calvi)? On les trouvera seulement dans des cas où une proportion significative de sucre aura été rencontrée en l'absence de toute manifestation symptômatique, caractéristique du diabète. Voici la véritable démonstration qu'il reste encore à établir et qui, je crois pouvoir l'affirmer, ne sortira jamais que de rares exceptions.

Bien que l'exposé qui précède soit déjà propre à

donner une idée de la manière dont le diabète se comporte à sa période de début, je puis fournir sur ce sujet des données plus précises.

J'ai recueilli des renseignements qui m'ont paru dignes de foi dans 168 cas, relativement au mode de début du diabète.

Les symptômes caractéristiques se sont montrés franchement dès le début dans 126 cas. C'est-à-dire que, dans tous ces faits, à la soif, compagne constante de cette première période, s'étaient joints de l'amaigrissement, de l'affaiblissement ou de la courbature, à un degré quelconque, quelquefois déjà de l'anaphrodisie ou de l'amblyopie. Je suppose ici une période d'une certaine durée, de plusieurs semaines, ce qui représente le début dans une affection qui peut, dans quelques cas, n'avoir qu'une courte existence, mais qui tend presque toujours à prendre un caractère constitutionnel. Je reviendrai tout à l'heure sur l'ordre dans lequel apparaissent en général ces divers symptômes.

Dans 23 cas, la soif avait existé seule, ou prédominante d'une manière presque exclusive, pendant une durée de temps variable de plusieurs mois à trois ans. Dans quelques cas, il y avait bien eu un peu d'amaigrissement, d'affaiblissement et d'amblyopie, mais à un degré très léger; dans un de ces derniers, un anthrax avait eu lieu.

Dans 8 observations, le développement des symptômes avait été très lent et peu marqué; puis au bout de six mois à trois ans, il était survenu une explosion de symptômes très caractérisée.

Dans 3 cas, une amblyopie avait précédé pendant un temps notable la première apparition de la soif et des autres symptômes.

Dans 5 cas encore, il y avait eu un amaigrissement sensible et de la faiblesse, avant que l'exagération de la soif se fût prononcée.

Dans 3 autres cas, il n'y avait eu, pendant plusieurs mois, à peu près aucun symptôme diabétique, mais deux fois des taches caractéristiques avaient été remarquées sur les vêtements, et une fois il y avait eu un prurit vulvaire.

Voici des exemples qui paraissent pouvoir être rapportés au diabète latent de M. Marchal (de Calvi) : mais on voit combien ils sont rares. Je reviendrai sur les faits de ce genre, au chapitre du *diagnostic*.

La règle est donc l'apparition simultanée, dès le début du diabète, de l'ensemble des symptômes caractéristiques de la maladie, lesquels sont, suivant leur degré relatif de fréquence, la soif, l'affaiblissement ou la courbature, l'amaigrissement, l'anaphrodisie et l'amblyopie. On a vu plus haut que l'importance attachée à la boulimie et à la sécheresse de la peau n'était point légitime; et, bien que ces deux circonstances occupent effectivement une certaine place dans la symptomatologie du diabète, elles font trop souvent défaut pour que j'aie pensé devoir leur demander des témoignages significatifs de l'existence de la maladie.

Dans un certain nombre de cas, la soif peut rester pendant assez longtemps, avec l'augmentation correspondante des urines, le seul symptôme apparent de la maladie. L'amaigrissement et l'affaiblissement peuvent faire défaut, ou se marquer à peine.

Enfin, il est des cas, beaucoup plus rares encore, où les symptômes ordinaires du diabète manquent, sauf quelque phénomène isolé, tel que l'amblyopie, ou le prurit vulvaire, ou un anthrax; ou bien où l'amaigrissement ou l'affaiblissement précéde le signe plus caractéristique de la soif. Et cependant l'urine peut être assez formellement glycosurique alors pour imprimer sur les vêtements des témoignages certains de la présence du sucre.

Les faits de cette dernière catégorie paraissent très peu communs, et c'est parmi eux seulement que nous pouvons découvrir quelques exemples vrais de diabète latent. Encore doit-on tenir compte de cette circonstance, que ces exemples ne sont établis que sur les récits des malades, et que l'observation médicale directe n'a point passé par là.

Dans la plupart des observations qui me servent dans cette étude, le début du diabète a paru s'opérer d'une manière graduelle. La majorité des malades ne pouvait fixer l'instant précis, le jour où la maladie avait apparu. Ceci n'a pas du reste une grande importance, ou n'en aurait que s'il s'agissait de rattacher l'apparition de la maladie à quelque cause occasionnelle déterminée. Or, nous verrons plus loin, au chapitre de l'étiologie, qu'il est presque toujours impossible d'assigner une cause déterminante quelconque à la production du diabète ; tout au plus est-il permis quelquefois de supposer des causes prédisposantes définissables. Il n'en est pas de même pour les recrudescences de la maladie : beaucoup de malades deviennent très-susceptibles à l'action des troubles affectifs, comme des écarts de régime, et rencontrent là des causes très-immédiates de l'exaspération des symptômes.

Cependant, j'ai observé quelques cas de développement rapide, aigu, en quelque sorte. Je ne parle pas ici de diabètes passagers : les manifestations de la maladie suivaient leur cours ultérieur avec des alternatives diverses. Quelquefois même, ce début a paru fébrile, ou du moins s'est accompagné d'accidents fébriles. Mais je n'ai jamais eu ces derniers exemples sous les yeux.

D'autres fois, le diabète survient d'une manière très-précise dans la convalescence d'une maladie interne ou chirurgicale. Je reviendrai sur les faits de ce genre à propos de l'étiologie.

ÉTAT DU DIABÈTE.

On distingue généralement dans le cours des maladies, et l'on comprend dans leur description, une *période d'état* qui succède à la période de début ou d'augment, et conduit à la période de déclin ou de terminaison.

Durant l'époque que l'on désigne ainsi, la maladie est dans son plein ; elle possède tous ses attributs ; les caractères qui lui appartiennent sont manifestes, les conséquences qu'elle doit entraîner se déterminent ; en un mot, les phénomènes auxquels elle devait donner lieu sont en pleine maturité, et, comme tous les phénomènes, plus ou moins simples ou complexes, qui se passent dans les êtres organisés, ils offrent alors les caractères d'une évolution complète, qui, après avoir subi une période de développement, aboutit à une période regressive, salutaire ou funeste, suivant que son issue définitive est compatible ou non avec la réparation des désordres accomplis.

Il est difficile de distinguer, dans l'évolution générale du diabète, des périodes régulières et comparables à celles que je viens d'indiquer. Quelle que soit sa durée, nous ne pouvons, au point de vue organique, y saisir qu'un fait unique : le défaut de destruction du sucre dans le sang, et, comme conséquence nécessaire, la contamination des tissus par le sucre qui les imprègne. Sans doute l'anomalie qui préside à ce phénomène de chimie organique existe à des degrés divers : le sang se trouve plus ou moins réfractaire aux changements qui doivent s'opérer dans son milieu ; mais ce n'est qu'une question de degré.

Il en est de même des phénomènes sémiologiques

du diabète. Les symptômes essentiels qui répondent à l'état glycosurique et à la condition organique qu'il suppose sont peu nombreux, mais formels. Il est rare que quelques-uns d'entr'eux fassent défaut, et, circonstance digne de remarque, dans une maladie d'aussi longue durée, ils se montrent en général de bonne heure, bien qu'à des degrés différents, et il en résulte que, malgré une diversité plus apparente que réelle, le diabète est une des maladies qui offrent la physionomie la plus uniforme et la plus concordante.

En effet, ces diversités dans les apparences que revêt le diabète paraissent dépendre à peu près exclusivement du plus ou moins d'inaptitude du sang à transformer les principes sucrés, et du plus ou moins de résistance de l'organisme à l'action délétère du sucre emprisonné et accumulé dans son sein.

Aussi les différences que nous trouvons à signaler dans la manière d'être de la maladie portent-elles beaucoup plus sur sa marche que sur son expression. Et, si nous cessons de l'envisager au point de vue de la pathologie pure, ce qui suppose son évolution abandonnée à elle-même, pour entrer sur le terrain clinique, qui nous intéresse particulièrement et qui suppose l'intervention de l'art, nous verrons que la physionomie de la maladie se trouve presque tout entière sous la dépendance du traitement, suivant que l'organisme se trouve plus ou moins sensible aux efforts de ce dernier, suivant que ce traitement lui-même aura été réalisé avec plus ou moins de sagacité, de constance ou de sévérité. Car il n'est peut-être pas une autre maladie dans laquelle nous puissions reconnaître une influence plus directe, plus immédiate et plus profonde de la thérapeutique.

Si, dans l'évolution du diabète, nous avons de la peine à distinguer une période de développement, nous y saisissons encore moins une période regressive. Abandonnée à elle-même, la maladie offre des vicissitudes diverses, des alternatives de modération et d'exaspération; peut-être même peut-elle disparaître spontanément. Sous l'influence de la thérapeutique, elle s'atténue, elle résiste à des degrés divers, mais elle n'offre pas de décroissance régulière et méthodique, comme on le constate dans la plupart des maladies, organiques ou non, à courte durée ou à longues périodes. L'organisme subit à un degré plus ou moins profond l'action de la maladie, suivant que l'on est parvenu à restituer au sang la faculté de détruire le sucre en plus grande proportion, ou bien que l'on a amoindri, par une diététique rationelle, la somme des principes sucrés introduits: mais la maladie n'a pas changé pour cela, ni dans son expression organique, ni dans son expression phénoménale.

Cependant elle prend fin. L'anomalie a cessé d'exister. Les phénomènes organiques troublés ont retrouvé leur régularité. Nous rechercherons plus loin jusqu'à quel point il est permis de compter sur un retour définitif, et s'il ne s'agit pas plus souvent d'une simple suspension que d'une véritable disparition de l'anomalie.

Quelquefois la maladie se termine par la mort, ou, il convient plus souvent de le dire, est interrompue par la mort.

En effet, on ne voit guère le diabète se terminer par le seul fait du progrès incessant de la cachexie. Cela pouvait s'observer plus souvent qu'aujourd'hui, à l'époque où le diabète, presque toujours méconnu, était abandonné à lui-même, et souvent exposé à des circonstances absolument défavorables.

La cachexie ne représente pas précisément une période du diabète. On pourrait presque dire qu'elle commence avec la maladie, car le diabète est une maladie essentiellement cachectisante. Le mot de cachexie n'est pas pris ici dans le sens de terminaison d'une maladie chronique, mais de tendance à la dégradation des éléments organiques et à l'abaissement indéfini des forces. Car, si l'amaigrissement ne paraît comprendre d'abord que les tissus graisseux, il finit par envahir les autres tissus, et si les forces répondent encore pendant longtemps au rappel que leur fait l'intervention d'un traitement rationnel, elles finissent par atteindre un degré d'abaissement qui cesse de se prêter à un retour possible.

Cependant il est rare que la mort soit la conséquence directe d'une cachexie définitive et irrémédiable, résultant de la prolongation et de l'intensité de l'anomalie qui nous occupe.

Elle est presque toujours le fait ou d'une *compli-cation* ou d'un *accident* du diabète.

Les complications du diabète peuvent être pure-ment fortuites. Le cours des maladies de longue du-rée peut toujours se trouver interrompu par l'appa-rition intercurrente d'actes pathologiques quelcon-ques, d'importance variable, lesquels se bornent à en suspendre momentanément la marche, ou y met-tent fin en terminant l'existence elle-même. La pré-sence d'un état constitutionnel vicieux peut imprimer à ces actes pathologiques fortuits des caractères de gravité toute particulière. Mais ce n'en sont pas moins des événements fortuits, qui n'ont pas de rela-tion immédiate et nécessaire avec les conditions constitutionnelles auxquelles elles avaient trouvé l'organisme livré.

Il n'en est plus de même de ce qu'il convient de désigner sous le nom d'*accidents* du diabète. Il s'agit ici d'actes pathologiques qui résultent directement de l'anomalie constitutionnelle; ils n'en sont pas non plus la conséquence nécessaire, mais ils en déri-vent immédiatement, et ils puisent leur raison d'être dans les conditions constitutionnelles anormales qui dominent l'organisme.

Parmi ces accidents, les uns ne créent, à propre-ment parler, que des incidents pathologiques, qui viennent traverser l'évolution de la maladie constitu-tionnelle, en y laissant des marques définitives, ou seulement des empreintes passagères, telles que la cataracte, ou les furoncles, les anthrax, la gangrène, ou bien qui viennent y mettre fin, en même temps qu'à l'existence, comme le font le plus souvent les lésions gangrèneuses, comme le fait immanquablement la tuberculisation des poumons.

Nous aurons donc à faire une étude particulière des *complications* et aussi des *accidents* du diabète, après que nous aurons retracé les caractères et la marche de la maladie dans ses plus grandes conditions de simplicité.

Ce que j'ai appelé l'*état* du diabète ne comprend donc pas une période à proprement parler, mais se rapporte à la description de la maladie elle-même, de même que le *début* et la *terminaison* ne comprennent pas des périodes, mais seulement les deux termes nécessaires de tout état-morbide.

Nous rechercherons plus loin s'il y a lieu de reconnaître des espèces particulières du diabète, et nous verrons combien il paraît, aujourd'hui du moins, difficile de le faire. Il n'est guère plus aisé de distinguer des espèces différentes de diabète au point de vue sémiologique ou phénoménal.

Les signes du diabète se montrent plus ou moins au complet, mais toujours sous une forme à peu près identique. On a justement établi une certaine distinction entre le diabète des obèses et le diabète des sujets maigres : mais cette distinction offre plus d'intérêt pour le pronostic et la direction thérapeutique, que pour la sémiologie. On pourrait encore signaler quelques différences entre un diabète torpide et un diabète éréthique, ou plutôt névropathique, car l'élément congestif ou inflammatoire ne tient pas toujours une place très-manifeste dans cette maladie. L'âge auquel apparaît le diabète est très-important à considérer au point de vue du pronostic : mais les considérations que je viens de présenter trouvent encore ici leur application.

Si l'on veut trouver des éléments légitimes de distiction entre les cas nombreux de diabète qui passent sous nos yeux, c'est à la marche de la maladie qu'il faut s'adresser. Ici se présentent des circonstances d'une grande importance.

Le diabète peut être de courte ou de longue durée. En d'autres termes, il peut offrir les caractères d'une maladie accidentelle, ou ceux d'une maladie constitutionnelle.

Nous touchons ici à un point capital de l'histoire du diabète. Peut-être, sous le rapport de la pathogénie, la différence entre ces deux ordres de faits n'est-elle pas aussi grande qu'elle peut le paraître au premier abord : mais sous le rapport clinique, le seul qui nous intéresse en ce moment, elle doit être soigneusement retenue.

Le diabète de longue durée suit un marche continue, ou n'apparaît qu'à intervalles.

Voici les points capitaux qui se rattachent à la marche du diabète. Nous en étudierons plus loin la signification. Pour le moment, nous devons nous en tenir à la simple description.

Je commencerai par exposer le tableau général du diabète. Quand les moralistes entreprennent la peinture de l'un de ces caractères qu'ils s'attachent à représenter, pour en tirer quelque déduction pratique, ils ne manquent pas de le charger de toutes les iniquités, de peur de laisser dans l'ombre aucun des traits qui doivent assurer la ressemblance aux portraits qu'ils exposent. Je suivrai leur exemple dans le type qui va me servir à tracer l'histoire du diabète, rapprochant avec soin l'ensemble des symptômes de la maladie, et supposant ces derniers au complet. Les détails de sémiologie dans lesquels je suis entré plus haut me permettront de passer assez rapidement sur les principaux traits de cette étude, tout en en ajoutant certains qui n'ont pas trouvé de place dans l'étude précédente. Je supposerai la maladie livrée à elle-même ; l'influence qu'exerce sur ses caractères et sur sa marche l'intervention thérapeutique sera étudiée ultérieurement.

Un individu, offrant en général tous les caractères de la santé, est pris, sans cause connue, ou sous l'influence apparente de quelques circonstances qui seront exposées plus tard, d'une soif inaccoutumée.

Cette soif est dès le début excessive, ou bien elle n'atteint ce degré qu'au bout de quelques jours. Elle est souvent prononcée pendant les repas, où il faut avaler coup sur coup de grands verres de liquide. Dans l'intervalle des repas elle diminue. Elle revient, quelquefois la nuit, interrompre le sommeil. L'ingestion des liquides l'apaise ; mais, au bout de peu de temps, le besoin de boire se fait sentir de nouveau. Il faut bien savoir que les cas où la soif est incessante, et où les malades sont obligés de boire à tout instant, ne sont pas les plus communs dans le diabète. La plupart des diabétiques sont en état de maîtriser leur soif dans une certaine mesure, surtout à quelque distance des repas.

En même temps, l'appétit persiste. Il est en général très-satisfaisant. Beaucoup de diabétiques ont un grand appétit. Quant à la boulinie proprement dite, elle est rare. Il y a quelquefois des besoins de manger assez réitérés, mais qui se satisfont de peu de chose. Il est très-rare que les diabétiques aient de ces appétits impossibles à satisfaire, et qui les forcent de manger à toute heure, dont on a rapporté quelques exemples pathologiques. Cela ne s'observe guère que chez de pauvres gens, qui ne trouvent chez eux que des repas insuffisants, pour la qualité comme pour la quantité des aliments. Du reste, tout leur est bon. Ils ne présentent guère d'appétence déterminée pour telle ou telle sorte d'aliments. Quant aux boissons sucrées, s'ils les recherchent, c'est, je pense, par suite de l'habitude que nous avons en France de sucrer nos boissons. J'ai vu un grand nombre d'anglais diabétiques. Ils ne buvaient que de la bière ou du brandy (eau-de-vie), étendu d'eau, sans sucre, et je n'ai jamais rencontré chez eux un seul exemple d'appétence pour les boissons sucrées. Cependant, il n'est pas rare de voir l'appétit se diminuer et même se perdre.

Bien que les digestions se fassent en général très

bien, on observe quelquefois de la dyspepsie. Celle-ci est rarement acide ou flatulente. Il s'agit le plus souvent de simple pesanteur à l'épigastre, rarement douloureuse, avec tendance congestive vers la tête. L'ingestion des aliments amène plutôt un sentiment de faiblesse et d'abattement que de bien être et de réparation. Je n'ai rencontré qu'une exception à cette circonstance notable, c'est-à-dire un seul cas où les forces se relevaient après les repas.

Cependant après un temps variable, ordinairement assez court, quelquefois dès le principe, les malades éprouvent un sentiment indéfinissable de faiblesse ou de courbature. C'est d'abord quelque chose d'insensible; la marche, les exercices physiques provoquent une fatigue inaccoutumée. On ne peut suffire en un mot qu'à une moindre dépense d'activité musculaire. Il semble seulement qu'on est moins bien disposé. Puis peu à peu, une véritable faiblesse s'empare du malade. Il est forcé de renoncer à ses habitudes, mais seulement à ses habitudes d'activité musculaire. Les facultés intellectuelles conservent ordinairement toute leur énergie. On peut travailler, on peut veiller; mais il faut renoncer à tout exercice violent; la marche elle-même ne peut se soutenir que dans de faibles limites. A ce sentiment de défaillance musculaire peuvent s'ajouter la courbature douloureuse, des tiraillements, des engourdissements dans les membres, dans les articulations, des douleurs dorsales ou lombaires, surtout des crampes dans les membres inférieurs, principalement la nuit. On observe beaucoup moins souvent le refroidissement des extrémités qu'on ne pourrait le penser.

L'affaiblissement musculaire ne suit pas toujours cette marche graduelle. J'ai vu des malades tomber dès le début dans un abattement extrême.

Parallèlement à l'amoindrissement des forces, il survient de l'amaigrissement ou, pour mieux dire, l'embonpoint diminue. Cependant ces deux circonstances ne marchent pas toujours ensemble. La diminution appréciable de l'embonpoint est plus tardive et moins constante que celle des forces. Je ne crois pas avoir vu de diabétiques maigrir sans se plaindre de fatigue et d'atonie; mais on observe assez souvent de la courbature et de l'abattement musculaire, avant que l'amaigrissement ait commencé de paraître : mais il survient toujours à un moment quelconque,

Le diabète atteint de préférence des gens obèses : aussi voit-on beaucoup de diabétiques conserver encore un embonpoint en apparence satisfaisant. Cependant leur ventre est tombé; leurs cuisses ne remplissent plus leur pantalon; la peau, naguère distendue, se laisse plisser; les chairs sont flasques. Alors même que les dimensions extérieures n'auraient pas sensiblement diminué, la mollesse des tissus, la souplesse du ventre, annoncent la disparition d'une partie des couches graisseuses qui enveloppent les muscles et remplissent l'abdomen. Quelques fois au contraire ces changements s'opèrent avec une grande rapidité; les malades fondent en quelque sorte, et, de jour en jour, le vide se fait dans leurs vêtements. La face, qui maigrit ordinairement en dernier lieu, s'allonge, les joues pendent et les yeux s'enfoncent.

En même temps la vue s'affaiblit. Les malades ne voient plus de loin, ils cessent de distinguer les objets fins; la lecture devient difficile; il n'y a pas de berlue, de mouches volantes, la vue se trouble simplement, et elle se trouble en réalité plus qu'elle ne se raccourcit. J'ai observé dans quelques cas rares de la presbytie. L'amblyopie est en général égale des deux yeux; cependant on a constaté quelquefois de la diplopie.

Les autres sens demeurent habituellement intacts; ce n'est que dans des cas rares que l'on remarque des altérations particulières de l'odorat ou du goût. Cependant, j'ai vu ce dernier disparaître, alors même que l'appétit était conservé. Quelques malades se plaignent encore d'un mauvais goût qu'ils ne définissent pas. Un nombre beaucoup plus grand éprouvent habituellement une saveur sucrée.

L'anaphrodisie ou la frigidité accompagne ordinairement le diabète. Je ne sais point si le sens génital se perd également chez les femmes. Mais chez les hommes, les désirs s'affaiblissent, puis s'éteignent, et les organes génitaux refusent de répondre aux excitations auxquelles ils peuvent être soumis. Ici encore, la disparition des facultés génésiques est quelquefois soudaine et complète; plus souvent d'abord incomplète et graduelle, mais généralement assez rapide; et leur conservation est une exception.

Quel que puisse être le rapport proportionnel exact entre la quantité de liquide ingéré, et celle des urines rendues, et que celle-ci doive ou non excéder la première, il est certain que la polyurie est généralement en raison de la soif et des boissons introduites, et qu'elle est faiblement prononcée chez les diabétiques qui boivent peu ou modérément, soit que leur soif ne soit pas excessive, soit qu'ils parviennent à la surmonter.

La quantité des urines est donc presque toujours considérable, et l'on a reconnu plus d'un diabétique à l'inspection fortuite d'un vase de nuit, contenant à plein bord une urine décolorée, sans odeur, légèrement louche et un peu mousseuse.

Les diabétiques sont quelquefois fort tourmentés par cette polyurie. Lorsqu'ils ne font qu'uriner très-abondamment à la fois, il n'y a pas grand inconvénient à cela. Mais souvent la miction est très-rapprochée, se répète à chaque instant, ce qui est une gêne considérable le jour, mais une cause d'insomnie et de fatigue la nuit. Ces urines réitérées la nuit, même chez les malades qui ne boivent pas une fois couchés, proviennent ordinairement des liquides ingérés en quantité pendant la soirée. Mais elles re connaissent encore une autre cause.

L'urine chargée de sucre parait, chez quelque. individus, irritante pour la membrane muqueus urinaire. C'est le pendant des irritations vulvaires qui sont si communes chez les femmes et un grand sujet de tourment chez elles. Faut-il attribuer, avec Friedreich, une influence irritative aux productions confervoïdes qui se déposent dans les replis de la muqueuse ?

M. Marchal (de Calvi) parle d'une espèce de douleur qui pourrait provenir des reins proprement dits ou organes secréteurs de l'urine, irrités et hypérémiés par l'excès de secrétion et par le passage constant du sucre, douleur qui se ferait sentir dans les flancs, et non dans la région vertèbro-lombaire (1). Je n'ai pas constaté moi-même cette douleur particulière des flancs ; mais j'ai observé assez souvent des douleurs lombaires qui, suivant la remarque fort juste du même auteur, ne sont pas le lumbago, et qui pourraient résulter quelquefois de cette sorte de fatigue douloureuse qui accompagne si fréquemment la débilité générale. Je pense également que ces douleurs lombaires peuvent être souvent des douleurs rénales, dues à la suractivité des reins que traverse une excessive quantité de liquide. Nous verrons, au chapitre de l'*anatomie pathologique* que les reins sont souvent altérés profondément, et présentent presque toujours au moins un développement considérable et en rapport avec la circonstance que je viens d'indiquer.

(1) Marchal (de Calvi). *Recherches sur les accidents diabétiques*, p. 139.

La vessie est quelquefois douloureuse, ce qui peut tenir également au travail considérable qui lui est imposé, et à la distension qu'elle a à subir. Mais on observe quelquefois aussi de l'ardeur au col de la vessie et le long du canal de l'urèthre, avec rougeur du méat et un peu de sécrétion muqueuse. Ceci doit être attribué aux causes d'irritation que j'ai signalées tout-à-l'heure. Du reste, ces symptômes que je trouve assez marqués dans quelques observations publiées, je les ai très-rarement observés moi-même.

La peau présente, chez certains diabétiques, des caractères frappants. Les secrétions habituelles se tarissent quelquefois tout à coup. Il ne se fait plus de sueur ; ni le lit, ni l'exercice, ni l'élévation de la température ne parviennent à la ramener. La peau demeure sèche, aride, rugueuse, et, si la maladie est d'une longue durée et d'une grande intensité, elle tend à prendre un caractère écailleux ou squameux. Ces caractères ont été assignés par tous les auteurs classiques à la peau des diabétiques, comme étant sous la dépendance nécessaire de l'anomalie qui préside à la glycosurie : mais c'était là une erreur complète. Comme on l'a vu précédemment, cette sécheresse de la peau n'appartient qu'au plus petit nombre des diabétiques. La plupart transpirent, comme à l'ordinaire, beaucoup avec une facilité et une abondance de sueurs remarquables ; quelques-uns même ont des sueurs profuses excessivement fatigantes, et assurément nuisibles.

D'où résulte ce contraste remarquable de la peau desséchée et squameuse de certains diabétiques, et de ces sudations abondantes que l'on observe chez d'autres? Je ne saurais le dire. Dans les deux cas on rencontre des glycosuries considérables; l'un et l'autre état persistent pendant des années. Cependant, il faut reconnaître que la conservation des facultés secrétantes de la peau est une circonstance favorable, et que le dessèchement extrême, la rugosité et l'état squameux de la peau, sont au contraire des signes qui ne manquent pas de gravité.

J'ai parlé tout à l'heure des cas rares où la muqueuse uréthrale, chez l'homme, paraît se ressentir du passage habituel d'un liquide fortement sucré, peut-être du dépôt de matières confervoïdes. Le prurit vulvaire est au contraire excessivement commun. C'est M. Hervez de Chégoin, et aussi mon ami, M. Lambron, qui ont les premiers fixé l'attention sur cette circonstance. M. Hervez de Chégoin avait même été porté à penser, d'après les premières observations qu'il avait recueillies, que c'était un phénomène constant chez les femmes diabétiques. Mais cela n'est pas. Il est du reste nécessaire, si l'on veut se faire une idée exacte de sa fréquence, d'interroger les malades sur ce sujet, car toutes ne s'en plaignent pas spontanément

Le prurit vulvaire est certainement assez fréquent pour être rangé, non parmi les complications, mais dans les symptômes du diabète. On sait quel état insupportable et douloureux il entretient chez les

femmes qui en sont atteintes. Une de ses conséquences les plus graves est la privation de sommeil
et le développement d'un état névropathique prononcé ; et, dans certains cas, il ne prend pas
moins de part que l'état glycosurique lui-même à
l'amaigrissement et à l'affaiblissement des malades. Je n'ai pas remarqué que ce prurit entretînt
un écoulement particulier : mais il s'accompagne
quelquefois d'une éruption eczémateuse des cuisses
et des fesses, qui vient encore accroître les souffrances
qu'il occasionne.

Il ne m'a pas semblé que le diabète exerçât une influence marquée sur la menstruation. La plupart des
malades que j'ai observées étaient bien réglées,
quoique la maladie datât, dans les observations que
j'ai sous les yeux, de deux ou trois ans. Même chez
des jeunes filles, dont la santé n'était pas encore très
altérée, il est vrai, les règles étaient régulières. Je
n'ai non plus reconnu, dans aucun cas, de relation
apparente entre l'apparition du diabète et la ménopause chez les femmes, en assez grand nombre,
parvenues à l'âge de retour, que j'ai interrogées à ce
sujet. Les femmes diabétiques ne paraissent ni plus
ni moins leucorrhéiques que les autres.

Mais lorsque des femmes encore jeunes sont atteintes du diabète, et que la maladie poursuit son
cours pendant un temps prolongé, que l'affaiblissement et l'amaigrissement ont atteint un degré considérable, enfin que l'état cachectique se dessine, la
menstruation s'altère comme les autres fonctions, et

il survient de la dysménorrhée, ou une aménorrhée complète. Il en est toujours ainsi chez les jeunes filles, chez qui la maladie marche en général avec une rapidité inconnue, aux autres époques de la vie, et menace toujours d'aboutir promptement à la tuberculisation.

J'ai observé quelquefois chez les diabétiques une disposition particulière aux exhalations sanguines. Un de mes malades, âgé de soixante ans, diabétique depuis plusieurs années, était sujet aux épistaxis. Il en était ainsi d'un américain, âgé de vingt-six ans, observé par M. Kunkler (1), Un monsieur, qui devint diabétique à cinquante ans, et mourut quelques années après, était, au début de sa maladie, sujet aux hémorrhagies buccales. J'ai fait remarquer cependant que, si le ramollissement et le ratatinement des gencives sont très fréquents chez les diabétiques, l'apparence scorbutique ne l'est pas précisément. J'ai vu plusieurs fois de simples bronchites s'accompagner de crachats sanglants : nous verrons plus loin que, d'un autre côté, la tuberculose pulmonaire des diabétiques paraît déterminer rarement de l'hémoptysie. Je n'ai jamais vu de sang dans l'urine qu'à propos de la gravelle. M. Marchal (de Calvi) parle d'un individu qui, pouvant encore, mais faiblement, exercer le coït, eut pendant longtemps des hémorrhagies séminales dans l'acte génital :

(1) *Union médicale*, 1861, t. II, p. 137.

le sperme, mêlé de sang artériel, était d'un rouge vif (1).

J'ai noté dans 12 cas de l'enflure des jambes, chez cinq femmes et chez sept hommes; six avaient dépassé la soixantaine; les autres avaient de cinquante à soixante ans. Dans deux cas, il y avait des troubles cardiaques, mais dans aucun de l'albuminurie. Il ne s'agissait, dans la plupart de ces cas, que d'un œdème limité au bas des jambes, n'ayant que rarement l'apparence d'une véritable anasarque. Dans aucun de ces faits, il n'y avait de tendance apparente à la généralisation de l'infiltration.

Cependant la maladie suit son cours, pendant des mois ou des années, avec des alternatives diverses, que je me bornerai à indiquer ici, devant consacrer un chapitre spécial à la *marche* du diabète.

La soif continue de se faire sentir au même degré, ou bien elle diminue et fait place à une sécheresse de la bouche, qui est surtout marquée le matin au réveil, ou bien après les repas. Cette sécheresse est absolue, la muqueuse buccale est aride, la langue dure et rugueuse ; ou bien celle-ci est visqueuse et collante, et les mouvements de la langue produisent un bruit tout particulier. L'articulation des sons est difficile, ou même impossible, tant que la muqueuse buccale n'a pas été humectée avec de l'eau, qu'il

____

(1) Marchal (de Calvi). *Recherches sur les accidents diabétiques*, p. 20.

n'est pas toujours nécessaire d'avaler, mais qu'il faut tenir longtemps dans la bouche. En même temps, les dents s'ébranlent, les gencives se retirent en se ramollissant, et les laissent déchaussées, et elles tombent sans douleur et sans altération, ou elles se carient successivement et rapidement. La langue se creuse de sillons longitudinaux, et souvent une mousse blanche et fine se dépose à sa surface. Chez quelques malades, les gencives sont molles et saignantes comme dans le scorbut; mais c'est le cas le plus rare.

Il y a des diabétiques, parmi les obèses surtout, chez qui la disparition du tissu adipeux ne s'opère que lentement, et ce n'est qu'au bout d'un temps très long que survient un amaigrissement absolu. Il en est de même des forces qui résistent plus ou moins. Aucune règle ne peut être établie relativement aux progrès de l'amaigrissement et de l'affaiblissement, qui suivent une marche lente ou rapide suivant les cas.

Quelquefois la maladie subit des temps d'arrêt, ou plutôt des ralentissements, puis offre des exaspérations, sans explication apparente, ou sous l'influence de circonstances extérieures, se rattachant au genre de vie, aux habitudes diététiques ou aux conditions affectives.

Mais l'agénésie demeure absolue. La vue baisse peu à peu. Le teint devient blème, les traits se tirent à mesure que la face s'émacie. La langueur et la tristesse se peignent sur la physionomie. L'intelligence demeure généralement intacte ; mais le caractère s'altère, s'aigrit, le moral perd son énergie.

Enfin, la cachexie poursuit son cours. L'émaciation devient extrême, l'anéantissement des forces absolu. L'appétit se perd, et les digestions deviennent laborieuses. La constipation, qui est loin d'être constante pendant le cours de la maladie, devient considérable, ou alterne avec la diarrhée. La peau devient absolument sèche et écailleuse, et, si quelque complication ou quelque accident ne vient mettre un terme à une existence devenue très misérable, les signes de la tuberculisation pulmonaire viennent annoncer le dernier terme de la maladie, et, par leur progression généralement rapide, répondent à la marche, quelquefois aigüe et foudroyante, mais ordinairement rapide, des altérations tuberculeuses. Le sucre diminue considérablement ou disparait pendant les dernières périodes de la maladie, comme en général pendant les complications fébriles qui sont survenues pendant son cours.

Je viens d'indiquer succinctement le mode le plus ordinaire de terminaison de la *cachexie* diabétique, alors que la maladie, abandonnée à elle-même, suit son cours, sans avoir été modifiée par aucune action thérapeutique, et sans avoir été interrompue par quelqu'un des incidents qu'il reste à étudier. Mais j'ai déjà fait remarquer que les cas où le diabète suit une telle marche sont de beaucoup les plus rares.

J'exposerai, dans un chapitre particulier, les modes divers de *terminaison* du diabète, lesquels sont le plus souvent accidentels, et viennent interrompre à un moment quelconque le cours naturel de la maladie. Je renvoie également à ce chapitre ce qui concerne la *marche* du diabète, et les apparences variées que la maladie emprunte à l'absence ou à la présence et à la succession des symptômes essentiels qui lui appartiennent.

Il est nécessaire, avant de nous livrer à cette étude, de la faire précéder de celle des *accidents* et des *complications* du diabète. C'est en effet à ces divers incidents, ainsi qu'aux influences exercées par *l'intervention thérapeutique*, que se trouvent effectivement subordonnées la marche et la terminaison de la maladie.

CHAPITRE III

ACCIDENTS DU DIABÈTE

On doit entendre, par *accidents du diabète*, des états pathologiques qui se déterminent sous l'action directe de la maladie et des conditions organiques qui ont présidé à sa naissance. Ils pourraient jusqu'à un certain point être considérés comme de véritables symptômes : mais ce ne sont point des symptômes absolus, car ces mêmes états pathologiques peuvent se développer dans des circonstances toutes différentes. Ce ne sont pas non plus des symptômes nécessaires, car ils font souvent défaut. Cependant ils sont la conséquence immédiate de l'anomalie qui domine l'état organique tout entier, et leur présence peut suffire à en révéler l'existence, si les signes qui lui appartiennent plus essentiellement étaient demeurés obscurs ou avaient jusqu'alors échappé à l'observation.

Il importe de distinguer les accidents des *compli-*

cations. Celles-ci sont purement fortuites et ne reconnaissent aucune liaison, ou ne reconnaissent que
des liaisons très indirectes, avec les conditions organiques auxquelles elles viennent s'ajouter.

Cependant il faut reconnaître que, dans certains
cas, la distinction ne sera pas absolument facile à
établir. En effet, de simples complications peuvent
trouver une prédisposition manifeste dans l'anomalie
prééxistante et lui devoir en réalité leur apparition;
mais elles ne lui empruntent en réalité aucun caractère spécial. Ce sont des actes pathologiques qui ont
rencontré dans l'organisme des circonstances favorables à leur développement, mais des circonstances
communes à bien d'autres états constitutionnels,
de nature toute différente,

Cette distinction n'est pas purement dogmatique,
elle est dans le fond des choses. La gangrène est un
accident du diabète, parce que la gangrène diabétique est toute autre que la gangrène qui apparaît
dans des circonstances étrangères au diabète. Mais
la tuberculisation pulmonaire n'est qu'une compli-
cation du diabète, car elle n'emprunte à ce dernier
aucun caractère particulier et essentiel.

En un mot, on peut toujours affirmer qu'un diabétique gangréneux ne le fût pas devenu sans la glycoémie dont il est affecté ; tandis qu'on ne saurait toujours concevoir la certitude qu'une tuberculisation
pulmonaire reconnaît pour cause nécessaire le diabète dans le cours duquel elle est survenue. Aussi
Monneret a pu dire, au moins avec une certaine ap-

parence de raison, quoique avec quelque exagération, que : si le diabète accélère la phthisie chez les
phthisiques, et s'il peut en être l'occasion, il ne lui
donne jamais naissance (1).

Les accidents du diabète intéressent généralement à un haut point le pronostic de cette affection ;
ils peuvent dans quelques circonstances servir à en
éclairer le diagnostic, ou, pour mieux dire, mettre
sur la voie de son existence ; leur prévision ne doit
pas être négligée dans les règles de conduite qui
peuvent être prescrites aux diabétiques. Je crois
donc devoir entrer dans des détails assez circonstanciés à leur sujet.

Cette étude comprendra les *accidents gangréneux*
et la *cataracte*.

ACCIDENTS GANGRENEUX DU DIABETE.

Il y a toute une classe de faits pathologiques qui
se spécialisent par leurs caractères, ou au moins par
leur tendance gangréneuse : ce sont les *furoncles*,
les *anthrax* et les *gangrènes* proprement dites (gangrènes dites spontanées).

Les anciens auteurs avaient signalé depuis longtemps la coïncidence de lésions anthracoïdes et de
gangrènes avec le diabète. Mais c'est à un écrivain
contemporain que nous devons la connaissance pré-

____

(1) Monneret. *Traité élémentaire de pathologie interne*, t. III,
p. 143.

cise des relations étroites qui existent entre les accidents gangréneux et l'affection diabétique, et M. Marchal (de Calvi) a attaché son nom à l'histoire des gangrènes diabétiques.

L'étude des gangrènes diabétiques a été le sujet d'un très-beau livre que ce médecin distingué a consacré aux accidents diabétiques, et qui lui a fourni l'occasion de traiter un grand nombre de points relatifs à l'histoire de cette maladie. (1)

Cet ouvrage est remarquable par la richesse des documents qui s'y trouvent rassemblés, par le grand nombre de vues ingénieuses qu'il renferme, et par la verve avec laquelle il est écrit. Mais, j'ai déjà eû l'occasion d'en faire ailleurs la remarque, l'auteur, trop pénétré de son sujet, a exagéré la part qu'il convient de faire à ces accidents du diabète, et leur a assigné une place trop prédominante dans l'histoire de cette maladie. J'exprime ainsi l'expression qui résulte de la lecture de cet ouvrage, lequel, si l'on n'était prévenu par son expérience personnelle, serait très-propre à donner une idée peu fidèle des caractères effectifs du diabète.

Le nombre considérable d'observations rassemblées par l'auteur pourrait laisser croire à tort que les lésions gangréneuses sont fréquentes dans cette maladie : il n'en est pas ainsi. Les résultats obtenus par les investigations laborieuses de M. Marchal (de

(1) Marchal (de Calvi). *Recherches sur les accidents diabétiques, et essai d'une théorie générale du diabète* 1864.

Calvi), soit dans les auteurs, soit auprès des médecins qui ont l'occasion d'observer un certain nombre de diabétiques, est en effet assez propre à entraîner une telle illusion. Le diabète est une maladie d'une fréquence qui n'était pas soupçonnée naguère, et qui ne s'est révélée que grâce à l'acquisition de procédés faciles de diagnostic et à la vulgarisation des caractères qui lui appartiennent. Les accidents, à proprement parler, gangréneux, ne s'y rencontrent que rarement, eu égard à cette fréquence elle-même ; et l'importance que les recherches de M. Marchal (de Calvi) semblent leur attribuer rappelle la part exagérée que l'on avait faite également à la phthisie pulmonaire, dans l'histoire du diabète.

Ces remarques ne tendent à affaiblir en rien l'intérêt qui s'attache aux remarquables recherches de M. Marchal (de Calvi), mais seulement à mettre en garde contre la portée qu'on pourrait leur attribuer. Ces recherches ont été du reste tellement complètes, que je ne puis mieux faire que de leur emprunter, en grande partie, les chapitres qui vont suivre.

FURONCLES.

Les furoncles, qui sont une lésion à tendance gangréneuse plutôt que gangréneuse elle-même, se montrent tantôt isolés et tantôt multipliés, et alors par apparitions successives ou simultanées : ce sont dans ce dernier cas des éruptions furonculeuses.

Pour M. Marchal (de Calvi), si les furoncles peuvent n'être qu'un accident local, comme ceux qui apparaissent à l'entour d'un vésicatoire ou simultanément avec quelque autre éruption inflammatoire, ils sont le plus souvent, selon le langage de cet auteur, holopathiques ou organopathiques, c'est-à-dire d'ordre général. Ces furoncles sont toujours ou diabétiques, ou uriques, ou critiques. Ces derniers surviennent dans des circonstances tout à fait étrangères à notre sujet. Mais je pense qu'il est permis de douter que les furoncles reconnaissent nécessairement une origine ou urique ou diabétique. Il est vrai que, pour cet auteur, l'idée de diathèse urique présente une extension qui y ramène presque toute la pathologie des maladies chroniques. J'ai observé bien des fois des éruptions furonculeuses, désespérantes par leur opiniâtreté, sans pouvoir trouver à les rattacher à une prédominance urique, non plus qu'au diabète. Elles supposent toujours, sans nul doute, un état constitutionnel vicieux ; le lymphatisme était manifeste dans certain cas ; d'autres fois, quelqu'une de ces dyscrasies fort difficiles à déterminer, où dominent les troubles dyspeptiques.

On ne saurait dire que les furoncles soient précisément très-communs chez les diabétiques; et encore est-il permis de douter si quelques furoncles isolés, ou éloignés, que peuvent montrer des diabétiques, dépendent avec certitude de l'état glycoémique. Il

ne faut pas toujours se hâter de faire remonter en
ligne directe à un état constitutionnel prédominant
tous les actes pathologiques qui peuvent survenir
sous son règne. C'est ainsi que l'on est beaucoup
trop porté à attribuer à la goutte tous les troubles que
peut subir la santé d'un goutteux. « Grant a com-
battu avec raison, écrivait il y a longtemps Barthez,
comme une opinion pernicieuse qui est trop répandue, celle qu'un goutteux ne peut avoir aucune maladie qui ne soit goutteuse (1). » Les furoncles sont un
accident très-fréquent, qui dépend souvent de conditions de l'organisme générales, mais passagères,
et auxquelles la dénomination de constitutionnelles
ne saurait s'appliquer justement : et il faut bien
admettre en même temps que le diabète ne saurait
être considéré comme un préservatif de ces sortes
de furoncles.

Cependant j'ai observé aussi des furoncles manifestement diabétiques ; ainsi chez des individus qui
faisaient remonter une habitude furonculeuse à une
époque exactement correspondante à celle que pouvait revendiquer le début de leur diabète. Les furoncles, suivant M. Marchal (de Calvi), commenceraient
généralement la série des accidents gangrèneux. Je
n'ai pas remarqué que les anthrax des diabétiques
eussent été très-communément précédés de furoncles ; mais j'ai vu, dans bien des cas, les furoncles
n'être suivis, au moins de fort longtemps, d'aucun

____

(1) Barthez. *Traité des maladies goutteuses*, 1819, t. II. p. 183.

accident, à proprement parler, gangrèneux. Griesinger a vu un gros furoncle se montrer au front
immédiatement après l'administration de trois doses
de sucre à un diabétique.

Dans la plupart des cas où j'ai constaté des furoncles actuels ou rétrospectifs, il ne m'a pas paru
qu'ils aient offert de particularités notables dans
leur marche ou dans leur aspect. Et je puis ajouter
que les éruptions furonculeuses les plus considérables que j'aie observées, de ces éruptions qui se
reproduisent incessamment pendant des mois consécutifs, entraînant de l'émaciation, une atonie
profonde, une sorte d'état cachectique fort douloureux, n'appartenaient pas à des diabétiques.

Dans les treize observations de M. Marchal (de
Calvi) où il est question de furoncles, ceux-ci ont
souvent offert une gravité particulière. Ils étaient
ordinairement volumineux et prenaient quelquefois
l'apparence de véritables abcès. Cependant on a remarqué quelquefois qu'ils étaient très lents à aboutir.
Dans un cas (observation XXXV), ils sont eux-mêmes
devenus gangréneux. Ils ont accompagné deux fois
la gangrène, deux fois des anthrax, et trois fois des
abcès ou phlegmons diffus. Enfin, dans sept de ces
cas, la mort est survenue à une époque plus ou
moins rapprochée de l'existence de ces furoncles.

Ces faits, considérés en eux-mêmes, tendraient à
attribuer un caractère de gravité sérieuse à la présence des furoncles chez les diabétiques. C'est que,
chez la plupart de ces individus, sans doute, les fu-

roncles étaient déjà une des expressions de l'altération profonde de l'organisme, qui devait se traduire
en même temps par des phénomènes d'une tout
autre gravité. Mais je puis assurer que l'on voit également, chez les diabétiques, les furoncles apparaître
comme des lésions simples peu considérables, et
sans que leur présence comporte l'imminence d'accidents plus sérieux. Mais des manifestations aussi
légères sont souvent négligées par les malades eux-
mêmes et demeurent ignorées des observateurs.

ANTHRAX.

L'anthrax diabétique a été étudié avec soin par
M. Fonseca, dont M. Jordão a publié les observations, (1) et par M. Marchal (de Calvi). J'en emprunterai la description à ces auteurs.

Cette lésion ne se développe que très-rarement
aux membres. M. Marchal (de Calvi) en a rencontré
un cas à la cuisse et moi-même au bras. L'anthrax
siége quelquefois à la face. Je possède deux observations d'anthrax développés dans la région dorsale, et une à la fesse. Dans presque toutes les
observations rassemblées par M. Marchal (de Calvi),
il avait son siége à la nuque.

L'anthrax est le plus souvent unique. Cependant
il peut s'en former plusieurs, soit simultanément,

______

(1) Jordâo. *Considérations sur un cas de diabète,* thèse de
Paris, 1857.

soit consécutivement. Un diabétique, cité par M. Jordão, en eut jusqu'à vingt-deux : mais il est probable que c'était plutôt des furoncles gangréneux.

L'anthrax diabétique, comme l'anthrax en général, se forme de deux manières : ou il existe, dès le principe, une seule tumeur, que l'on prend d'abord pour un furoncle et qui grossit insensiblement : ou plusieurs furoncles se rapprochent de manière à former une tumeur unique, qui peut encore s'étendre.

D'après M. Fonseca, les anthrax diabétiques présentent ordinairement de très-petits pertuis, plus petits que ceux des anthrax ordinaires ; ils ont des bords renversés, et offrent à l'intérieur une cavité comme celle d'un kyste ; en outre, ils suppurent facilement, et le pus en est très-fluide, d'une couleur marron et d'une odeur de miel fermenté. Les vastes excavations laissées par les anthrax ont une grande tendance au décollement.

L'anthrax diabétique ne paraît pas une lésion très-fréquente. M. Marchal (de Calvi), n'en a réuni que 16 exemples, auxquels je puis en ajouter 5, recueillis sur près de 400 observations. Cependant, je n'oserais affirmer que, dans toutes celles que j'ai recueillies, j'aie pris des renseignements rétrospectifs suffisants pour établir une proportion exacte.

Sur ces 21 observations, il ne se trouve que 3 femmes. Je crois, d'après ce que j'ai pu voir, que celles-ci sont plus sujettes aux abcès qu'à l'anthrax diabétique.

succombé à une époque assez rapprochée, un seul, observé par M. Leudet, paraît être mort du fait même d'un vaste anthrax à la nuque.

Le traitement préconisé par M. Marchal (de Calvi) est l'enduit imperméable au collodion du docteur Robert Latour. Il applique plusieurs couches de cet enduit sur la base de la tumeur, en en dépassant de beaucoup les limites, mais en en préservant le centre, destiné à la destruction. Deux effets se produisent d'une manière frappante : la repression de l'inflammation à la circonférence de l'anthrax, et sa concentration vers le sommet où le travail de désorganisation se précipite visiblement. On y aide encore par des maturatifs, ainsi des cataplasmes d'oseille et de saindoux, auxquels on ajoute un ou deux jaunes d'œuf. Quand le centre est ramolli, on y plonge le bistouri largement. Il sort du pus et des lambeaux de tissu cellulaire. Une solution d'iode promenée dans le foyer au moyen d'un fort pinceau fait d'une tige de bois à l'extrémité de laquelle on roule de la ouate de coton sert merveilleusement à le nettoyer, et en même temps à rapprocher les parois de l'excavation (1).

GANGRÈNE DIABETIQUE.

Il est difficile de se faire une idée quelque peu précise de la fréquence des lésions gangréneuses

____

(1) Marchal (de Calvi). *Recherches sur les accidents diabétiques,* p. 291.

proprement dites dans le diabète. Aujourd'hui que l'attention est généralement éveillée sur ce sujet, la pratique des chirurgiens sera surtout propre à en multiplier les exemples, attendu que l'importance d'un tel accident dominera généralement la considération des circonstances pathologiques qui lui auront donné naissance. Pour mon compte, un seul cas de gangrène diabétique a passé directement sous mes yeux, parmi plus de quatre cents faits de diabète: sans doute le hasard a peu favorisé mon observation sous ce rapport, puisque plusieurs médecins, qui ont certainement vu beaucoup moins de diabétiques, ont pu en recuillir plusieurs exemples. Cependant je dois faire remarquer que Alquié, qui a vu également un grand nombre de diabétiques à Vichy, n'en a rencontré que deux exemples, reproduits dans l'ouvrage de M. Marchal (de Calvi). Mon collègue M. Villemin, dont la pratique à Vichy est déjà assez ancienne et aussi fort étendue, n'en a pas rencontré un seul cas. Si l'on veut bien considérer en outre que la longue durée du diabète permet aux médecins attachés à cette station thermale de suivre un grand nombre de malades pendant des années consécutives, que, parmi les individus soumis à leur observation, beaucoup étaient diabétiques depuis longtemps, on reconnaîtra que les résultats de cette observation doivent avoir beaucoup de valeur, au point de vue du degré de fréquence effective de phénomènes de ce genre.

Cependant l'intérêt de cette étude est très grand,

et légitimera la place que je lui consacre. S'il est naturel, à propos des furoncles et de l'anthrax des diabétiques, de considérer que ces lésions sont tellement fréquentes en dehors du diabète que leur dépendance de ce dernier n'offre pas dans tous les cas
un caractère absolu d'évidence, il faut reconnaitre
que la gangrène dite spontanée reconnaît constamment pour cause des circonstances assez spéciales,
pour que sa dépendance du diabète ne puisse être
l'objet d'aucun doute en l'absence de toute autre
condition propre à la produire.

La gangrène diabétique est donc un fait avéré. Un
peu plus un peu moins de fréquence ne saurait rien
changer à l'intérèt qui s'y attache. J'emprunterai
largement à l'ouvrage de M. Marchal (de Calvi) les
documents importants qu'il y a rassemblés, et les
intéressantes déductions qu'il a tirées de leur rapprochement.

La gangrène diabétique se présente sous deux
formes principales : eschares *superficielles*, et gangrène *profonde*, sèche ou humide. Ces deux formes
se montrent quelquefois simultanément ; mais la première existe seule aussi, et, ne fût-ce qu'au point
de vue du pronostic, il importe de la considérer à
part.

Gangrène superficielle.

Il est une forme assez rare et curieuse de gangrène superficielle de la peau, qui consiste en une

sorte d'éruption gangréneuse par points multipliés. En voici deux exemples qui ont été communiqués par M. Boucher de la Ville-Jossy.

Un homme de cinquante ans environ, gros et sanguin, était diabétique depuis deux ou trois ans, sans que personne s'en doutât, lorsqu'il lui survint aux jambes, aux cuisses, sur le ventre, sur la poitrine, finalement au visage, de petites plaques gangréneuses qui se produisaient de la manière suivante : la peau rougissait, puis le derme se détruisait, et il restait un ulcère qui laissait à sa place une cicatrice déprimée. Les plaques étaient très circonscrites, les unes comme une pièce de vingt centimes, les autres encore plus petites. Parfois discrètes, elles furent au début confluentes aux deux jambes. La durée de cette mortification partielle de la peau fut longue. Il s'y ajouta de petits furoncles à sommet gangréneux, discrets ou confluents; au ventre, à la poitrine, à la face, et cela pendant une année, sans qu'aucune lésion vasculaire pût être observée. L'urine contenait 74 grammes de sucre. Le traitement (Vichy) et le régime firent disparaître le sucre, qui paraît s'être reproduit, puis avoir disparu de nouveau, sous l'influence des mêmes moyens. Onze ans après, il n'était pas survenu de nouveaux accidents gangréneux, et les urines ne contenaient plus de sucre depuis deux ans, quand se développèrent les signes d'un ramollissement cérébral.

Un homme d'environ soixante-ans, robuste et sanguin, vit paraître au scrotum, au bas-ventre et

à la partie supérieure des cuisses, des plaques gangréneuses, isolées, discrètes, mais se succédant
avec opiniâtreté. Quelques-unes avaient l'aspect
de petits furoncles avec gangrène peu étendue
en largeur, mais affectant toute l'épaisseur de
la peau. La chute des eschares était lente, ainsi que
la cicatrisation des plaies consécutives. D'autres
résultaient de la mortification de la peau à la suite
d'une petite inflammation locale lente ; toute l'épaisseur du derme n'était pas toujours atteinte, et la
plaie consécutive n'était parfois qu'une exulcération.
Ces petites gangrènes partielles offrirent rarement
l'étendue d'une pièce de vingt centimes. Quoique
leur siége de prédilection fût au scrotum, au bas-
ventre et à la partie supérieure des cuisses, quatre
ou cinq se montrèrent à la face. La durée totale de
leur apparition fut de six mois, et leur début coïn-
cida avec une bronchite générale fébrile, accompagnée d'une grande oppression et d'angoisses pré-
sternales revenant par crises, particulièrement la
nuit.

Le diabète fut soupçonné malgré l'absence apparente de ses signes caractéristiques. On trouva 24
grammes de sucre dans l'urine, plus tard 40 et 50
grammes .

Cependant, grâce au traitement, la santé se sou-
tint suffisamment pendant trois ans, pour que ce
personnage continuât une existence professionnelle
très-active. Les accidents gangréneux ne s'étaient
pas reproduits, mais les urines contenaient toujours

du sucre. Il mourut subitement, au bout de ce temps, d'une rupture anévrysmale.

M. Marchal (de Calvi) rapporte le fait suivant: chez un homme d'une trentaine d'années, assez corpulent, une démangaison vive et brûlante se faisait sentir dans un petit point de la jambe, qui offrait une couleur rouge vif; le malade se grattait et un peu de sang sortait; alors la démangeaison cessait; ensuite une eschare se formait et se détachait, laissant une tache avec dépression. Autant de taches, autant de pertes de substance; et, plus tard, on apercevait sur les jambes une multitude de taches d'un rouge vif, oblongues, ayant pour la plupart un centimètre environ de largeur, sur cinq millimètres dans leur plus grande longueur, sous chacune desquelles on reconnaissait que le derme avait été détruit.

Le malade avait été, en outre, atteint successivement d'un grand nombre de furoncles sur diverses parties du tronc et de la face. Enfin il survenait de temps à autre, à la face plantaire des orteils, des ampoules contenant une sérosité louche.

Ces diverses sortes d'accidents se succédaient sans interruption, et le malade paraissait être diabétique depuis quatre ans, lors de leur première apparition.

Cependant une de ces ampoules fut suivie du sphacèle d'un orteil; quinze mois après, le pied gauche devint le siége d'une gangrène humide et profonde à laquelle le malade succomba.

On rencontre plus fréquemment des plaques gangréneuses isolées, une ou deux, de gangrène sèche ou humide, accompagnée ou non d'état phlegmoneux au-dessous ou à l'entour, tout à fait limitée, et guérissant sans trop de difficulté, ou bien offrant une tendance à l'extension ou à la multiplication qui annonce ordinairement une issue funeste. En voici quelques exemples :

Un diabétique âgé de soixante-treize ans, robuste, sanguin et ayant de l'embonpoint, dont les urines contenaient 76 grammes de sucre, portait une plaque gangréneuse à la face dorsale du pied, au point où les deuxième et troisième orteils s'articulent avec les métatarsiens correspondants, sous forme d'une eschare arrondie, de la dimension d'une pièce de dix francs, nette et régulière comme on aurait pu l'obtenir avec la pâte de Vienne. Sous l'influence du traitement thermal de Vichy, du fer et du quinquina, la plaque, jusque là blafarde et grisâtre, prit un aspect de plus en plus satisfaisant, en même temps que le sucre diminuait. L'eschare se détacha le vingt-quatrième jour, et laissa à sa place une plaie d'un aspect rosacé, qui alla en se rétrécissant tous les jours. Ce malade mourait quelque temps après subitement.

Un homme âgé de soixante-dix-sept ans, d'un embonpoint médiocre, ayant 65 grammes de sucre, probablement diabétique depuis longtemps, portait deux plaques gangréneuses au pied gauche, l'une au talon, l'autre sous le gros orteil. Sous l'action combinée des eaux de Vichy et des préparations de quinquina et de fer, le sucre disparut et les plaies du pied, débarrassées de la surface mortifiée, marchèrent rapidement vers la guérison. La santé parut se rétablir. Mais deux ans après, le sucre avait reparu dans la proportion de 60 grammes, de nouvelles ulcérations gangréneuses se montrèrent au pied, et le malade ne tarda pas à succomber. Ces deux observations sont dues à mon regretté collègue et ami Alquié.

Un homme âgé de 50 ans, qu'on ne savait point diabétique. s'était heurté la partie antérieure de la jambe; il s'en était suivi une petite excoriation. La plaie ne tarda pas à grandir, et se couvrit d'une petite eschare qui prit de jour en jour un accroissement considérable. Quand M. Lecadre (du Havre) vit le malade, l'eschare occupait la partie antérieure et moyenne de la jambe, mesurant douze centimètres de long et neuf centimètres en largeur. C'était comme un morceau de parchemin noirci, avec sa sécheresse et sa dureté, collé sur le tibia, qui résonnait directement dessous. Il y avait en outre, depuis longtemps, entre deux orteils du pied correspondant, des sortes de rhagades, comme celles qui ont lieu dans certaines affections syphilitiques. Cinq ou six ans auparavant, ce malade avait eu, à la même jambe, une lésion pareille à celle qui existait actuellement, et il portait vers la malléole externe une vaste cicatrice. Il existait déjà à cette époque des ulcères dans l'intervalle des orteils, et l'on avait cru à une affection syphilitique. Cependant l'analyse des urines y fit découvrir 71 grammes de glycose. Le malade fut soumis à un traitement indiqué, mais la gangrène ne suivit pas la même marche que la première fois, elle s'étendit; le sucre disparut des urines et fut remplacé par de l'albumine, et la mort survint peu de temps après.

M. Nélaton a vu un homme âgé de 46 ans, diabétique depuis dix ans, chez qui le talon se couvrit d'une vaste eschare, pareille à celle qu'aurait pu produire le caustique de Vienne. L'eschare se détacha, la plaie entra en suppuration; la gangrène ne s'étendit pas. Mais le malade s'affaiblit peu à peu et mourut.

M. Marchal (de Calvi) résume ainsi les observations de gangrène superficielle qu'il a rassemblées.

L'épaisseur de l'eschare varie beaucoup. Elle n'atteint quelquefois que les couches superficielles de la peau, et ne laisse qu'une simple exulcération, et même se dessèche, se flétrit et s'exfolie, sans laisser de plaie. D'autres fois, elle envahit toute l'épaisseur du derme dont elle enlève un morceau comme par un emporte pièce, ou même elle comprend le tissu cellulaire, un tendon, et s'étend jusqu'aux os.

Le mode d'apparition varie. Des points d'un rouge vif se montrent, occasionnent une démangeaison vive et brûlante; le malade se gratte jusqu'au sang : alors une croute se forme, laissant, à sa chute, une tache rouge avec dépression. — Une douleur comparable à celle de la brûlure se fait sentir à l'extrémité d'un orteil; une plaque livide se forme, et une eschare comprenant toute l'épaisseur des parties molles succède à cette tache livide. — Les orteils subissent une diminution de chaleur et de sensibilité, puis il se forme de petites phlyctènes, — ou une douleur se fait sentir, semblable à celle d'un cor. — Une gangrène de l'orteil avait été précédée d'indicibles douleurs, s'irradiant jusques dans la jambe.

L'eschare peut-être le point de départ d'une inflammation s'étendant à une certaine distance, et qui se traduit ou par un gouflement édémateux, ou par une rougeur érysipélateuse avec œdème.

Généralement l'eschare ne s'étend pas; elle est quelquefois cependant progressive ou envahissante, et laisse quelquefois à sa place un ulcère toujours et nécessairement grandissant. Elle peut se détacher très-promptement, et on l'a vue, dès le quatrième jour, en voie d'élimination. D'autres fois, elle tarde indéfiniment à se détacher. L'eschare détachée, il reste une plaie suppurante, et c'est ainsi que se forme communément l'ulcère diabétique. Les eschares diabétiques laissent des cicatrices d'un rouge violâtre ou livide. (1)

Le pronostic des gangrènes superficielles diabétiques paraît dépendre principalement de leur degré de simplicité. Lorsqu'elles demeurent circonscrites au derme, comme elles n'offrent pas en général de

______

(1) Marchal (de Calvi). *Recherches sur les accidents diabétiques*, p. 265 et suivantes.

tendance à s'étendre ou à se multiplier, elles gué-
rissent le plus souvent sans accidents, ou par suppuration et assez rapidement, ou très-lentement et
par momification ; seulement il me semble résulter
des observations connues qu'il faut en général s'attendre à les voir se reproduire au bout d'un temps
plus ou moins éloigné, et craindre qu'elles ne se
montrent alors sous une forme moins bénigne.

Ces gangrènes peuvent encore guérir, alors même
qu'elles ont été accompagnées d'une extension
inflammatoire, gonflement œdémateux ou rougeur
érysipélateuse. Mais c'est de là que dérive le danger,
surtout s'il survient de la suppuration. Dans ce cas,
la mortification s'étend presque toujours aux tissus
profonds, la gangrène cesse d'être superficielle, et
il arrive le plus souvent alors que la résorption
purulente ou l'infection gangréneuse entraîne la
mort.

Il résulte de là qu'il est extrêmement important
de traiter de bonne heure, et avec une grande attention, ces sortes de lésions. Mais nous voyons dans
un certain nombre d'observations que, comme elles
ne sont point toujours douloureuses, à leur début
surtout, beaucoup de malades montrent, au sujet de
ces lésions, d'un caractère toujours si grave par lui-
même, une incroyable insouciance. Il ne faut pas
non plus perdre de vue qu'elles sont quelquefois la
conséquence immédiate d'une écorchure ou d'une
contusion.

Voici comment M. Marchal (de Calvi) s'exprime

au sujet du traitement de ces gangrènes superficielles : « Je craindrais, pour ma part, d'inciser l'eschare, et je préférerais me confier à l'organisme, en lui venant en aide par des moyens simples. Le mieux est de toucher le moins possible aux parties atteintes par la gangrène diabétique, attendu que si l'action chirurgicale dépasse ce qui est mort, il y a chance qu'elle ajoute à la mortification. On ne risque rien à attendre, surtout si le malade peut se lever et prendre un peu d'exercice, car, on ne saurait trop le répéter, le mouvement est de première nécessité pour les diabétiques. Entourer l'eschare d'une couche de collodion pour empêcher l'inflammation de s'étendre ; appliquer sur l'eschare, soit un cataplasme d'oseille au saindoux, soit un cataplasme de farine de lin dans lequel on fait fondre une tablette d'onguent de la mère ; quand l'eschare est détachée, panser la plaie avec un digestif pour la déterger, plus tard la recouvrir d'une toile sur laquelle on a étendu une couche épaisse d'onguent Canet ; avant tout, et par dessus tout, prescrire le régime anti-glycoémique ; relever et soutenir les forces du malade par le fer et le quinquina : voilà, en résumé, sauf les indications particulières que chaque cas peut présenter, quel me paraît devoir être le traitement des eschares diabétiques » (1).

On a vu plus haut, d'après deux faits observés

______

(1) Marchal (de Calvi). *Recherches sur les accidents diabétiques*, p. 269.

par Alquié, que le traitement thermal de Vichy a paru très-favorable à l'évolution et à la réparation de ces gangrènes superficielles. Mais il faut toujours, en pareil cas, se méfier beaucoup des bains minéraux actifs, qui risquent de déterminer ou d'accroître l'inflammation dans les parties gangrénées, circonstance qu'il faut redouter par dessus tout ; ceci s'applique aux bains de Vichy, et surtout aux bains sulfureux.

Gangrène profonde ou sphacèle diabétique.

La gangrène superficielle qui vient d'être décrite devient quelquefois profonde et entraîne de vastes désorganisations. Ou encore, elle saisit d'emblée toute l'épaisseur d'une partie ; mais ceci ne s'observe · guère qu'aux orteils.

Il importe de connaître toutes les formes qu'elle peut présenter. Ne pouvant dans cet ouvrage multiplier les observations particulières, je transcrirai en grande partie le résumé qu'a présenté M. Marchal (de Calvi) de toutes celles qu'il a rassemblées dans le sien, personne ne pouvant, mieux que cet estimable écrivain, reproduire la substance de faits qu'il s'est aussi parfaitement assimilés. Je ferai suivre cette analyse de quelques remarques particulières, et de quelques exemples propres à servir de types, notamment une observation que j'ai recueillie moi-même tout récemment.

Dans un fait observé par M. Marchal (de Calvi), après divers accidents, ampoules, furoncles, petites eschares des jambes, il y eut sphacèle du cinquième orteil qui conserva son volume, et, plus d'un an après, une gangrène humide ou engorgement gangréneux de tout le pied,

Un malade de M. Billiard eut d'abord une inflammation gangréneuse de la région métatarsienne gauche s'étendant au troisième orteil, avec un point noir et suppuration vis à vis de l'articulation des première et seconde phalanges de cet orteil ; puis, moins de deux mois après, une rougeur intense de la région métatarsienne interne et un sphacèle du petit orteil, dont l'épiderme était soulevé par de la sérosité, et dont on put enlever la première phalange sans faire éprouver de douleur.

Chez un malade de M. Musset, la série des accidents gangréneux commença par une nécrose de la phalangette du deuxième orteil, suivie, dans l'espace de cinq mois, d'un sphacèle de tout le pied et de la partie inférieure de la jambe, qui fut amputée. Plus tard, à la suite de douleurs aiguës, pongitives, augmentées par la chaleur du lit, les quatre premiers orteils de l'autre pied se sphacélèrent, et M. Musset dut les retrancher aussi. La nécrose de l'orteil, premier accident observé, s'annonça par un symptôme curieux, la sortie d'une *eau fine* de dessous l'ongle.

Un cas de M. Dionis des Carrières et un autre de M. Musset sont des exemples de sphacèle *pro-*

gressif. Dans l'un, celui de M. Dionis, une eschare molle se forme au côté interne d'un orteil, et, à travers cette eschare, le stylet pénètre dans une articulation dont les surfaces sont dénudées, puis l'orteil se sphacèle et on l'ampute. Les jours suivants le pied s'engorge à la base des orteils, se sphacèle à son tour, et la gangrène s'étend rapidement à toute la partie postérieure de la jambe ; le malade meurt avant que la délimitation ait permis de tenter la suprême ressource.

Dans l'autre cas, dû à M. Musset, le malade, bon viveur, corpulent, qui était censé avoir toujours joui d'une excellente santé, quoique nécessairement il eût le diabète depuis longtemps, mais à l'état latent, éprouve dans le pied droit des douleurs qu'il attribue à une marche forcée, et le chirurgien constate que le quatrième orteil est bleuâtre et froid, c'est à dire sphacélé ; en moins de cinq semaines, tout le pied se mortifie. puis la gangrène s'étend à la jambe, et le malade succombe dans un espace total de cinquante jours.

Un fait de M. Dupuy de Fronsac est remarquable par la forme de la gangrène qui était *sèche.* Une douleur se fit sentir au côté interne du gros orteil, et il s'y forma une ampoule sous laquelle existait un point noirâtre ; deux mois après l'orteil était sec, comme carbonisé. Une nouvelle ampoule à fond gangréneux se montra ensuite en arrière de l'orteil.

Dans un second cas, M. Dupuy observa un mélange

de gangrène sèche et de gangrène humide ; tandis que les orteils, privés d'ongles, étaient comme carbonisés, la face dorsale du pied offrait çà et là de petites phlyctènes à fond gris ou noirâtre, un peu ridé.

La gangrène sèche est exceptionnelle dans le diabète, parce que la gangrène diabétique est généralement inflammatoire, et que les tissus sont gorgés au moment où ils sont frappés de mort. Il peut arriver cependant que la partie attaquée, quoique l'inflammation ait précédé, ne contienne pas une grande quantité de liquides ; alors elle se flétrit par évaporation, et l'on a sous les yeux une partie sèche ou momifiée.

Dans une observation de M. Gimelle, à la suite d'un premier accident ayant consisté dans une eschare gangréneuse sur la face dorsale du pied droit, le petit orteil se sphacèle, et au sphacèle succède une ulcération qui, dans toute l'épaisseur du pied, emporte les tissus, y compris les os. Ici l'ulcération gangréneuse se substitue à la gangrène proprement dite, au sphacèle, et devient le fait prédominant. C'est le contraire dans un cas de MM. Mialhe et Bergeron. Au centre d'une plaie ayant succédé à un furoncle, se forme une plaque gangréneuse sèche, adhérente, très-analogue à celle que produit la pâte de Vienne, et cette plaque ou eschare va toujours grandissant, quoique se réduisant parfois d'un côté de manière à faire naître un espoir toujours déçu ; enfin, le pied s'engorge, se sphacèle, et, dans l'espace de huit jours, la mortification s'étend à tout le membre jusqu'à l'aîne.

Dans tous les cas dont il vient d'être question, le sphacèle avait son siége aux extrémités inférieures, et c'est là pareillement que se sont présentées, sauf un très petit nombre d'exceptions, les gangrènes sous forme d'eschares. Nous avons bien enregistré des exemples de gangrènes aux extrémités supérieures; mais, dans ces exemples, l'élément inflammatoire n'est pas seulement initial, il est encore prédominant; en d'autres termes, il s'agit là de phlegmon diffus gangréneux et non de gangrènes proprement dites. Du reste, entre le phlegmon diffus gangréneux et la gangrène proprement dite, il y a des nuances plus ou moins marquées et des degrés, mais non des différences radicales.

Toujours est-il que la gangrène elle-même, tant sous la forme d'eschare qu'au degré du sphacèle, affecte presque exclusivement les extrémités inférieures. Cela dépend-il de ce que le poids du corps et les fatigues de la marche, ajoutant leur influence à celle de la cause générale, fixent aux extrémités inférieures les manifestations les plus accusées? Faut-il aussi faire intervenir les refroidissements fréquents auxquels les pieds sont exposés?

Les symptômes du sphacèle se réduisent à ses caractères physiques, qui varient. Un orteil sera sec, ridé, carbonisé, ce qui constitue la gangrène sèche; ailleurs, un orteil sera livide, froid, insensible. Mais le sphacèle peut être moins caractérisé, moins

complet, si l'on peut s'exprimer ainsi. Assurément, il n'y a pas de degrés dans la mort ; mais je veux dire que la partie attaquée n'est pas mortifiée dans toute son étendue ; le phlegmon diffus en occupe quelques points. Ainsi, dans un cas de M. Musset, le pied sphacélé fondait en suppuration ; or, une partie morte ne suppure pas. Pareillement, dans ma première observation (1), le pied sphacélé, encore chaud par places, donnait une horrible sanie qui n'était pas l'ichor gangréneux, et où l'exsudation purulente avait sa part ; donc il n'était pas mort en totalité (2). Ce sphacèle par engorgement gangréneux rapide est une sorte de transition du sphacèle au phlegmon diffus, qui n'en diffère que par l'étendue de l'élément nécrosique. Entre toutes ces formes, entre tous ces accidents gangréneux, depuis le furoncle jusqu'au sphacèle, il n'y a que des nuances ou des degrés.

L'élimination, dans le sphacèle, en général, s'opère en vertu de deux circonstances, dont une est généralement négligée par les auteurs. Je veux parler du détachement et de la destruction des parties mortes, qui se produit chez le vivant comme elle se produit dans le cadavre. Seulement, à raison de conditions particulières, il peut arriver que la partie morte, au lieu de se détruire, se momifie et

(1) Marchal (de Calvi). *Recherches sur les accidents diabétiques,* p. 125.

(2) Il en a été ainsi dans l'observation qui m'est propre et qui sera rapportée plus loin.

se conserve, comme il arrive au cadavre de se momifier dans certains cas. L'autre circonstance est
cette inflammation éliminatoire qui semble exprimer l'horreur du vif pour le mort. Dans un fait de
M. Gimelle, les parties molles gangrénées tombèrent en six jours, et il ne resta de l'orteil (le petit)
que les phalanges et les tendons. L'élimination fut
encore plus rapide dans un cas de M. Champouillon.

Après l'élimination, il reste une plaie qui peut se
cicatriser, mais qui peut aussi revêtir le caractère
ulcéreux phagédénique, comme dans le cas de
M. Gimelle, où « malgré les soins les plus assidus,
malgré toutes les précautions hygiéniques, » le pied
fut dévoré dans l'espace de trois mois par une irrésistible ulcération. (1)

Les observations suivantes mettront sous les yeux
du lecteur quelques exemples des formes les plus
saisissantes de la gangrène diabétique profonde. La
première a été recueillie par moi-même, à Vichy, il
y a quelques mois.

*Diabète ancien : œdème douloureux de la jambe et
du pied gauches, phlyctènes, eschares multipliées,
clapiers, suppuration considérable ; mort au bout de
deux mois.*

M. Q., agé de 44 ans, propriétaire à Charpenay
(Gironde), au milieu des riches vignobles de l'arron-
dissement de Cognac, menait une vie active, sur-

(1) Marchal (de Calvi), *Recherches sur les accidents diabétiques,*
p. 334 à 339.

veillant ses propriétés, courant les foires et les marchés, et, tout en menant une vie régulière, faisait un large usage des produits alcooliques de ses récoltes. D'un embonpoint notable, vigoureux et d'une bonne santé, il y avait trois ou quatre ans qu'il se sentait constamment une soif vive, avec des urines abondantes, suait beaucoup moins qu'auparavant, se plaignait un peu d'oppression, maigrissait de douze kilogrammes en trois ans, et voyait ses forces s'amoindrir sans pour cela se croire malade, lorsque le docteur Godet reconnut qu'il était diabétique. Son appétit était assez régulier, jamais exagéré, ses digestions se faisaient bien, il n'avait jamais de constipation. Il fut mis au régime et envoyé à Vichy, où il vint me consulter. C'était en 1863. Il avait 50 grammes de sucre.

Huit jours après avoir commencé le traitement thermal, la soif était dissipée, les urines diminuées de moitié, la bouche perdait de sa sécheresse, et ses forces avaient repris sensiblement. Au bout de vingt jours, il se trouvait très-bien portant, et n'avait plus que 20 grammes de sucre.

Je ne le revis que le 10 juillet 1868. Il était revenu une fois à Vichy depuis son premier séjour, et s'était abstenu de me consulter.

Il s'était bien porté depuis cinq ans, et, ne se trouvant pas malade, avait continué de suivre le régime prescrit avec une régularité peu sévère, avait poursuivi ses habitudes d'activité et d'usage de bon vin et de spiritueux de bonne qualité, sans

excès. Cependant, depuis un an, il perdait de nouveau de ses forces et de son activité, ou plutôt de
son énergie. Il avait à peine perdu d'un embonpoint
considérable, la mine était assez bonne. La vue
commençait à se troubler, et il s'enrhumait facilement. Il suait moins qu'auparavant, malgré l'élévation considérable de la température. Depuis un
an, il avait une anaphrodisie à peu près complète.
L'appétit était médiocre, les digestions et les selles
régulières. Il n'avait pas soif, mais la bouche était
sèche, et la nuit il était obligé de l'humecter de
temps en temps. Je m'assurai qu'il n'avait eu ni
furoncles ni manifestations quelconques sur la peau.
L'abdomen, examiné avec soin, ne présenta rien de
particulier. L'urine, abondante, offrait une densité
de 1,033, et, analysée sous mes yeux, montra
58 gr. 75 de sucre,

Je le revis dix jours après avoir commencé le
traitement thermal prescrit (4 verres d'eau de la
Grande-Grille et un bain tous les jours); il se trouvait
mieux.

Douze jours après, il m'envoyait chercher; je le
trouvai dans l'état suivant:

La jambe gauche présentait à son tiers inférieur
deux eschares siégeant, l'une au-devant du tibia,
l'autre un peu au-dessus de la malléole interne,
noires, épaisses, de la largeur d'une pièce de deux
francs, toutes semblables aux eschares produites par
le caustique de Vienne. La jambe et le pied offraient
un œdème énorme, dur, luisant, extrêmement dou-

loureux, d'une chaleur brûlante. Il y avait une fièvre considérable ; le pouls de cent-vingt à cent-trente pulsations à la minute, une soif excessive, avec la peau sèche et une urine très abondante. Une insomnie complète était entretenue depuis plusieurs jours, tant par les douleurs qui étaient extrêmes, que par la fièvre. Voici ce qu'il me raconta.

Deux jours avant de partir pour Vichy, visitant une dernière fois ses ouvriers dans les champs, il s'était endormi, accablé par la chaleur, au coin d'un bois. Au réveil, il sentit sur sa jambe découverte deux points douloureux qu'il attribua à une piqûre d'insecte. La jambe était un peu enflée à son arrivée à Vichy. Peu après le commencement du traitement, cette enflure augmenta et ne tarda pas à devenir douloureuse. Deux taches noires se montrèrent sur les points qu'il supposait avoir été piqués, les douleurs devinrent intolérables, il fallut garder le lit, et la jambe malade fût enveloppée de linges trempés dans de l'alcool camphré. Il avait eu soin de me dissimuler tout cela, n'y attachant pas d'abord beaucoup d'importance, et craignant ensuite que je ne l'empêchasse de prendre des bains : ceux-ci et les applications d'alcool camphré n'avaient fait certainement qu'aggraver l'inflammation locale.

Des cataplasmes de farine de lin et des préparations opiacées diminuèrent légèrement cette inflammation et amenèrent quelque soulagement et un peu de sommeil.

Les eschares commencèrent à se détacher les

jours suivants. Cependant des taches bleuâtres venaient marbrer le bas de la jambe et la face supérieure du pied ; des phlyctènes se montrèrent sur les mêmes points, et au-dessous, des eschares moins étendues et jaunâtres d'abord, puis noirâtres.

Il serait superflu de reproduire ici tous les détails d'une lésion dont on se représentera facilement la marche.

La gangrène se reproduisit sur plusieurs points différents du bas de la jambe, de la face dorsale et de la plante du pied, procédant toujours par taches noirâtres, phlyctènes et eschares sous-jacentes. Après le derme, le tissu cellulaire se détachait par lambeaux. Les points mortifiés se rapprochaient et se confondaient ensemble, ou des ponts étroits de peau conservée séparaient les clapiers profonds, qui pénétraient sous la peau et entre les muscles par de vastes décollements. Le tendon d'Achille se trouva dénudé dans tous les sens ; mais le tissu musculaire demeura toujours intact. Une suppuration très-abondante avait lieu sous les parties décollées, toute phlegmoneuse ; en un mot, une grande partie du pus fourni était de bonne nature. J'ai pu faire quelques débridements que le malade sentait à peine, et qui ne donnaient pas de sang ; mais il m'est arrivé de porter le bistouri sur des parties sensibles, et il s'est écoulé une grande quantité de sang en nappe, que je n'ai eu que le temps d'arrêter d'abord par la compression, puis par l'application d'une poudre composée de colophane et de tannin : cette circonstance m'a paru bonne à signaler.

Le traitement employé fut le suivant : lavages avec une solution de chlorure de chaux, injections sur les décollements avec de l'acide phénique ; puis les surfaces malades étaient fortement saupoudrées de pondre de quinquina, recouvertes de charpie enduite de styrax, le tout enveloppé de linges feutrés pareillement enduits de styrax. A l'intérieur, opium, quinquina, vin de Bordeaux, un peu d'alimentation.

Mais l'appétit était nul, la fièvre constante ;. les nuits étaient agitées et délirantes ; les douleurs avaient cessé. Une bronchite survint et sembla céder. Il y eut un moment où la gangrène parut cesser de s'étendre ; les surfaces musculaires dénudées avaient un bon aspect, et les abords des plaies semblaient annoncer une tendance à la cicatrisation.

Mais de nouvelles phlyctènes apparurent sur le pied, car la mortification avait toujours marché de haut en bas. Il apparut de la diarrhée, le délire devint continu, et la mort survint juste un mois après que la gangrène avait été soumise à mon observation, environ deux mois après le début des accidents gangrèneux.

Observation de M. Musset de Bordeaux :
Diabète ; sphacèle d'un orteil, puis de tout le pied, et amputation de la jambe ; érysipèle avec plaques gangréneuses à l'autre jambe ; plaque gangrèneuse et ulcère profond à la base du gros orteil : sphacèle et amputa-

tion des quatre premiers orteils. — Le malade était un homme de cinquante-huit ans, de taille élevée, jadis robuste. Depuis vingt ans, il s'était plaint, à diverses reprises, d'une violente névralgie sciatique du côté droit. Vers 1850, il remarqua, pour la première fois, qu'une eau fine se faisait jour au-dessous de l'ongle du deuxième orteil, et, dans l'espace d'un mois, la phalangette tomba en mortification. M. Musset père l'amputa et reconnut que la tête articulaire de la phalangette correspondante était érodée. Deux mois après, tout le pied était sphacelé. A cette époque et depuis, plusieurs médecins de la localité et de Bordeaux, appelés en consultation, émirent l'avis suivant : gangrène sénile par ossification artérielle; pas d'amputation possible; traitement expectant; mort probable. Tous s'accordèrent à penser que la gangrène se reproduirait au moignon, si l'on osait employer le couteau. Trois mois après l'envahissement de la totalité du pied, la gangrène se limita à quatre travers de doigt au-dessus des malléoles, et les choses en étaient là, quand M. Musset fils, auteur de l'observation, fut appelé.

Le malade, maigre, pâle, miné par la fièvre hectique et par une diarrhée abondante, sans appétit et sans sommeil, était alité depuis près d'un an. Son pied se fondait en suppuration et se désarticulait, pièce à pièce. Au dessus des parties mortifiées se dessinait le cercle éliminatoire, avec tous les caractères d'une franche élimination. Le membre ne présentait aucune trace d'œdème ou d'angioleucite, et l'artère fémorale était saine.

L'auteur proposa l'amputation ; mais une nouvelle consultation eut lieu en mai 1852, et l'on décida encore qu'il fallait s'en remettre presque entièrement aux soins de la nature, parceque, aux chances de mort dépendantes de l'opération, s'ajoutaient celles que l'ossification probable des artères amènerait, en rendant les ligatures impossibles, et partant en exposant l'opéré à des hémorrhagies consécutives; ossification qui, en outre, menaçait de reproduire la gangrène au moignon (1).

Un mois après, cependant, le malade, sentant ses forces s'épuiser, demanda à M. Musset fils si l'amputation était encore possible, et il fut décidé qu'on y procéderait le 18 juin 1852.

Il n'y eut aucun accident, soit pendant, soit après la manœuvre. Tout se passa parfaitement; la cicatrisation se fit dans le temps ordinaire, et, pendant dix-huit mois, le sujet vécut heureux dans sa famille.

Mais, au bout de ce temps, il fut pris, à l'autre jambe, d'une inflammation érysipélateuse que l'on attribua à une marche forcée. Quelques phlyctènes survinrent; la peau mortifiée se détacha par plaques, et depuis lors un ulcère calleux a persisté.

Quelques mois plus tard, une nouvelle poussée

---

(1) Il faut remarquer que cette ossification des artères n'avait jamais été reconnue, et était restée à l'état de supposition.

inflammatoire à marche nécrosique se fixa à la base du gros orteil. On l'expliqua par une pression exercée par la chaussure. Un ulcère creux s'étendant jusqu'au périoste s'y établit, et jusqu'à ce jour (avril 1857) ne s'est point tari.

Enfin, il y a cinq mois, des douleurs aiguës, pongitives, accrues par la chaleur du lit, se manifestèrent tout à coup dans les doigts du pied, et bientôt le sphacèle s'en empara. La gangrène ayant paru limitée, M. Musset coupa les quatre premiers orteils au niveau des articulations métatarso-phalangiennes.

C'est alors que, averti par les travaux de M. Marchal (de Calvi), M. Musset eut la pensée d'examiner les urines de son malade, et il reconnut qu'il était diabétique. (1)

Observation de M. Dionis des Carrières :
Diabète, trouble de la vue, douleur des membres et des lombes, symptômes paraplégiques, phlyctènes, eschares, ulcères, nécroses, abcès, exfoliation du tendon d'Achille, gangrène et élimination de l'aponévrose plantaire, furoncles, périostose, albuminurie probable. — M. X., âgé de soixante-sept ans, ancien notaire, lymphatico-sanguin, assez malingre dans sa jeunesse, avait eu une teigne faveuse. Vers l'âge de cinquante-cinq ans, il commença à éprouver quelques douleurs passagères, revenant à certains intervalles, dans les membres et dans les lombes. En même temps, la

(1) *Union médicale,* nᵒ du 29 mai 1856 et du 30 avril 1857.

soif s'accrut d'une manière sensible, et les urines augmentèrent en proportion.

M. Villepique fut appelé à lui donner des soins en 1846. Il était survenu à cette époque des troubles notables de la vision, qui parurent offrir depuis une certaine alternance avec les douleurs des membres et des lombes.

Vers le milieu de 1853, M. X. commença à éprouver quelque chose d'anormal du côté des pieds. Il y avait, dans les deux premiers orteils de chaque pied, une diminution notable de la sensibilité et de la chaleur, à tel point qu'un jour, dans le bain, ayant mis ses pieds sous la cannelle par où s'écoule l'eau chaude, ses orteils lui semblèrent toujours frais. Il éprouvait encore cette singulière sensation, qu'en marchant même sur un sol très-uni, il lui semblait mettre les pieds sur un tissu de petites cordes à larges mailles.

Quelques mois après, M. X. remarqua, à l'extrémité des deux premiers orteils du pied gauche et au gros orteil du pied droit, de petites phlyctènes remplies d'un liquide roussâtre. Ces ampoules étaient de la grosseur d'une lentille. L'épiderme qui les formait ayant été enlevé, on vit des eschares blanchâtres plus ou moins épaisses, mais qui n'occupaient que dans quelques points toute l'épaisseur du derme. Les orteils, pâles et un peu froids, étaient insensibles, surtout à la face plantaire. Les eschares, tombées après six jours, laissèrent à nu les plaies qui furent promptement cicatrisées.

Le 26 janvier 1864, M. X. fut pris d'un accès de fièvre. Le lendemain apparut une nouvelle phlyctène à la face dorsale du deuxième orteil du pied droit, au niveau de l'articulation de la deuxième avec la troisième phalange. Cette fois, il survint une vive douleur dans le pied et la jambe, avec œdème, rougeur érysipélateuse jusqu'à la moitié de la hauteur de la jambe. Sous l'influence des émollients, ces symptômes diminuèrent ; mais la plaie de l'orteil commença à suppurer abondamment. Un trajet fistuleux conduisait jusqu'à l'os qui s'était dénudé et nécrosé.

Vers le 10 février, il survint une éruption pétéchiale de petites taches noires, qui disparurent au bout de dix jours.

Au mois d'avril, nouvel accès de fièvre, abcès à la base de l'orteil, qui fut ouvert, et d'où sortirent deux petits séquestres.

Au mois d'avril, on put constater au pied droit une nécrose des phalanges de deux orteils et d'un métatarsien, et des ouvertures fistuleuses nombreuses. Bien qu'il n'y eût en ce moment aucun des symptômes apparents du diabète, les urines furent analysées et décelèrent la présence d'une quantité notable de sucre. Un traitement anti-diabétique fut prescrit.

Au mois de novembre, le pied était toujours empâté, ainsi que le bas de la jambe ; la suppuration, très-abondante, fusait depuis le talon jusqu'à l'orteil, des douleurs vives occupaient le talon, les malléoles et la longueur de la jambe. Il y avait de la fièvre, de l'émaciation, une inappétence complète, des défaillances. Le malade réclamait l'amputation.

Au mois d'avril 1855, il y avait peu d'amélioration. De nouveaux clapiers s'étaient ouverts au voisinage de la malléole externe; les ouvertures fistuleuses de la face plantaire s'étaient fermées et d'autres s'étaient produites. Vers le milieu de janvier, la face postérieure du talon, au niveau et au-dessus de l'insertion du tendon d'Achille au calcanéum, avait été frappée de gangrène. Après la chute de l'eschare, le tendon d'Achille s'était complètement exfolié, et la plaie avait marché vers la cicatrisation. Deux petits séquestres étaient encore sortis, il était également sorti, par différentes ouvertures, à la suite de vives douleurs, une poussière osseuse noire, mêlée à une grande quantité de pus.

A l'autre pied, deux larges phlyctènes s'étaient produites successivement et à un long intervalle; elles avaient évolué et s'étaient cicatrisées avec une lenteur extraordinaire. Le pied et la jambe de ce côté, très amaigris, toujours pâles et froids, paraissaient ne jouir que d'une vitalité très bornée. Trois furoncles s'étaient montrés sur différents points.

L'état général s'était un peu amendé; l'émaciation était minime; l'appétit était revenu; le malade avait rarement de la fièvre. On le portait d'un lit dans un autre. Il y avait des sueurs prononcées la nuit. L'urine contenait toujours du sucre, peut-être un peu moins.

Vers le commencement de mai, par l'une des plaies fistuleuses, sortit une masse fibreuse qui n'était autre que l'aponévrose plantaire, en partie putréfiée. A partir de ce moment, la suppuration devint de moins en moins abondante, et les fistules se fermèrent les unes après les autres.

Les forces revinrent lentement, l'appétit aussi. L'opium et l'huile de foie de morue étaient administrés depuis longtemps avec continuité. Peu à peu la santé se rétablit. Voici quelle était la situation du malade en mai 1856 : coloration du visage, embonpoint, sommeil; pas d'altération. La marche, quoique lente et difficile, est possible à l'aide d'un bâton. Le pied droit présente de nombreuses cicatrices ; il est toujours tuméfié et légèrement œdémateux, ainsi que la jambe. L'extension du pied sur la jambe est très bornée, la flexion des orteils impossible. Il y a toujours, de temps à autre, quelques douleurs dans la jambe ou le pied. Parfois il survient quelques phlyctènes à la face plantaire des orteils, mais qui se dessèchent promptement. L'urine exhale une odeur fortement ammoniacale. M. X... se borne à une consommation très restreinte de substances féculentes et sucrées, à un régime tonique et à quelques prises de bicarbonate de soude (1).

(1) *Moniteur des hôpitaux,* numéros des 5 et 7 mai 1857.

Observation de M. Demarquay :

Diabète; inflammation de deux orteils; plaques gan-gréneuses et phlegmon total du pied; diarrhée; vomis-sements; sucre.

Une femme âgée de soixante ans, d'une constitution robuste et d'une santé toujours excellente, éprouva, il y a trois ans, après être restée longtemps debout et dans un lieu humide, une sensation de froid dans la jambe droite qui ne disparut qu'après l'apparition des symptômes suivants :

Le pied droit présentait depuis longtemps un durillon au deuxième orteil; l'ongle du premier appuyant sur ce durillon détermina une inflammation assez vive qui persista pendant un mois environ et qui finit par céder sous l'influence de topiques émollients. En même temps, le premier orteil devenait très-douloureux et présentait un aspect blanchâtre, comme si le doigt de pied était *mort*. A trois reprises différentes, il se forma des abcès qui, ouverts spontanément, laissèrent écouler une grande quantité de pus sanguinolent; au bout de vingt à vingt-cinq jours, le gros. orteil était guéri et le deuxième s'enflammait de nouveau. Les douleurs provoquées par cette inflammation et l'abondance de la suppuration décidèrent la malade à se faire transporter dans la Maison de santé.

L'examen du pied permet de constater un œdème assez considérable; la peau est rouge, boursouflée, et sur la face dorsale, au niveau de la racine des orteils, on voit une phlyctène remplie de sérosité assez claire. Le gros orteil est entièrement sain. Le deuxième orteil, au contraire, est entièrement déformé, et, en appuyant légèrement sur son extrémité, l'on constate qu'il y a de la crépitation. La température, prise sur chaque pied, donne 36,2 pour le pied malade, 34,1 pour le pied sain.

Les battements artériels sont perçus, du côté malade comme du côté sain. L'auscultation du cœur ne fournit aucun bruit anormal.

La malade dit qu'elle éprouve depuis plusieurs mois une soif très-vive, et qu'elle rend une quantité très-considérable d'urine. On trouve 49 grammes de sucre dans celle-ci. On constate en outre de la sécheresse de la bouche et de la gorge, de la rudesse et de l'aridité de la peau, et une constipation opiniâtre.

Le pied est entouré d'un pansement simple à la glycérine, recouvert de charpie imbibée de permanganate de potasse.

Quatre jours après, la phlyctène s'est affaissée. Au-dessous, le derme se présente avec une teinte d'un gris noirâtre. Le lendemain, la teinte constatée la veille devient plus foncée. La partie la plus superficielle paraît momifiée. L'inflammation est notablement diminuée. La température ne donne plus que 34 et une fraction sur les deux membres. Une épingle, promenée à la surface du derme, ne laisse constater aucune sensibilité. Mais en l'enfonçant, la malade ressent une vive douleur, et l'on voit sortir une gouttelette de sang par la piqûre. La malade est prise d'une diarrhée abondante et meurt le jour suivant.

L'autopsie a permis de constater l'intégrité relative des vaisseaux artériels. La plante du pied ouverte, il s'en échappa une grande quantité d'une sérosité purulente, dont les masses musculaires étaient imbibées. Les surfaces articulaires étaient saines (1).

On a observé chez les diabétiques des phlegmons circonscrits ou abcès, phlegmons diffus, sous-cutanés ou sous-aponévrotiques, que M. Marchal (de Calvi) a étudiés avec son attention habituelle, et dont il a rapporté des exemples. Ces phlegmons restent quelquefois simples, mais le plus souvent deviennent gangréneux.

Je ne suis pas certain que les phlegmons simples, circonscrits ou diffus, doivent être rangés parmi les *accidents* proprements dits du diabète, c'est-à-dire parmi les conséquences directes et immédiates de l'état glycoémique. Je les considère, jusqu'à plus ample information, comme de simples complications, sans vouloir contester cependant que l'état glycoémique ne puisse y prédisposer dans une certaine mesure.

Mais le phlegmon gangréneux appartient absolument aux faits qui se trouvent compris dans ce chapitre. Nous pourrions même nous demander si ce

(1) Demarquay. *Diagnostic différentiel de la gangrène glycoémique et de la gangrène sénile,* in *Union médicale* n° du 21 mars, 1863.

n'est pas le phlegmon gangréneux que nous venons d'étudier dans les pages qui précèdent.

La gangrène diabétique se présente quelquefois sous une forme sèche, exactement comme la gangrène sénile proprement dite, laquelle reconnaît pour cause directe un trouble de la circulation artérielle, résultant le plus souvent d'une altération des artères, mais remontant quelquefois plus haut, à une altération du cœur. Mais c'est là le cas le plus rare. M. Marchal (de Calvi) a parfaitement démontré que la gangrène diabétique est une gangrène inflammatoire, c'est-à-dire le résultat d'une inflammation du tissu cellulaire et des capillaires qui s'y répandent, avec tendance gangréneuse. On remarque en effet, dans presque toutes les observations connues, un état inflammatoire formel, œdème douloureux, rougeur de la peau, élévation de la température locale, fièvre, etc. Souvent la gangrène se montre dès le principe et se localise, d'où les eschares primitives et les sphacèles des orteils et quelquefois d'une extrémité tout entière ; d'autres fois le phlegmon se montre seul d'abord, et la gangrène, profonde ou superficielle, est consécutive à la gangrène du tissu cellulaire.

Suivant M. Demarquay, les anthrax diabétiques ne seraient eux-mêmes que de véritables phlegmons d'une forme particulière ayant la physionomie de l'anthrax, et que, pour cela, on a désignés sous le nom de phlegmons anthracoïdes. Il n'ont que l'aspect extérieur de l'anthrax, n'offrant, d'ailleurs, ni les caractères anatomo-pathologiques, ni la marche, ni la terminaison, ni l'évolution propres à cette altération (1).

En résumé, qu'il s'agisse de phlegmons, d'anthrax ou de phlegmons anthracoïdes, le fait qui domine est celui-ci : inflammation du tissu cellulaire et des capillaires, et tendance gangréneuse, avec localisation ou diffusion des phénomènes inflammatoires et gangréneux, avec prédominance gangréneuse ou prédominance phlegmoneuse. Il y a donc là un élément morbide qui se rattache directement à la glycoémie, et dont M. Marchal (de Calvi) a eu le mérite incontestable de faire connaître le véritable caractère, entrevu seulement avant lui par quelques observateurs isolés.

C'est un *état* qu'il a appelé diabète phlogoso-gangréneuse, et qu'il rapproche ingénieusement de la disposition gangréneuse créée par l'alcoolisme. Je passe en ce moment sous silence un autre rapprochement du diabète et de la *grande diathèse urique,* ou plutôt la subordination établie entre la première et la seconde, laquelle « occasionnerait les accidents gangréneux ou indirectement par le diabète ou directement par elle-même » (2). Ce point de vue, qui sera discuté plus tard, me paraît apporter plus de confusion que de lumière dans la question.

(1) Demarquay. *Discussion à la Société de chirurgie,* in *Union médicale,* 1866, t. XXXII p. 493.

(2) Marchal (de Calvi). *Recherches sur les accidents diabétiques* p. 409.

Un fait plus important, et sur lequel M. Marchal (de Calvi) insiste avec raison, c'est que l'*état* qui dispose les tissus à l'inflammation et à la gangrène peut survivre aux circonstances qui l'ont fait naître ; c'est ainsi que l'on aurait vu des accidents gangréneux survenir lorsque, depuis plus ou moins longtemps, les urines ne contenaient plus de sucre ou n'en contenaient plus qu'en proportion insignifiante. Il paraît vraisemblable en effet que les tissus ne reprennent pas leur modalité normale, aussitôt que le sang, ayant recouvré la propriété de réduire le sucre, ne le charrie plus en nature, de même que les conséquences de l'alcoolisme ne sauraient cesser de se faire sentir, par cela seul que l'alcool aurait cessé de pénétrer dans l'économie.

La gangrène diabétique représente donc une forme très-déterminée de la gangrène spontanée, ou pour mieux dire, de la gangrène non traumatique, et bien distincte de la gangrène dite sénile. Car l'existence reconnue de la gangrène diabétique inflammatoire ne contredit en rien la légitimité de la gangène sénile, due à l'interruption, par des altérations immédiates ou éloignées, de la circulation artérielle, comme l'avait pensé M. Musset (1).

M. Demarquay a exposé ainsi les caractères respectifs de la gangrène sénile et de la gangrène diabétique . si nous comparons les uns avec les autres

(1) Musset. *De la Gangrène glycoemique et du Diabète,* in *Union médicale,* 1863, t. III, p. 518

L'âge, indiqué dans 13 cas, en donne 2 de quarante à cinquante ans, 4 de cinquante à soixante, 6 de soixante à soixante-dix ans, et 1 de soixante-treize ans. Dans aucune de ces observations, ceci est digne de remarque, on n'a observé d'accidents gangréneux proprements dits, sous toute réserve de l'avenir qui attendait un certain nombre de ces individus.

7 des malades, dont l'histoire plus ou moins complète se trouve relatée dans le livre de M. Marchal (de Calvi), sont morts à peu de distance de la formation de l'anthrax, en général de complications diverses, la plupart cérébrales. Dans 2 cas, le diabète a paru guérir radicalement; dans 2 autres, le sucre avait disparu au moins pour un temps.

Dans les 5 cas que j'ai observés, l'anthrax s'est montré 3 fois plusieurs années après l'apparition du diabète, 1 fois dès le début de celui-ci, et 1 fois tout porte à croire qu'il a précédé le diabète de plusieurs années, circonstance contre laquelle M. Marchal (de Calvi) proteste toujours énergiquement. Enfin, dans deux cas, j'ai vu le sucre disparaître au moins momentanément; un troisième cas n'offrait qu'une intensité très-modérée; deux autres semblaient plus graves, mais sans apparence de danger imminent.

La guérison de l'anthrax diabétique est la règle, suivant M. Marchal (de Calvi), et si un certain nombre des malades dont il a rapporté l'histoire ont les symptômes présentés par ces deux espèces de gangrène, nous ne tarderons pas à y remarquer des différences notables; d'abord, l'aspect de la maladie est tout différent : dans la gangrène sénile, la partie sphacelée est noire, plus ou moins desséchée, comme momifiée ; la gangrène qui survient chez les diabétiques revêt les caractères d'un phleg- mon gangréneux ; la partie frappée de sphacèle, au lieu d'être desséchée, est au contraire très- imbibée de liquide ; les tissus, au lieu d'être, en quelque sorte, condensés les uns avec les autres, de sorte que le pied semble diminué de vo- lume, paraissent plutôt écartés, et la partie malade offre une augmentation de surface. Si l'on explore les artères, on sent parfaitement leurs battements même dans les points les plus rapprochés de la partie envahie par la gangrène ; et si, dans quelques points, l'on ne perçoit pas la diastole artérielle, c'est parce que l'œdème considérable du tissu cellulaire y met obstacle ; car, lorsque le malade vient à succomber, l'on peut constater la perméabi- lité des vaisseaux. Dans la gangrène sénile, l'ob- servateur, souvent, ne trouve plus les battements, même dans la fémorale, bien que le pied seul soit atteint de sphacèle, et l'autopsie révèle, soit l'existence d'un caillot obturateur, soit une altéra- tion des parois artérielles qui, ayant diminué nota- blement la cavité des vaisseaux, est venue apporter une gêne plus ou moins considérable dans la circu- lation artérielle ; enfin, dans quelques cas, le vaisseau est complètement oblitéré. Si l'on explore la sensibilité des parties malades avec une épingle, l'on peut, avec celle-ci, pénétrer profondément dans la région frappée de gangrène sénile sans déterminer aucune douleur, et, lorsqu'on retire l'épingle, pas une goutte de sang ne sort à travers la piqûre qui vient d'être faite ; s'il s'agit, au contraire, d'une gangrène diabétique, dès que l'épingle est arrivée dans le tissu cellulaire sous cutané, le malade accuse de la douleur, et une goutte de sang vient marquer le point où l'épingle a pénétré. Enfin, si l'on applique le thermomètre sur les parties sphacelées, l'on constate à leur niveau une augmentation de température, tandis que l'instrument accuse une diminution notable dans la température de la partie frappée de gangrène sénile ; on a trouvé une augmentation de 5°1 dans le premier cas, et une diminution de 4 à 5° dans le second. Il faut ajouter que, si l'on met un membre frappé de gangrène sénile dans un bain d'oxygène, ce gaz a pour effet de momifier la partie sphacelée, tandis que, si un membre atteint de gangrène glycoémique est mis dans un manchon rempli d'oxygène, ce gaz excite encore l'inflammation, et l'on ne tarde pas à voir la gangrène faire de rapides progrès (1).

On a signalé, chez quelques malades, l'existence de rhagades, à la base et dans l'intervalle des or-

(1) Parmentier. *Diagnostic différentiel de la gangrène glucoémique et de la gangrène sénile, clinique de M. Demarquay, in Union médicale.* 1863, t. XVII, p. 554.

teils, tout-à-fait semblables à des manifestations syphilitiques pour lesquelles elles ont été plus d'une fois prises et traitées. Ces petites ulcérations sont ordinairement d'une ténacité extrême, et durent pendant des années consécutives. On les a vues précéder de longtemps la première apparition de la gangrène.

Le siége de la gangrène diabétique, dans quarante-cinq cas dont j'ai fait le relevé dans l'ouvrage de M. Marchal (de Calvi), en les séparant autant que possible des gangrènes anthracoïdes et phlegmoneuses, est indiqué de la manière suivante :

Orteils............................	10 fois.
Pieds.............................	16
Jambes............................	6
Plaques gangréneuses superficielles de la jambe.........................	2
Extrémités inférieures..............	2
Cuisses...........................	1
Mains.............................	2
Sacrum............................	1
Poumons...........................	5

Le Docteur Wagner a vu mourir d'inflammation charbonneuse de la face et de la tête deux individus, dont l'urine renfermait une grande proportion de sucre (1).

Dans quarante et un cas, en ajoutant aux observations de M. Marchal (de Calvi), celles de M. Verneuil et la mienne, l'âge était ainsi réparti :

(1) *Union medicale*, 1859, t. I, p 79.

De trente à quarante ans...............　6
- De quarante à cinquante ans............　5
De cinquante à soixante ans............　17
De soixante à soixante-dix ans..........　8
De soixante-dix à quatre-vingts ans.....　4

Sur trente huit cas où le sexe est indiqué, on trouve :

Hommes............................　31
Femmes............................　7

L'apparition de la gangrène diabétique paraît dépendre quelquefois de circonstances fortuites appartenant à ce qu'on pourrait appeler de petits traumatismes, et qui ne sont que l'occasion d'un accident imminent. Les malades sont assez disposés à la rattacher à des circonstances imaginaires. Celui dont j'ai rapporté l'histoire affirmait avoir été piqué par des insectes sur les deux points où apparurent d'abord les eschares. Un autre croyait avoir été piqué par une épine de rosier, en se promenant dans un jardin. Beaucoup s'en prennent à la chaussure. Dans un certain nombre de cas, une écorchure ou une contusion a été le point de départ manifeste de la gangrène. Aussi est-il toujours bon de se tenir en garde au sujet des petites opérations dont les cors et les durillons aux pieds des diabétiques peuvent être l'occasion. Je parlerai tout-à-l'heure de l'importante question des contre-indications que peut soulever le diabète, au sujet des grandes opérations. M. Pavy rapporte plusieurs exemples de gangrènes développées à la surface de vésicatoires, chez des diabétiques (1).

Je dois dire ici quelques mots de la *gangrène du poumon* chez les diabétiques. Cette altération a été rencontrée jusqu'ici assez rarement pour qu'on hésite à lui reconnaître un caractère spécial. Peut-être ne s'agit-il que de ces gangrènes pulmonaires qui surviennent, dit M. Grisolle, chez des sujets débilités et épuisés par une maladie longue comme le diabète (2).

On a rencontré le plus souvent la gangrène des poumons chez des diabétiques tuberculeux. Cependant il n'y avait pas de tubercules dans les poumons d'un homme observé par Griesinger, dont l'âge n'est pas indiqué, et chez qui cette altération paraît avoir marché très rapidement (3). Il n'y en avait pas davantage dans le cas suivant, recueilli dans le service de M. Hérard.

Une jeune fille de vingt-deux ans était soignée depuis dix-huit mois pour un diabète attribué à des veilles et à des fatigues prolongées. Le traitement prescrit parut d'abord rétablir sa santé, et elle put reprendre ses travaux. Mais elle se fatigua de nou-

---

(1) Pavy. *Researches on the nature and treatment of diabetes*, 1869, p. 222.

(2) Grisolle. *Traité élémentaire et pratique de pathologie interne*, · 1850, t. II, p. 202.

(3) Marchal (de Calvi). *Recherches sur les accidents diabétiques*, 1864. p. 391.

veau, négligea sans doute son régime, et retomba malade. Elle entra à l'hôpital dans un état très-grave : sa maigreur était extrême ; elle avait faim et soif dans des proportions considérables ; une insomnie opiniâtre résistait à tous les moyens employés ; il y avait une toux fréquente, avec expectoration muqueuse, parfois mêlée de stries sanguines, et de la douleur au sommet du poumon gauche, avec matité dans la région correspondante et quelques râles crépitants. Fièvre ; abattement rapide. On constata, au sommet du poumon gauche, un souffle tubaire, ou mieux tubo-caverneux (Hérard), et quelques râles sous-crépitants. La mort survint au bout de quinze jours, dans l'adynamie. Le sommet du poumon gauche était réduit en un détritus grisâtre, avec odeur gangréneuse. Il n'y avait aucune trace de tubercules (1).

La gangrène diabétique est certainement un accident grave, moins cependant qu'on ne pourrait le penser, au moins pour ses suites immédiates. Et, en réalité, le pronostic dépend ici beaucoup moins de la gangrène elle-même que du phlegmon qui lui sert de base.

Considérée en elle-même, la gangrène diabétique ne présente pas ordinairement une tendance prononcée à se propager. Elle se limite volontiers, soit à une extrémité, comme à un orteil, soit à quelque

(1) Ladevèze. *Quelques considérations sur la gangrène glycoémique*, thèse de Paris, 1867, p. 64.

point superficiel et circonscrit. D'un autre côté, la santé générale ne paraît pas se ressentir à un haut degré de sa présence. Elle n'est pas précisément très infectieuse. On voit, dans les observations publiées sur ce sujet, des exemples d'individus portant d'anciennes cicatrices de gangrène, sans avoir éprouvé de troubles sérieux dans la santé. La gravité de ces gangrènes des extrémités, sphacèle des orteils en général, ou de ces gangrènes superficielles, provient surtout de leur facilité à récidiver, à une époque éloignée peut-être, mais à une époque quelconque, et ces récidives sont, en général, beaucoup plus dangereuses que la première apparition.

Mais lorsque ces gangrènes ont pour base un phlegmon étendu et profond surtout, le cas devient très sérieux. Indépendamment de l'étendue de l'inflammation, de son caractère particulier, de l'abondance de la suppuration, il est rare que la gangrène demeure circonscrite, et on la voit presque toujours alors se multiplier sur des points divers en étendue et en profondeur. Le cas sera d'autant plus grave que l'inflammation sera plus aiguë et présentera ainsi plus de violence. Mais si elle suit une marche lente, sub-aiguë, il est remarquable de voir les accidents gangréneux se prolonger pendant un temps extrêmement long, quelquefois des mois et des années, et aboutir finalement à la guérison.

Il est digne de remarque encore que la gangrène diabétique peut guérir, alors même que la maladie, demeurant ignorée, n'a point été soumise à un traitement rationnel. Cependant, c'est là une circonstance qui ajoute beaucoup à la gravité du pronostic, et l'on peut affirmer que l'issue heureuse des accidents est alors un fait exceptionnel. Il arrive beaucoup plus souvent de voir les accidents inflammatoires, lorsqu'ils ne suivaient pas une marche violente et irrésistible, et les progrès de la gangrène, céder manifestement à l'influence d'un traitement général méthodique, lorsque celui-ci vient à être introduit pour la première fois. Et peut-être la guérison de la gangrène s'obtient-elle plus facilement alors que lorsque, survenant chez un malade depuis longtemps en traitement, il n'est plus possible de soumettre l'économie à un changement favorable.

Telle est en effet la première indication qui se présente, lorsque l'affection diabétique n'est reconnue qu'à l'occasion des accidents gangréneux : réduire immédiatement l'état glycosurique à l'aide des ressources que l'hygiène et la thérapeutique mettent à notre disposition. Je n'ai pas à m'occuper en ce moment du traitement à intervenir, lequel n'est autre que le traitement méthodique du diabète. Il est un seul point sur lequel je veuille m'arrêter actuellement, relatif à l'opportunité des alcalins dans la gangrène diabétique.

On se trouve toujours disposé à juger de l'opportunité d'une médication par l'issue des accidents auxquels on l'a opposée. Ceci n'est assurément que l'expression légitime de l'expérience nécessaire. Cependant, il faut avouer que l'on se tromperait souvent, si l'on s'en tenait aux résultats de l'observation brute.

« Pour ce qui est des alcalins, dit M. Musset, qui, grâce aux célèbres théories de MM. Mialhe et Bouchardat, sur le mécanisme chimique de la glycosurie, sont le plus généralement employés, j'avoue que ma foi n'est pas bien grande, surtout quand la gangrène complique le diabète. S'il m'était permis, par deux faits que j'ai observés, de régler ma ligne de conduite à cet égard, je n'hésiterais pas à rejeter ce mode de traitement, car, dans ces deux cas, j'ai vu la gangrène s'accroître à mesure que les liquides de l'économie s'imprégnaient davantage des *effets chimiques* que j'avais voulu produire. Est-ce aux alcalins ou aux dispositions organiques des malades qu'il faut rattacher cette aggravation soudaine, désastreuse, des symptômes? » (1) « Peut-être, dit à son tour M. Marchal (de Calvi), sera-t-on disposé à croire, avec M. Musset, que les alcalins contribuent à la production de la gangrène. C'est aussi une opinion que j'ai entendu exprimer par Lenoir, de si regrettable mémoire, qui avait observé plusieurs exemples de gangrène diabétique à Vichy (2). Mais il est

(1) Musset. *De la gangrène glycoémique et du diabète, Union médicale*, 1859, t. III, p. 520.

(2) Je ne pense pas qu'on doive attacher une grande importance a l'opinion émise par Lenoir à ce sujet, et qui n'a pu s'appuyer sur des bases bien sérieuses. La gangrène diabétique n'a jamais été observée que très-rarement à Vichy, comme je l'ai dit au commencement de cet article, et ce qu'a pu voir à ce sujet l'habile et regrettable chirurgien a dû se trouver incidemment très-amplifié.

à remarquer que, dans presque toutes nos observations d'accidents gangréneux liés au diabète,
les malades n'avaient subi aucun traitement, alcalin ou autre, par la raison toute simple qu'ils ne
se savaient pas et qu'on ne les savait pas diabétiques. » (1)

Il est certain que le traitement de Vichy a coïncidé avec l'aggravation formelle des accidents gangréneux chez le malade dont j'ai rapporté l'histoire,
et, bien que je sois convaincu que la maladie n'en
aurait pas moins abouti aux mêmes résultats, je
crois bien que les bains minéraux, pris dans ce cas
d'une manière tout intempestive, n'ont pu qu'aggraver l'inflammation locale. Mais ce n'est pas en tant
que bains alcalins ; des bains sulfureux auraient été
en pareil cas nuisibles encore à un plus haut degré.

Quoique l'effet d'un traitement ne dépende pas
assurément du but théorique que l'on se propose, je
dois dire, à propos des remarques de M. Musset,
que je viens de citer, que ce n'était nullement une
action chimique, telle qu'il paraît la supposer, qu'il
avait à attendre des alcalins. Nous verrons en son
lieu ce qu'il faut penser de la médication alcaline
dans le diabète et de la part qu'il convient de faire
à la théorie chimique qui a présidé d'abord à son
emploi. Nous devons nous en tenir en ce moment
à la question purement clinique.

(1) Marchal (de Calvi). *Recherches sur les accidents diabétiques,*
p. 133.

Or, j'affirme qu'il ne faut pas plus attribuer, dans les cas auxquels il a été fait allusion, l'aggravation de la maladie, et son issue fâcheuse, à l'emploi des alcalins qu'à l'application du régime antidiabétique. Quand ces phlegmons et ces gangrènes ont un certain degré d'intensité, il n'appartient pas à une médication quelconque, pas plus qu'à aucune direction hygiénique, de les enrayer, sans qu'il y ait lieu pour cela de leur attribuer un rôle fâcheux.

Ce qu'il y a de certain, c'est que, dans la plupart des cas où la marche des accidents a été enrayée, les alcalins se sont trouvés employés, concurremment avec le régime nécessaire, et les autres moyens indiqués. On voit en particulier, dans les observations qu'Alquié a communiquées à M. Marchal (de Calvi), la gangrène s'enrayer pendant le cours du traitement thermal de Vichy. En un mot, je ne pense pas que le fait de la gangrène entraîne aucune contre indication à l'emploi méthodique de cette médication ; et il est clair que nous devons supposer celle-ci employée d'une manière rationnelle et non banale, et d'après les règles qui seront exposées plus loin.

Je me contenterai de signaler l'indication des toniques, du quinquina, du fer, des vins généreux, indication qui se rapportera d'abord d'une manière générale à l'état diabétique, et ensuite d'une manière particulière à la disposition gangréneuse. L'emploi de ces médicaments sera subordonné aux circonstances particulières, et il est évident que l'on devra tenir compte, par exemple, de l'acuité fébrile des accidents.

Le traitement local n'est autre que le traitement ordinaire des phlegmons aigus et franchement inflammatoires et des gangrènes. Il est très-important de ne pas se laisser préoccuper exclusivement par le caractère gangréneux qui marque souvent les débuts mêmes de l'accident, et de porter une égale attention à l'inflammation des tissus. Il faut insister, tant qu'il est nécessaire, sur les émolliens, et rejeter les applications irritantes et les bains stimulants. Dans les cas même les moins aigus en apparence, les onguents populaires auxquels les malades recourent si volontiers, surtout sur un mal peu douloureux encore, ont souvent été fort nuisibles.

Quand l'état gangréneux domine, les balsamiques trouvent leur indication, aussi la poudre de quinquina qui, employée largement, est en pareil cas un des meilleurs toniques, et les désinfectants, parmi lesquels le permanganate de potasse, très-recommandé par M. Demarquay, offre de grands avantages. Il est d'un prix peu élevé, n'altère pas le linge et n'a pas d'odeur par lui-même. M. Demarquay l'emploie dissout dans l'eau commune, dans la proportion de cinq à vingt-cinq pour cent.

Quant au traitement chirurgical de ces plaies elles-mêmes, on détachera avec soin les parties mortifiées, mais on sera sobre d'incisions et on s'attachera à limiter les débridements aux parties non douloureuses, et qui ne laissent pas échapper de sang. Ceci ne s'applique cependant pas au début, où, lorsque l'inflammation marche du dedans au dehors, de larges incisions peuvent être nécessaires pour empêcher le pus de séjourner et de fuser entre les tissus, et donner jour aux parties mortifiées.

L'opportunité de l'intervention chirurgicale, et, en particulier, de l'amputation, dans la gangrène diabétique, a été portée par M. Verneuil devant la Société de chirurgie. M. Verneuil a rapporté cinq cas de gangrène chez des diabétiques, observés par lui, dans l'espace de cinq mois. Parmi ces malades, plusieurs étaient manifestement diabétiques depuis longtemps ; chez trois d'entre eux, la présence du sucre dans l'urine n'a été reconnue qu'après l'apparition de la gangrène ; chez un de ces derniers, la gangrène s'est limitée, et la santé s'est améliorée sous l'influence d'un traitement approprié : tous les autres sont morts.

Il est difficile d'apprécier encore au juste la portée de ces observations. Si les rapports de la gangrène avec le diabète sont bien déterminés aujourd'hui, les relations du diabète avec les maladies chirurgicales ne sont pas encore suffisamment établies pour que l'on en puisse tirer des conclusions générales. M. Demarquay, qui se livre avec une louable persévérance à l'examen des urines, dans les maladies chirurgicales, déclare « qu'il rencontre constamment le diabète chez les malades de son service (chirur-

gical) » (1). Je reviendrai plus loin sur les observations de ce chirurgien distingué. Mais, avant de
se hâter d'attribuer au diabète une part qui devien-
drait bientôt exclusive, si le dire de M. Demarquay
venait à se confirmer, au développement des
maladies chirurgicales, il faudrait voir si la glycosurie ne serait pas dans quelques circonstances
l'effet, et non la cause, des maladies de longue durée
avec lesquelles on la verrait si souvent coïncider :

Quant à l'opportunité de l'amputation dans les
gangrènes diabétiques, soumise par M. Verneuil aux
délibérations de la Société de chirurgie (2), elle n'a
point été résolue, et ne pouvait l'être, cette question
étant encore trop nouvelle pour la plupart des chirurgiens. On ne connait jusqu'ici qu'un cas avéré
d'amputation pratiquée avec succès dans un cas semblable, dans l'observation de M. Musset, qui a été reproduite précédemment. Ce fait démontre l'innocuité
possible d'une telle opération, mais ne saurait suffire
pour indiquer une ligne de conduite.

CATARACTE.

Bien qu'infiniment moins fréquente que l'amblyopie, puisque je ne l'ai rencontrée moi-même que trois
fois, la cataracte paraît devoir être considérée sans

(1) Demarquay. *Union médicale* 1866, t. XXXII, p. 493.
(2) *Séances de la Société impériale de chirurgie*, in *Union médicale*, 1866, t. XXXII p. 444, 462, 491 et 510.

conteste comme une des conséquences possibles du diabète. Cependant, on ne saurait y voir, à proprement parler, une manifestation symptomatique de cette maladie, au même titre que les phénomènes amblyopiques. C'est plutôt un *accident* du diabète, dont on ne peut que conjecturer le mode de production, mais dont on ne saurait mettre en doute la dépendance où il se trouve de l'affection générale que nous étudions.

M. Lécorché, à qui l'on doit d'importantes contributions à l'histoire des troubles de la vision dans le diabète et dans l'albuminurie, a fait connaître d'une manière très complète les observations des médecins allemands et anglais à qui l'on doit les premières observations de cataracte diabétique (1). M. Marchal (de Calvi) a également consacré à ce sujet un chapitre intéressant (2). J'emprunte à ces deux auteurs les principaux traits de cette étude.

Bien que je n'aie que de courtes indications à fournir au sujet des faits si peu nombreux que j'ai observés moi-même, je les reproduis.

Homme de 51 ans, diabétique peut-être depuis plusieurs années. Le diabète n'avait été reconnu, en même temps que la cataracte (par M. Demarres), que depuis trois mois. La santé générale ne paraissait pas

(1) Lécorché. *De la cataracte diabétique,* in *Archives générales de médecine,* 1861, 5ᵉ série, t. XVII, p. 572 et 725 et t. XVIII, p. 64.

(2) Marchal (de Calvi), *Recherches sur les accidents diabétiques,* 1864, p. 484.

altérée, sauf un peu de fatigue, un certain degré d'anaphrodisie et un anthrax récent.

Femme de 58 ans, assez obèse; diabète datant d'environ 2 ans, reconnu depuis six semaines, affaiblissement, eczéma vulvaire, santé du reste peu altérée; cataracte commençante.

Femme de 51 ans; diabète survenu il y a 18 mois, paraissant remonter à quelques mois auparavant, assez affaiblie; santé passablement conservée. La vue avait commencé à s'affaiblir à droite, il y a un an; cataracte complète à droite, commençante à gauche.

La cataracte diabétique présente plusieurs circonstances frappantes : l'âge peu avancé des sujets qu'elle atteint, sa plus grande fréquence chez l'homme, la rapidité de sa marche et la forme (molle) de l'altération du cristallin.

La cataracte ordinaire se rencontre le plus souvent chez la femme, et se rencontre généralement entre 60 et 70 ans (Desmarres). La cataracte diabétique est plus commune chez l'homme, ce qui s'explique par la plus grande fréquence du diabète dans ce sexe, et c'est de vingt-cinq à quarante ans qu'elle se montre surtout. Les cinq observations recueillies par M. Lécorché concernent cinq individus du sexe masculin, et de l'âge de quatorze ans et demi, seize ans, trente et un, trente deux et quarante-cinq ans. Une observation publiée dans un journal anglais est relative à une jeune fille de quinze ans; et M. Tartivel a publié une observa-

tion fort intéressante dont le sujet était un garçon de
vingt-deux ans (1).

L'apparition de la cataracte a été quelquefois précédée de névralgies temporales ou sus-orbitaires, ou
encore de fièvres intermittentes, généralement re-
belles au quinquina ; mais plus souvent par de l'amblyopie légère, passagère ou définitive, ou par de
l'amblyopie grave.

Ce n'est que dix-huit mois ou deux ans après le
début du diabète qu'on l'a vue apparaître, d'après
les observations rassemblées par M. Lécorché.
Cependant elle paraît s'être montrée, dans une des
miennes, beaucoup plus tôt, et dès le début de l'affection diabétique. Son apparition coïnciderait ordinairement avec une exaspération de la glycosurie. Il
n'en a pas été ainsi dans mes propres observations ;
car il est exprimé dans toutes les trois que l'affection diabétique se trouvait au moins amoindrie pendant le développement de la cataracte. M. Fauconneau-Dufresne a rapporté un cas assez curieux où
l'on voyait la cataracte se guérir quand le diabète se
développait, et reparaître lorsqu'il diminuait.

Les symptômes offrent certaines particularités
dépendant de la nature ordinairement molle ou demi-
molle de la cataracte, et de la rapidité de sa marche,
deux circonstances qui peuvent être considérées
comme connexes.

Lorsque cette cataracte se développe, dit M. Lé-

____

(1) *Union médicale,* n° du 20 décembre 1860 p. 603.

corché, les malades se plaignent d'avoir la vue mas-
quée par un brouillard léger qui, limité à un œil (le
droit ordinairement), s'étend à l'autre dans un laps
de temps qui varie de quelques jours à quelques
semaines. Les particularités d'aspect des corps, dont
ils ne saisissent bien que les contours, leur échappent
insensiblement ; bientôt ils n'aperçoivent plus que
les objets volumineux, et encore seulement quand
ils sont fortement éclairés. Bien différents des malades atteints de cataracte dure, les diabétiques cata-
ractés recherchent la lumière directe et fuient la
lumière diffuse.

Lorsque cette cataracte est complète, la lentille
est volumineuse et comme soufflée (de Graefe), uniformément blanchâtre, teintée de bleu. Lorsque la
marche de l'altération n'est pas trop rapide, on
constate, à la face postérieure du cristallin, des stries
qui de la périphérie convergent vers le centre, ou
qui, devenant chaque jour plus nombreuses, enva-
hissent peu à peu toute la lentille Lorsque la cataracte est complète, le cristallin présente fréquemment à sa surface des lignes d'étendue variable, qui
se distinguent par leur teinte de l'opacité générale
moins prononcée qui les environne, et sont bien évidemment les vestiges des stries du début.

La matière cristalline et l'humeur aqueuse des
diabétiques atteints de cataracte ne contiennent pas
de glycose. Le cristallin est plus volumineux qu'à
l'état normal. La capsule demeure à peu près intacte.

Le cristallin présente les altérations qui appartiennent à la cataracte molle ou demi-molle, c'est-à-dire la granulation des cellules et des tubes de l'humeur de Morgagni, des granulations élémentaires qui les réunissaient par groupes plus ou moins difficiles à dissocier, la disparition du noyau de ces tubes et de ces cellules, des granulations et des cellules graisseuses volumineuses se montrant au milieu de ces éléments altérés. La rétine offre en même temps des traces manifestes d'atrophie, qui ne paraît être autre chose que la conséquence naturelle et forcée du repos prolongé auquel cette membrane a été condamnée par l'opacité du cristallin (1).

La cataracte diabétique marche quelquefois avec une rapidité surprenante, se complétant en quelques semaines, ou même en quelques jours, tandis que la cataracte ordinaire met des mois et même des années à atteindre son développement complet.

M. Lécorché prétend que la cataracte n'apparaît qu'à une époque avancée du diabète et donne le droit de pronostiquer une mort à peu près certaine et plus ou moins rapprochée (2). La gravité de ce pronostic est certainement très-exagérée.

On n'a émis jusqu'ici que des opinions conjecturales touchant la pathogénie de la cataracte diabétique. On a cherché le sucre dans le cristallin et dans les humeurs de l'œil sans l'y rencontrer. M. Mitchell et M. Richardson ont vu l'opacité du cristallin se

(1) Lécorché. *Mémoire cité*, t. XVII, p. 580 et 584.
(2) Lécorché. *Mémoire cité*, t. XVIII, p. 65.

produire par suite de l'injection de liqueurs sucrées, ainsi que de liqueurs saturées par différents sels. Il est rare que les résultats d'expériences de ce genre puissent être appliqués avec quelque rigueur aux faits pathologiques. M. Mialhe a essayé d'expliquer la cataracte diabétique par l'acidification des humeurs de l'œil, et a appuyé cette explication sur des résultats thérapeutiques qui n'ont pas une grande valeur dans la question, et par des considérations très-ingénieuses, mais assez éloignées de toute démonstration.

M. Lécorché croit trouver la cause de cette altération dans l'appauvrissement des liquides : « en présence de l'émaciation qu'amène tout diabète qui a suivi son cours, lorsqu'on constate des tubercules pulmonaires, une diarrhée colliquative, lorsque partout la vitalité s'éteint, lorsque l'inflammation la plus légère est suivie de gangrène, lorsque le sphacèle envahit, parfois spontanément, des surfaces étendues, lorsqu'on assiste chaque jour à cette mort graduelle qui se traduit par la chute des cheveux et par la carie des dents, il n'y a rien d'étonnant qu'un organe dont la vitalité est fort peu prononcée, même à l'état normal, que le cristallin, dont la nature rappelle celle des productions épidermiques, soit soumis aux mêmes lois, et qu'il cesse de vivre, au moins physiologiquement » (1).

M. Marchal (de Calvi) suppose que la cataracte

____

(1) Lécorché. *Mémoire cité.* t. XVII, p. 729.

diabétique se forme sous l'influence d'une altération matérielle du système nerveux. « La nutrition de l'œil, comme d'ailleurs toute nutrition, est sous l'influence du système nerveux. Ne savons-nous pas que les humeurs se troublent, que la cornée s'ulcère et se perfore après la section intra-cranienne du trijumeau? On ne peut douter que le sucre n'exerce à la longue une action nuisible sur le système nerveux.... Que le centre visuel encéphalique (supposé) ou que le nerf optique, ou que la rétine, ou que le nerf trijumeau dans ses fibres sensibles, soient lésés sous l'influence du diabète, on verrait survenir l'amblyopie ; que les fibres ganglionnaires qui président à la nutrition de l'œil soient lésées, et l'on verrait se produire l'opacité des cristallins » (1).

Cette conjecture de M. Marchal (de Calvi), car cet écrivain distingué n'assigne pas d'autre caractère aux remarques qui précèdent, n'est peut-être pas aussi éloignée de celle de M. Lécorché qu'on pourrait le penser. Les ulcérations et les dégénérations de tissus qui surviennent à la suite des sections expérimentales ou des lésions organiques des nerfs sont le produit de véritables cachexies locales, fort analogues aux cachexies générales qui occasionnent des altérations semblables.

Mais je doute qu'il soit exact de définir la cachexie du diabète par un appauvrissement des humeurs

____

(1) Marchal (de Calvi). *Recherches sur les accidents diabétiques*, 1864, p. 503.

analogues à ce que comporte en général l'idée de cachexie. Je ne parle pas ici de la cachexie finale du diabète, qui ressemble à celle de toutes les maladies chroniques qui doivent se terminer par la mort, mais de la cachexie essentielle du diabète, de celle qui survient quelquefois avec une si grande rapidité sous l'influence de l'état diabétique. Celle-ci se distingue des cachexies proprement dites, en ce qu'elle se dissipe avec une rapidité égale à celle qu'avait affectée son développement; et, si j'applique le mot de cachexie à la modalité de l'organisme à laquelle je fais allusion, c'est pour exprimer sa ressemblance avec l'état définitif qui accompagne la maladie parvenue à un degré ou à une période irrésistible.

Les effets du diabète sur l'organisme, ressemblent tout à fait à ceux d'un empoisonnement. Quelquefois l'organisme, impuissant à réagir contre l'agent toxique qui l'imprègne, y succombe: mais s'il a résisté, il retrouve ses conditions normales dès que la cause du mal a été éloignée. Je ne fais qu'indiquer ici ce point de vue, je le développerai ultérieurement. Mais s'il est juste, il n'y a rien de surprenant que certains tissus, et le cristallin en particulier, se trouvent altérés d'une certaine façon par la contamination du sang, et il ne serait pas nécessaire, pour admettre cette hypothèse, que le sucre eût été rencontré en nature dans le cristallin.

M. Marchal (de Calvi) a exposé les indications du traitement chirurgical de la cataracte diabétique

d'une manière si judicieuse, que je reproduirai textuellement les considérations qu'il a présentées sur
ce sujet.

Deux conditions sont indispensables au succès de
l'opération, l'une locale et commune à toutes les
cataractes, l'autre générale et propre à la cataracte
diabétique. La condition locale et commune est que
la rétine ait conservé sa sensibilité, ou, plus généralement, qu'il n'existe aucune autre lésion de l'œil
qui, la cataracte opérée, puisse maintenir irrémé-
diablement la perte de la vue. La condition générale
et propre est que l'on ait fait cesser la glycosurie,
ou au moins qu'on l'ait réduite très-notablement par
le traitement anti-diabétique. Les nombreux revers
qui, pendant longtemps suivirent l'opération, à tel
point que des chirurgiens distingués, notamment
M. Chassaignac, avaient renoncé à la pratiquer,
venaient encore plus de défaut de cette condition
essentielle que du mauvais choix du procédé.

On ne doit pas considérer, et de Graefe ne considère pas comme une contre-indication formelle de
l'opération, l'affaiblissement irréparable de l'organisme, voué à une prochaine destruction, sous l'influence par exemple de la phthisie pulmonaire, attendu que c'est encore une consolation pour un
malade de revoir, ne fût-ce que pendant quelques
jours, la lumière, et par elle ceux qui lui sont chers.

Il faut le répéter, ce qui est d'absolue nécessité,
c'est de traiter et de réduire le diabète avant de
faire l'opération. Et comment ne pas redouter une

opération, particulièrement sur l'œil, chez les glycosuriques non amendés, quand on sait par une foule d'exemples, quels accidents terribles les plus légères blessures peuvent leur occasionner? « Il y a quelque temps, dit M. Galezowski, M. Desmarres opérait ces malades (de cataracte diabétique) par l'extraction avec excision d'une large partie de l'iris, cela ne réussissait pas. Il a renoncé à cette méthode, et il fait maintenant l'extraction ordinaire sans l'excision de l'iris; seulement il attend, avant d'entreprendre l'opération, que l'organisme se soit complétement modifié par un régime convenable, et que les urines *ne contiennent plus de sucre* au moins depuis deux ou trois semaines. De cette manière, nous avons obtenu, cette année, (1863), à la clinique, deux guérisons complètes sur deux malades, dont l'un a été opéré par M. Desmarres père et l'autre par M. Desmarres fils » (1).

M. Desmarres, on le voit, exige qu'il n'y ait plus de sucre dans les urines. Malheureusement, dans quelques cas, malgré le traitement anti-diabétique le plus complet, on ne peut obtenir ce résultat. Faudrait-il alors ne pas opérer et se refuser absolument aux supplications du malade? Je ne le crois pas, et il me suffirait qu'il y eût une très-notable diminution de la glycosurie. Seulement, je ne laisserais pas ignorer au sujet, ni à ses proches, les chances défavorables que la persistance du diabète

____

(1) *Gazette des hôpitaux*, 30 mai 1863.

ferait peser sur l'issue de l'opération. Du reste, dans le cas même où le sucre a complétement disparu des urines, il faut encore faire quelques réserves, parce que, malgré tout, quand les tissus ont été longuement modifiés par la glycosurie, il est toujours à craindre qu'il ne leur reste quelque propension à l'inflammation et à la gangrène (1).

(1) Marchal (de Calvi). *Recherches sur les accidents diabétiques*, 1864, p. 506.

CHAPITRE IV

COMPLICATIONS DU DIABÈTE

MALADIES DU FOIE

La découverte de la fonction glycogénique du foie dut fixer sur cet organe l'attention des pathologistes, dans la question du diabète, et l'on rechercha naturellement les relations pathologiques qui pouvaient exister entre le foie et le diabète, cette maladie paraissant n'être autre chose qu'une perturbation particulière de l'une des fonctions les plus essentielles de l'organe générateur de la bile. Il devait paraître difficile d'admettre qu'une fonction organique, de quelque nature qu'elle fût, ne vînt pas à se troubler, sous l'influence des altérations diverses de l'organe qui en est le siége. Et cependant il fallut reconnaître que les maladies du foie, hypérémiques, inflammatoires, névropathiques ou organiques, ne déterminent point l'apparition de sucre dans l'urine.

M. Bernard lui-même n'a pu mettre à contribution la pathologie du foie à propos de sa théorie pathogénique du diabète, sauf quelques exemples isolés de glycosurie suivant une contusion de la région hépatique.

Je renvoie au chapitre de l'ANATOMIE PATHOLOGIQUE, où j'ai signalé les apparences présentées par le foie dans certains cas du diabète. M. Marchal (de Calvi) a trouvé un engorgement énorme du foie, chez un diabétique qui mourut avec une ascite et une anasarque sans albuminurie (1). Fritz a vu survenir un peu d'ictère chez un individu devenu diabétique à la suite d'une plaie de tête à laquelle il succomba (2). A. Becquerel écrivait, il y a onze ans, qu'il n'avait trouvé, en fait d'altérations du foie, signalées par les auteurs, chez des diabétiques, que le fait de Junker, dans lequel ce médecin a rencontré plusieurs branches de la veine-porte oblitérées (3). Je ne m'arrêterai pas à cette assertion de M. Fauconneau-Dufresne, que de Crozant aurait trouvé le foie manifestement malade chez trente-deux diabétiques, sur quarante et un dont il avait recueilli l'histoire (4). Ceci est trop en désaccord avec les résultats de

(1) Marchal (de Calvi). *Recherches sur les accidents diabétiques*, p. 621.

(2) Fritz. *Du diabète dans ses rapports avec les maladies cérébrales*, in *Gazette hebdomadaire*, 1859.

(3) A. Becquerel. *Etudes cliniques sur le diabète et l'albuminurie*, in *Moniteur des hôpitaux*, 1857, p. 884.

(4) Fauconneau-Dufresne. *Guide du diabétique*, 1861, p. 98.

l'observation commune, pour ne pas être attribué à quelque confusion.

Pour mon compte, j'ai observé un certain nombre de coïncidences de maladies du foie avec le diabète, et, comme je l'ai fait à propos d'autres sujets, je mettrai ces exemples sous les yeux du lecteur.

Mes propres observations, c'est-à-dire celles sur lesquelles mon attention s'est particulièrement fixée sur ce sujet, portent sur 200 hommes et sur 60 femmes. Des phénomènes morbides ont été signalés, du côté du foie, soit concurremment avec le diabète, soit à une époque antérieure à son apparition, dans 23 cas, chez 18 hommes et chez 5 femmes. Voici l'aperçu succinct de ces observations.

1° Homme de 59 ans ; diabète depuis deux ans, reconnu il y a trois mois. Symptômes modérés. Le foie, volumineux surtout dans toute la moitié gauche, dépasse le rebord des côtes de trois travers de doigts. Cet engorgement avait été méconnu. Un an après, il n'y avait plus que de légères traces du diabète et de l'engorgement hépatique.

2° Homme de 52 ans ; diabète depuis deux ans, reconnu depuis deux mois. Peu de sucre. Engorgement général du foie, sans aucune sensibilité. Un an après, aggravation considérable de l'état général, avec tendance cachectique marquée.

3° Homme de 54 ans; diabète récent. On reconnaît un engorgement du foie qui détermine l'emploi de ventouses scarifiées. Quelques semaines après, le foie était encore un peu volumineux. J'ai suivi le malade pendant plusieurs années. On n'observe plus rien du côté du foie, mais il demeure toujours sous l'influence du diabète, sans que ses habitudes très-actives en soient enrayées. Un régime très-approprié et les eaux de Vichy enrayent facilement les retours de la maladie. Cependant, cinq ans après, on retrouvait 48 grammes de sucre.

4° Homme de 66 ans; diabétique depuis quelques mois. Etat nerveux, Grand affaiblissement. Peu de sucre. Il y a un peu d'engorgement du foie.

5° Homme de 62 ans; diabétique depuis 4 ans. Symptômes ordinaires. 38 grammes de sucre. Le foie est un peu gros et légèrement sensible à la pression.

6° Homme de 56 ans; diabétique depuis quatre ans, en traitement depuis quelques mois. Amélioration prononcée. Engorgement de la partie moyenne du foie, avec légère sensibilité à la pression. Guérison apparente. Rechûte un an après.

7° Homme de 57 ans; diabétique depuis six ans. Il se soutient grâce au traitement rationnel et aux eaux de Vichy. Le foie est très- volumineux, sans aucune sensibilité. Le lobe gauche, d'une dureté extrême, recouvre l'épigastre. Le malade meurt trois ans après, après avoir langui dans un état cachectique graduellement croissant. Le foie est resté très-gros et très-dur sans avoir changé d'aspect.

8° Homme de 50 ans; diabète apparu il y a huit mois, à la suite d'une fracture du pied. Symptômes prononcés. 20 grammes de sucre. Engorgement considérable du foie, dépassant les côtes de huit centimètres. Aucune douleur ni sensibilité.

9° Homme de 60 ans ; diabète rapide, il y a neuf mois ; 80 grammes de sucre. Symptômes amendés, avec 20 grammes encore. Le foie aplati, mais très-résistant, non douloureux, descend au-dessous des côtes de toute la largeur de la main.

10° Homme de 60 ans ; diabétique depuis un an. Il y a encore 40 grammes de sucre, et des symptômes assez marqués, bien que très-amendés. Le foie assez dur, un peu douloureux, dépasse partout les côtes.

11° Femme de 65 ans ; depuis deux ans, sujette à des crampes d'estomac très-violentes, avec engorgement du foie. Diabète reconnu il y a un an. Il ne présente plus que des manifestations passagères. Pas de sucre actuel. Le foie est très-dur, très-gros, un peu inégal.

12° Femme de 60 ans ; venue à Vichy, il y a un an, pour un engorgement de foie qui disparut à peu près. Il survient l'hiver suivant un diabète avec symptômes prononcés, qui ne tardent pas à céder en grande partie.

13° Femme de 54 ans ; foie énorme pendant plusieurs années, que des traitements réitérés de Vichy réduisent en grande partie. Elle est devenue diabétique depuis.

14° Homme de 32 ans ; rhumatisant et goutteux.

Diabète récent. Le foie paraît un peu volumineux.

15° Homme de 54 ans; diabétique depuis deux ans. Coliques néphrétiques et gravelles antérieures. Le foie est un peu volumineux.

16° Homme de 53 ans; ancienne gravelle avec coliques néphrétiques. Diabétique depuis peut-être plusieurs années. Le côté gauche du foie est un peu gros.

17° Homme de 33 ans; diabète depuis trois ans. Le foie est un peu volumineux, et le siége de légères sensations douloureuses.

18° Homme de 41 ans; diabétique depuis plusieurs mois. Il a eu un engorgement de foie qui n'existe plus. Il y a un peu de sensibilité dans l'hypochondre droit.

19° Homme de 50 à 60 ans; engorgement du foie il y 25 ans, complètement dissipé. Diabétique depuis deux ans.

20° Homme de 46 ans; diabète depuis six ans, disparaissant par le régime, reparaissant dès qu'il l'abandonne. En 1861, il survint une congestion passagère du foie. En 1862, l'hypochondre droit est le siége d'une sensation d'embarras. On trouve un engorgement de tout le côté gauche, dépourvu de sensibilité. Même état pour le diabète.

21° Homme de 45 ans; anciennes coliques hépatiques. Diabète récent. Le diabète persiste. Les coliques hépatiques se reproduisent avec opiniâtreté. Trois ans après, ictère continu, coliques hépatiques violentes, pas d'engorgement du foie, mais tumeurs mobiles paraissant siéger dans l'épiploon. Etat grave. Diabète léger. Mort quelque temps après.

22° Femme de 59 ans ; anciennes coliques hépatiques dont il ne reste pas de traces. Diabète depuis plusieurs années, reconnu seulement il y a quelques mois. Suivie ultérieurement pendant trois ans. Persistance du diabète. Rien du côté du foie.

23° Femme de 40 ans ; diabétique depuis deux ou trois ans. A eu à plusieurs reprises des ictères passagers. De légers ictères reparaissent encore facilement sous l'influence de causes affectives. Il y a eu quelques douleurs légères vers le foic, mais rien autre d'apparent.

Voici donc 23 cas sur 260, où l'on a observé quelque chose du côté du foie. Il s'agit une fois de coliques hépatiques n'ayant pas laissé de trace (22°), et une fois d'ictères passagers et faciles à provoquer (23°). Dans un cas, il y a une maladie grave du foie, peut-être cancéreuse (7°), et, dans un autre, probablement quelque tumeur abdominale ayant entravé le cours de la bile (21°).

Tous les autres faits se rapportent à l'engorgement simple. Celui-ci appartenait deux fois à une époque éloignée et, sans doute, n'avait aucun rapport avec les accidents actuels (8° et 9°). Dans les observations 14°, 15°, 16° et 17°, il ne s'agit que de légers engorgements auxquels il paraît difficile d'attacher une grande importance.

. Restent quatorze cas d'engorgements prononcés, mais de ces engorgements simples, point ou à peine douloureux, que l'on ne reconnaît en général que par l'examen méthodique ou fortuit de l'abdomen, et que j'ai décrits longuement dans un autre ouvrage (1). Il est difficile d'apercevoir les relations qui peuvent exister entre de tels engorgements et le diabète. C'est une altération beaucoup plus fréquente qu'on ne le pense, communément, et qui échappe très souvent, parce qu'elle ne donne lieu généralement qu'à des symptômes très peu marqués.

Si l'on considère que l'engorgement simple du foie ne s'accompagne pas de glycosurie dans l'immense majorité des cas, et si l'on tient compte du nombre de diabétiques qui ne présentent rien de semblable, on sera sans doute porté à croire qu'il ne s'agit là que de simples complications. Dans tous les cas, je ne vois, dans les faits que j'ai observés, rien qui autorise à reconnaître un diabète d'origine manifestement hépatique.

MALADIES DE L'ENCÉPHALE.

Dans la grande généralité des cas, le diabète se développe et suit son cours, pendant des périodes très-longues, sans que l'on observe de troubles appréciables, paraissant provenir des centres nerveux eux-mêmes.

(1) Durand-Fardel. *Traité pratique des maladies chroniques*, 1868, t. II.

Il est très vrai que, chez la plupart des diabétiques, l'état glycosurique subit d'une manière frappante l'influence des facultés affectives. La colère, la frayeur, un chagrin violent, des inquiétudes vives, se traduisent communément par une augmentation immédiate dans la proportion du sucre contenu dans les urines, et des symptômes correspondants, particulièrement de la soif, de la faiblesse ou de la courbature, et même de l'amaigrissement. Heureux les diabétiques dont le caractère apathique ou la vie paisible et silencieuse les tiennent à l'abri des secousses morales et des accidents affectifs.

Mais là se borne assez généralement la corrélation apparente entre les fonctions de l'innervation et les symptômes immédiats de la glycosurie. Les troubles amblyopiques et l'anaphrodisie sont il est vrai au nombre des conséquences habituelles de cette dernière, et peuvent être considérés comme le témoignage d'une atteinte subie en divers points par le système nerveux. Mais il n'est pas question ici des symptômes essentiels de la maladie; il s'agit spécialement des phénomènes qui peuvent témoigner d'une participation accidentelle du système nerveux à ses manifestations. Quant aux crampes que l'on observe assez fréquemment, à l'hyperesthésie et à l'anesthésie que l'on rencontre quelquefois, ces phénomènes, ainsi que l'atonie générale du système musculaire, ont sans doute leur siége direct dans le système nerveux périphérique.

Cependant des symptômes cérébaux surviennent

quelquefois chez les diabétiques. La mort est assez fréquemment précédée d'accidents apoplectiformes. Enfin la glycosurie a été souvent observée sous l'influence immédiate de lésions traumatiques de l'encéphale.

Quelle est la liaison qui existe entre le diabète et les désordres encéphaliques qui l'accompagnent?

Cette question a été envisagée dans deux sens complétement opposés, par les observateurs qui s'en sont occupés.

Lorsque les curieuses expériences de M. Claude Bernard, touchant la production immédiate du diabète, ou pour parler plus exactement de la glycosurie, par la lésion superficielle du quatrième ventricule du cerveau, ont été connues, on s'est empressé de chercher dans l'encéphale le point de départ du diabète, et l'on a cru trouver, dans tous les cas de coïncidence de lésions encéphaliques avec le diabète, ou d'apparitions glycosuriques sous l'influence de lésions de ce genre, la démonstration que l'anomalie glycosurique pourrait bien avoir son véritable point de départ dans les centres nerveux.

De son côté, M. Marchal (de Calvi), se livrant à une étude approfondie des phénomènes pathologiques qui peuvent se développer sous l'influence de la glycoémie, a cherché à démontrer que les altérations anatomiques, comme les troubles fonctionnels, en un mot les états pathologiques appartenant au système nerveux central que l'on rencontre chez les diabétiques, étaient la conséquence et non la cause de la glycoémie.

Lorsque l'on examine attentivement et sans opinion préconçue les faits apportés à l'appui de chacune de ces manières de voir, il est difficile de ne pas reconnaître que l'une et l'autre doivent être également, et suivant les cas, l'expression de la vérité.

Nous ne saurions, cliniquement parlant, nous arrêter aux altérations du quatrième ventricule du cerveau. En dehors des faits purement expérimentaux signalés par M. Bernard, et reproduits par d'autres observateurs, les quelques faits d'anatomie pathologique que l'on a recueillis sur ce sujet ne tiennent, comme on le verra plus loin, qu'une bien faible place dans la pathologie du diabète. Mais il est reconnu que le traumatisme de l'encéphale détermine facilement la glycosurie, une glycosurie purement symptomatique il est vrai, et qui disparaît alors que les accidents cérébraux disparaissent eux-mêmes. Il y a donc tout lieu d'admettre, à priori, qu'une lésion permanente de l'encéphale puisse déterminer une glycosurie permanente, c'est-à-dire un véritable diabète. Sans doute on peut expliquer le diabète du traumatisme encéphalique par la commotion, mais il faut toujours admettre que la commotion ait intéressé les points de l'encéphale qui correspondent avec les phénomènes de la glycosurie. Or, comme il faut reconnaître également que les désordres fonctionnels, ou manifestations symptomatiques, déterminés par les altérations organiques de l'encéphale ne sont pas étroitement subordonnés aux points visiblement atteints, car les altérations les plus circonscrites peuvent donner lieu aux troubles fonctionnels les plus étendus, il n'y a pas lieu de refuser systématiquement à une altération quelconque de l'encéphale la faculté de présider à cette conséquence symptomatique particulière, la glycosurie.

Cependant M. Marchal (de Calvi) s'est attaché à démontrer que, dans tous les cas de lésions organiques ou fonctionnelles de l'encéphale, observés chez des diabétiques, le diabète avait constitué le phénomène initial, et le fait pathogénique de la maladie cérébrale.

L'argumentation de M. Marchal (de Calvi) sur ce sujet est très pressante et très habile, je le reconnais. Cependant, je ne saisis pas bien l'intérêt qu'il peut y avoir à soumettre ainsi des faits rétrospectifs à des interprétations tyranniques, et qui se refusent absolument à toute démonstration. Si les troubles cérébraux observés chez les diabétiques sont toujours consécutifs au diabète, une fois l'attention éveillée sur ce sujet, l'observation prévenue ne manquera pas d'en fournir le témoignage, et la dépendance relative de ces différents ordres de faits s'en suivra naturellement. Mais il est dangereux de vouloir faire dire ce que l'on croit, et ce qui peut être la vérité, à des faits mal observés, et pour lesquels on est obligé d'admettre par supposition ce qui n'a pas été constaté.

Assurément il est naturel d'admettre que, dans

une affection générale comme le diabète, alors que le sang et les tissus sont partout imprégnés par une substance, en quelque sorte étrangère comme le sucre, il est naturel d'admettre que le cerveau, comme bien d'autres parties de l'organisme, peut se trouver altéré dans son mécanisme comme dans sa structure, et l'on ne saurait guère douter qu'il n'en doive arriver ainsi. Mais ceci admis ne contredit nullement cette autre supposition que le diabète puisse se trouver dans certains cas la conséquence, comme il serait dans d'autres la cause, de ces altérations encéphaliques, et il n'est pas nécessaire de torturer les faits pour en extraire l'une de ces démonstrations, à l'exclusion de l'autre.

L'étude des faits propres à éclairer la question des rapports des maladies encéphaliques avec le diabète, comprend des faits d'anatomie pathologique et des faits cliniques. Ces derniers sont eux-mêmes de deux ordres: dans un premier groupe se rangent les cas de traumatisme cérébral, dans lesquels on voit le sucre apparaître dans les urines; bien que ceci concerne le phénomène glycosurie beaucoup plus que la maladie diabète, ils ne doivent pas être négligés. Un second groupe comprend les accidents encéphatiques qui peuvent présenter une corrélation apparente avec le diabète. Je ne m'occuperai en ce moment que de ces derniers. Les autres faits seront étudiés à propos de *l'anatomie pathologique*.

J'ai rencontré six cas de diabète avec disposition apparente à la congestion cérébrale, laquelle se tra-

duisait principalement par les vertiges et les étourdissements.

Un homme de 66 ans avait éprouvé des accidents
de congestion cérébrale qui avaient laissé une difficulté particulière de la marche.

Un homme de 50 à 60 ans était resté plusieurs
années, en même temps que diabétique, sujet à des
étourdissements violents et à des accès intenses de
dyspnée, sans qu'il y eût rien d'apparent au cœur.

Un homme de quarante-huit ans avait eu, un an
avant l'apparition du diabète, une congestion cérébrale qui avait laissé pendant quelque temps une
déviation de la bouche.

Un homme de cinquante-neuf ans était sujet à des
vertiges et à des accidents lipothymiques.

Enfin, dans un sixième cas, des accidents de congestion cérébrale avaient accompagné le début du
diabète.

M. Marchal (de Calvi) a rapporté les faits suivants :

Un malade de M. Kuechenmeister avait des attaques apoplectiformes avec perte momentanée de
connaissance, et affaiblissement des mouvements de
la langue occasionnant de la difficulté dans l'articulation des mots.

Dans un cas de M. Le Bret, le malade se sentait
étourdi comme par une congestion cérébrale passagère.

Un malade de M. Leudet avait des vertiges en
même temps que de l'amblyopie.

Le sujet d'une observation de M. Ménestrel éprouva une congestion cérébrale qui le fit tomber sans connaissance, et lui laissa un fourmillement dans les jambes.

Enfin, dans deux cas, il y eut un trouble profond et durable des facultés intellectuelles.

Quant aux deux malades de M. Barley, dont les extrémités des doigts et des orteils étaient froides, livides et insensibles (1), il est difficile de voir là des témoignages d'une lésion cérébro-spinale quelconque. J'en dirai autant d'un cas de M. Dionis où il eut perte de la sensibilité et de la chaleur dans les deux premiers orteils de chaque pied, et aberration de la tactilité à la plante des pieds (2).

J'ai cité plus haut (3) trois exemples de diabétiques qui avaient présenté des troubles remarquables de la coordination des mouvements dans les membres inférieurs.

Le docteur Seegen (de Carlsbad) a relevé de son côté tous les cas de ce qu'il appelle *diabète cérébral*, et qu'il a rencontrés dans une station thermale où se rend un grand nombre de diabétiques.

Dans un cas de diabète, dit-il, les symptômes indiquaient avec une grande vraisemblance l'existence d'une affection cérébrale.

(1) Marchal (de Calvi). *Recherches sur les accidents diabétiques*, p. 351.

(2) Dionis des Carrières. *Moniteur des hôpitaux*, n^rs des 5 et 7 mai 1857.

(3) Voyez page 55.

Deux fois le diabète avait été précédé d'une hémorrhagie cérébrale, qui avait laissé des symptômes de paralysie à sa suite.

Dans deux cas, l'existence d'une maladie de l'encéphale était rendue probable par une paralysie d'une extrémité supérieure, accompagnée d'un tremblement très-marqué.

Chez un jeune officier, le début du diabète avait coincidé avec une paralysie de la langue.

Chez une jeune femme très-nerveuse, il y avait une blépharoptose qui paraissait tenir à une affection du nerf oculo-moteur commun.

Dans sept cas, l'apparition du diabète avait été précédée d'une céphalalgie intense et persistante, qui siégeait trois fois dans la région occipitale.

L'un des malades de ce groupe, un instituteur âgé de 30 ans, avait fait de grands excès de travail intellectuel ; il éprouva d'abord des douleurs extrêmement violentes, toujours limitées à des points très-circonscrits de la tête, au niveau desquels les cheveux tombèrent. Le diabète se caractérisa ensuite.

Une petite fille de dix ans, chez laquelle le dia·bète a acquis une grande intensité, a des maux de tête fréquents ; elle éprouve constamment une sensation de lourdeur de tète, et elle est singulièrement anxieuse dans toute sa manière d'être. La mère de cette enfant est aliénée.

Une dame âgée de vingt-sept ans, bien nourrie, raconte qu'elle avait depuis quelque temps une sensation particulière extraordinairement pénible dans la région de l'occiput. Il lui semblait qu'elle recevait sur cette région un jet d'eau très fin.

Une paysanne âgée de 25 ans, très fortement constituée, avait éprouvé un an auparavant des douleurs très violentes à retours fréquents, et partant de l'occiput; elle perdait ses forces progressivement.

Une des observations les plus intéressantes est celle d'une femme de 36 ans, de Francfort-sur-Mein. Sa mère avait eu plusieurs accès de mélancolie, et notamment, peu de temps avant son mariage, elle s'était suicidée. Sur ses sept enfants, quatre moururent d'affections cérébrales; le cinquième mourut aliéné à dix-neuf ans. Le frère jumeau de la malade est idiot. Elle-même était atteinte de mélancolie quelque temps avant son mariage; cet état s'amenda plus tard, mais il fut remplacé par une grande surexcitation, à retours multipliés, et des insanités fréquentes. Le diabète survint à la suite de fatigues considérables que cette dame s'était imposées en soignant un malade. Elle était en proie, à la même époque, à de grandes surexcitations morales. Le diabète atteignit rapidement une grande intensité et se termina par la mort, au bout de dix-sept mois. On trouva dans le lobe moyen du cerveau, à droite, un foyer du volume d'une noix, où la substance nerveuse était dure et traversée par un grand nombre d'apoplexies capillaires (1).

(1) Seegen. *Observations sur le diabète sucré*, *Wiener medicinische Wochenschriff*, numéros 23, 25, in *Gazette hebdomadaire de médecine et de chirurgie*, 1866, p. 344.

Ce dernier fait nous conduit aux cas où des altérations cérébrales déterminées ont accompagné, précédé ou suivi le diabète. Les observations qui suivent et dont je ne reproduis que des extraits, ont été publiées par M. Leudet (1).

Une femme de 32 ans fut atteinte, au sixième mois d'une grossesse, d'une perte de la vue de l'œil gauche, sans aucun phénomène paralytique dans les membres. Peu de temps après l'invasion des troubles de la vue, elle éprouve une soif vive qui lui fait boire six ou huit litres de liquide par jour; cette soif persiste, ainsi que la perte de la vue qui coïncide avec des maux de tête, des vomissements. Sept mois et demi après cet accident, symptômes comateux, débutant brusquement et se dissipant graduellement au bout d'un jour. On constate alors une paralysie des troisième et cinquième paires crâniennes, avec un peu de ramollissement de la cornée du même côté ; anesthésie faciale cutanée à gauche, de la muqueuse nasale et de la moitié gauche de la langue. Soif vive (qui n'a pas cessé depuis qu'elle a succédé aux premiers troubles de la vue) et signes généraux du diabète ; on constate la présence du sucre dans l'urine au moyen de la potasse et de la liqueur de Barreswil. Traitement par l'iodure de potassium à l'intérieur: sous l'influence de ce traitement, diminution de la paralysie des troisième et cinquième paires et du diabète, qui n'existe plus le 20. Puis

(1) Leudet. *Gazette médicale de Paris*, 1858, numéros 9 à 11.

aggravation de la kératite, fonte de l'œil ; la paralysie de la face disparaît. Rechute au bout de cinq mois ; nouveaux accidents comateux, sans retour du diabète.

Une femme de 80 ans, atteinte brusquement d'une hémiplégie gauche ; au bout de dix-huit mois, exagération de la soif, présence du sucre dans l'urine, gangrène humide du pied droit. Mort.

Une femme de 39 ans, atteinte au bout du sixième mois de la gestation, d'accidents de paralysie avec convulsions ; disparition graduelle des accidents, persistance d'étourdissements ; six ans après, hémorrhagies multiples, puis accidents dyspeptiques, et enfin diabète sucré ; variole intercurrente. Mort.

Une femme âgée de 53 ans a presque toujours habité des logements malsains, et a été souvent réduite à une alimentation insuffisante, consistant surtout en pommes de terre et en choux : vers le milieu de l'année 1851, hémiplégie droite subite, précédée d'attaques fréquentes hystériformes. Six ou huit mois après, augmentation de l'appétit, de la soif et des urines, sécheresse de la bouche, amaigrissement. En février 1852, à la suite d'un traitement par l'opium à haute-dose, la paralysie diminue tellement que la malade peut reprendre ses occupations. Au bout de sept mois, retour de l'hémiplégie sans perte de connaissance ; en même temps, l'appétit et la soif deviennent excessifs. Cette femme entra dans le service de M. Grisolle, et l'on constata: diabète, polyurie, densité de l'urine, 1,040, sucre, 1 sur 17. Régime azoté, eau de Vichy. Amélioration au bout de deux mois. En juillet 1853, anasarque: en septembre, elle entre dans le service de M. Rayer dans le même état qu'en sortant du service de M. Grisolle; urine sucrée et albumineuse. Même traitement et opium. Pas de changement au bout de deux mois.

Les observations suivantes sont empruntées à l'ouvrage de M. Marchal (de Calvi).

Un homme avait été pris d'un phlegmon diffus ayant laissé des ulcérations phagédéniques, dont la marche insolite donna l'idée d'examiner les urines, lesquelles furent trouvées sucrées. Les ulcérations étaient à peu près cicatrisées lorsque le malade, ne pouvant se tenir sur ses jambes, fut obligé de garder le lit. Dès que les pieds touchaient le sol, il s'affaissait sur lui-même. La sensibilité était obtuse aux jambes. Les membres inférieurs ne pouvaient se maintenir soulevés au dessus du lit. Le mouvement des membres supérieurs était intact. La vue n'est pas troublée. Découragement profond. Pas de fièvre. Peu de jours après, le mouvement des membres inférieurs est complètement aboli: puis un bras se paralyse, l'autre ensuite; la parole devient difficile, la déglutition aussi; les objets paraissent doubles et confus; les muscles respirateurs se paralysent et le malade succombe rapidement. (Observation de M. Dionis des Carrières).

Homme de soixante-ans, maigrissant et éprouvant

depuis plusieurs années une faiblesse générale avec des sensations répétées de fourmillements dans les pieds. En même temps, une rétraction invincible des tendons fléchisseurs fixait dans la paume de la main droite les doigts index et médius, et le médius seul dans la gauche. Le malade ne pouvait supporter ni la fatigue de la marche, ni la station verticale prolongée. Ces accidents furent attribués à une névrose générale ; il ne paraît s'y être ajouté aucun symptôme cérébro-spinal plus déterminé. De petites gangrènes superficielles survinrent aux orteils. Le malade succomba quelque temps après, ayant été récemment reconnu diabétique. (Observation de M. Le Bret.)

Un monsieur de soixante ans, très-bien portant jusque là, fut pris de vomissements répétés, avec trouble notable de la vision et difficulté prononcée de la locomotion. Ces vomissements étaient précédés de sifflements dans les oreilles et de vertiges. Le malade raconte qu'à la première invasion des accidents il vit, tout à coup, sans cause appréciable, les objets et l'appartement où il était assis, tourner rapidement ; du reste, ni fièvre ni céphalalgie. Au bout de quelques jours, sans traitement bien actif, M... put se lever : mais le défaut de coordination des mouvements, particulièrement dans la marche, était notable, et la vue se troublait facilement. Peu à peu l'usage des jambes se rétablit, bien qu'il restât un peu de fatigue et d'inquiétude. M... fut envoyé à Balaruc, comme atteint d'une maladie cérébrale. Il était très-

amaigri, constipé, la peau d'un jaune terreux, flé-
chissant quelquefois sur les jambes, la vue légèrement affaiblie. Il n'est question ni de l'existence ni
de l'absence d'autres symptômes. On reconnaît la
présence du sucre dans l'urine. Le malade est soumis au régime anti-diabétique. Il prend les eaux de
Balaruc pendant douze jours, et les urines exami-
nées deux fois pendant ce temps montrent une disparition complète du sucre. L'état général s'amé-
liore aussi rapidement. Deux ans après, la santé
s'était soutenue. (Observation de M. Le Bret.)

Une femme de cinquante huit ans était arrivée au
dernier degré de l'état cachectique ; ses urines contenaient de six à huit grammes de glycose. Cette
femme (brodeuse et blanchisseuse) avait beaucoup
d'enfants et sans doute beaucoup de fatigues, sinon
de misère, A vingt-cinq ans, elle avait eu des troubles de la vue qui avaient nécessité l'application d'un
séton à la nuque. Elle eut depuis cette époque plusieurs éruptions furonculeuses et érysipélateu-
ses, et, depuis l'âge de trente-trois ans, plusieurs
attaques apoplectiformes qui ne furent attribuées
qu'à des congestions cérébrales. A l'âge de cinquante-
trois ans, elle devint sujette à des attaques réitérées,
soudaines, et se produisant même pendant le sommeil. Elle poussait un cri et perdait connaissance.
Ses bras, surtout le gauche, agités de mouvements
convulsifs violents, se relevaient au dessus de la
tête. La face se tuméfiait et devenait livide ; la bouche se déviait. L'accès durait environ dix minutes, et

était suivi d'un profond accablement et d'une hemi-
plégie gauche, qui cédait à l'usage de l'électricité
ou même disparaissait spontanément. C'est seulement au début de ces accès que survint une soif insolite. La malade buvait de trois à quatre litres de
tisane de valériane par jour. On ne prit pas garde
aux urines. A l'âge de cinquante sept ans, les attaques éclamptiques cessèrent, et la soif cessa en
même temps. Mais la malade fut prise d'un violent
prurit vulvaire qui la tourmenta beaucoup, et dont
elle souffrait encore de temps à autre, sensiblement
moins, lorsqu'il survint des symptômes gastriques,
consistant en vomissements et douleurs à l'épigastre. La malade ne rendait quelquefois que le lendemain les aliments qu'elle avait pris, et l'on reconnaissait facilement qu'ils n'avaient subi aucune élaboration. Elle se trouvait dans cet état, ne paraissant avoir plus que quelques jours à vivre, lorsqu'elle vint sous les yeux de l'auteur de l'observation (M. Marchal (de Calvi).

Une dame fut frappée d'apoplexie avec perte absolue de connaissance. Depuis longtemps elle buvait
et urinait abondamment, et elle avait eu, à plusieurs reprises, de nombreux furoncles (M. Marchal-
(de Calvi).

A. Becquerel a trouvé les urines sucrées et albumineuses, dans un cas de myélite aigüe et multiple
chez une femme adulte. Le diagnostic avait été
éclampsie albuminurique. Les reins furent trouvés
sains. Le même auteur a rapporté l'observation d'une

femme de cinquante-quatre ans, placée dans de mauvaises conditions hygiéniques, mère de six enfants, ayant succombé à des accidents qu'il intitule paralysie générale. Il y avait des accès convulsifs qui s'accompagnaient toujours de l'apparition d'une quantité notable de sucre et d'une forte quantité d'albumine, On ne rencontra aucune altération appréciable à l'autopsie, ni dans les centres nerveux ni ailleurs (1).

M. Reynoso a signalé la présence du sucre dans l'urine des épileptiques et des hystériques. Ces assertions, contredites d'abord par M. Michéa, ont été depuis confirmées par ce dernier, pour ce qui concerne les épileptiques.

D'après M. Gibb, on observerait la présence du sucre dans l'urine à l'occasion des maladies suivantes du système nerveux : commotion cérébrale ; congestions cérébrales des sujets scrofuleux ; tumeurs et lésions diverses de la base du crâne; hydrocéphale ; névralgies ; dentition difficile ; coqueluche (2).

J'ai tenu à mettre sous les yeux du lecteur ces documents multipliés et quelque peu disparates, relatifs aux accidents cérébraux que l'on peut trouver en circulation avec le diabète. Il convient maintenant de rechercher quelle peut être la signification de ces faits.

(1) A. Becquerel. *Moniteur des Hôpitaux*, 1857, p. 75.

(2) Fritz. *Du Diabète dans ses rapports avec les maladies cérébrales,* n *Gazette hebdomadaire* 1859, p. 346

Si l'on veut bien reconnaître que les exemples recueillis par moi-même, par le docteur Seegen, à Carlsbad, et ceux rassemblés par M. Marchal (de Calvi), se rapportent en définitive à des milliers d'observations considérables, on conviendra que des accidents cérébraux s'observent rarement chez les diabétiques. Nous trouvons en effet quelques exemples peu nombreux de disposition congestive vers l'encéphale, disposition qui, dans quelques cas au moins, avait précédé l'apparition du diabète, et appartenait sans doute plus à l'individu qu'à la maladie.

J'ai déjà fait remarquer, et l'on reconnaîtra aisément, que, parmi les faits rattachés aux accidents cérébraux du diabète, il en est certains qui ne sauraient réclamer très clairement une telle origine : ainsi des troubles de la sensibilité et même du mouvement, absolument limités à quelque extrémité ; ainsi entre autres, pour la première observation de M. Le Bret (1). Quant à la seconde observation du même auteur, elle ne me paraît avoir qu'une signification fort douteuse (2). M. Marchal (de Calvi, et, paraît-il, M. Le Bret, attribuent à un diabète méconnu l'apparition de troubles assez caractérisés de la coordination des mouvements. Les seuls symptômes qu'il fût possible de rapporter au diabète sont l'amaigrissement, l'affaiblissement et des troubles

(1) Voyez page 212.
(2) Voyez page 213.

de la vue, que précisément la maladie du système nerveux ne réclame pas moins directement ; ajoutons-y la peau d'un jaune terne. On découvre du sucre dans l'urine ; mais, au bout de douze jours du traitement thermal, peu spécial en pareil cas, de Balaruc, et, il est vrai, d'un régime approprié, le sucre disparaît : et, deux ans après, la santé continuait d'être satisfaisante. Un diabète qui cède aussi facilement devait être fort léger, sans doute récent, et il est difficile de lui attribuer des accidents aussi particuliers du système nerveux. Et il ne faudrait pas attribuer la guérison de ces derniers à la guérison du diabète, car ils étaient déjà en voie de grande atténuation quand le malade est arrivé à Balaruc, alors que le diabète est venu à être reconnu et traité.

J'ai reproduit, d'après M. Marchal (de Calvi), l'observation d'une femme qui avait été pendant quarante ans sujette à des éruptions furonculeuses et à des attaques apoplectiques (coups de sang), et qui montra 8 grammes de sucre dans son urine quelques jours avant la mort. M. Marchal (de Calvi) affirme que cette femme avait été diabétique pendant quarante ans. Cette assertion me paraît hardie. En effet, voici un diagnostic rétrospectif qui s'appuie uniquement sur la répétition de congestions cérébrales, accident absolument rare chez les diabétiques, et sur des éruptions furonculeuses. Quelle que puisse être la corrélation de ces dernières avec le diabète, elles se rencontrent trop fréquemment en dehors de cette affection pour offrir, prises isolément, une signification absolue, surtout lorsqu'il s'agit d'un individu ayant passé sa vie parmi des conditions hygiéniques telles que celles que l'on peut supposer au sujet de cette observation.

Il est incontestable que la glycosurie est un phénomène qui se produit facilement sous l'influence de troubles cérébraux, peut-être de troubles spinaux, ce qui est beaucoup moins avéré.

Les faits de traumatisme cérébral, si nous laissons de côté ceux de la physiologie expérimentale, en fournissent les preuves les plus concluantes. Les observations de M. Reynoso et de M. Michéa sur les épileptiques sont en concordance parfaite avec les précédents. C'est lors des accidents convulsifs que A. Becquerel rencontrait du sucre, en même temps que de l'albumine, chez la paralytique générale dont il a rapporté l'observation. Il se comprend aisément que les perturbations violentes du système nerveux déterminent, parmi les phénomènes chimiques qui s'accomplissent dans le liquide sanguin, des désordres qui en dérangent l'harmonie, en se traduisant par l'apparition momentanée du sucre ou de l'albumine dans l'urine. Et on doit admettre en même temps que la glycosurie symptòmatique de ces désordres de l'innervation vienne à persister chez quelques individus, et à donner lieu à un véritable diabète.

L'interprétation qui conduit à ne voir, dans les accidents cérébraux présentés par des individus diabétiques, que des conséquences du diabète, n'est donc commandée, ni par l'observation directe, ni par le raisonnement, c'est-à-dire par la déduction rationnelle des faits, et rien ne semble légitimer une insistance systématique à ce sujet.

Ce n'est pas une raison pour que les accidents cérébraux des diabétiques, d'origine purement fonctionnelle, congestive ou même organique, ne puissent reconnaître dans quelques circonstances la glycosurie, pour cause effective. Il n'est pas un état diathésique qui ne puisse mettre en jeu l'innervation centrale, soit dans sa modalité fonctionnelle, soit dans sa texture. Il n'y a pas de raison pour que la glycosurie fasse exception. Je suis plutôt étonné que de telles conséquences soient aussi rares qu'elles le paraissent: mais les faits connus aujourd'hui, sur lesquels on pourrait établir avec quelque sûreté une telle subordination entre ces deux séries pathologiques, sont trop peu nombreux pour que nous ne les rangions pas parmi les faits accidentels qui peuvent s'observer dans le diabète, mais ne tiennent qu'une place très-secondaire dans l'histoire pathologique de cette affection.

GOUTTE ET GRAVELLE URIQUE.

La diathèse glycosurique se combine assez souvent avec la diathèse urique.

Les relations de la goutte en particulier avec le diabète ont frappé plusieurs observateurs, et ont été l'objet de conceptions théoriques particulières. Je ne m'occuperai ici de la rencontre du diabète avec les *manifestations* de la goutte et de la gravelle qu'au point de vue clinique, et sans y voir autre chose que de simples complications.

Comme les documents que l'on possède sur ce sujet intéressant sont fort peu nombreux, et consistent généralement en assertions assez vagues et superficielles, je pense qu'il ne sera pas sans utilité de reproduire un extrait de toutes les observations de ce genre que j'ai recueillies. Elles mettront les personnes, désireuses d'étudier cette question, à même de mieux juger de la nature de ces faits, de la corrélation qui existe entre eux, et d'apprécier les considérations auxquelles ils pourront donner lieu. Ces observations seront réparties en trois catégories :

Gravelle,

Goutte,

Goutte et Gravelle réunies.

Les observations qui me sont propres, et que j'ai cru pouvoir utiliser, d'après la nature des renseignements qu'elles contiennent sur ce sujet, sont au nombre de 50 pour les femmes et de 220 pour les hommes.

Ces observations comprennent :

Gravelle : Femmes	6
Hommes	17
Goutte : Femmes	1
Hommes	19
Goutte et gravelle : Femmes	2
Hommes	3

Ce qui donne pour 270 observations de diabète :

Gravelle.................................	23
Goutte..................................	10
Goutte et gravel'e......................	5
	38

Gravelle. — 1° Femme de 40 ans ; diabétique depuis deux ans. Il y a quatre ans, coliques néphrétiques et gravelle. Symptômes diabétiques très-complets. 68 grammes de sucre. Les années suivantes, grande amélioration du diabète. Les manifestations graveleuses ne se sont pas reproduites ; mais rhumatisme de la jambe droite. '

2° Femme d'âge moyen ; diabétique depuis deux à trois ans. Avait eu autrefois des coliques néphrétiques. A rendu encore des graviers volumineux, il y a trois ans, pas depuis cette époque.

3° Femme de 60 ans ; diabétique depuis six à douze mois. Il y a quatre mois, première apparition de gravelle urique, accompagnée d'un peu de sang, avec vives douleurs rénales ; nouvelles apparitions consécutives des mêmes phénomènes.

4° Homme de 54 ans ; diabétique depuis deux ans, quantité modérée de sucre : a eu, il y a plusieurs années, des coliques néphrétiques et a rendu des graviers ; séjour à Contrexéville quatre ans de suite. Il ne rend plus de graviers, et éprouve de la fatigue plutôt que de la douleur vers les reins.

5° Homme de 53 ans ; diabétique depuis une époque indéterminée. Coliques néphrétiques beaucoup plus anciennes, reproduites de nouveau récemment, très vives. Il souffre habituellement des reins. Il a rendu de la gravelle rouge et des mucosités glaireuses. La soif diabétique cesse de se faire sentir quand les douleurs rénales augmentent.

6° Homme de 58 ans; il y a vingt ans, coliques néphrétiques qui se reproduisent pendant dix ans, à des intervalles éloignés, avec émission de gros graviers d'acide urique. Il y a dix ans, les urines, qui étaient habituellement très chargées, deviennent très claires, et depuis il n'y a eu apparence ni de dépôts urinaires, ni de douleurs rénales. En même temps une soif vive se développait; le diabète n'était reconnu que quatre ans après.

7° Homme de 63 ans; à l'âge de 46 ans, coliques néphrétiques prolongées, qui ne se reproduisent plus; diabétique depuis deux ans environ. Quelques retours de douleurs rénales vives avec urines très sédimenteuses et graviers rouges. Alors le sucre disparaît pour quelque temps, puis il se reproduit en grande proportion. On a constaté à plusieurs reprises de telles alternatives entre la gravelle et la glycosurie. La santé générale n'est pas du reste très altérée. Le malade, revu deux ans après, est très affaibli, bien que peu amaigri. Il a une soif modérée, avec sueurs profuses. Il ne se plaint que de légères douleurs lombaires. On trouve 23 grammes de sucre avec acide urique assez abondant, mais aucun dépôt urinaire apparent depuis un an.

8° Homme de 58 ans; rhumatisant, venu à Vichy

en 1854 pour des coliques néphrétiques datant déjà de quelques années. Ces coliques se reproduisirent depuis lors de temps en temps, avec émission de graviers. Revu en 1866 : depuis quatre mois, douleurs rénales et le long des voies urinaires, surtout par la marche ; il ne rend plus de sable rouge, mais du sang paraît facilement par l'exercice. Très débilité en apparence par son régime habituel et sa vie sédentaire (notaire), on trouva, il y a deux mois, 59 grammes de sucre dans l'urine, avec absence presque complète de symptômes diabétiques. Du reste, après deux mois d'un régime approprié et du traitement thermal de Vichy, le sucre avait disparu.

9° Homme de 68 ans ; il y a sept ans, rhumatisme articulaire aigu, récidivé deux ans après. Il y a quinze jours et huit jours, colique néphrétique à droite, de trente-six heures ; n'a rendu qu'un peu de sable rouge. On a constaté, il y a six mois, un diabète avec quelques symptômes nerveux ; le sucre a persisté trois mois, puis a disparu, sans s'être encore montré de nouveau.

10° Homme de 62 ans ; diabétique depuis dix ans. Il y a encore quinze grammes de sucre dans l'urine, de la faiblesse, mais pas de symptômes prononcés. Depuis l'apparition du diabète, il est devenu graveleux et sujet aux coliques néphrétiques.

11° Homme de 59 ans ; depuis six ans, trois coliques néphrétiques à gauche ; graviers nombreux et assez volumineux d'acide urique. Il n'y a que huit mois que les symptômes diabétiques ont apparu. On

a trouvé une proportion notable de sucre, qui a peu
à peu disparu. Il n'y a eu depuis lors aucune apparition de sable dans l'urine.

12° Homme de 58 ans; Il y a quinze mois, une
colique néphrétique à droite, suivie de l'émission
d'un petit gravier. Traitement à Contréxeville, où il
rend du sable en abondance. Apparition du diabète
il y a six mois. Grande atténuation des symptômes.
Il y a encore de quinze à vingt grammes de sucre.

13° Homme de 64 ans; diabète très récent. Rend
quelquefois un peu de sable urique.

14° Homme de 53 ans; diabétique depuis un an,
peut-être davantage ; 80 grammes d'abord, de 15 à 20
grammes actuellement. La santé n'est pas très
altérée. Il rend souvent une poudre urique abondante.

15° Homme de 62 ans; diabétique depuis plusieurs
années. 45 grammes de sucre il y a cinq mois, très
peu actuellement. Santé assez satisfaisante. Sable
rouge habituel dans l'urine.

16° Homme de 55 ans; diabète il y a trois ans, à
la suite d'un rhumatisme articulaire aigu, traité largement par les émissions sanguines, symptômes
modérés. Urines très sédimenteuses, sable rouge
abondant.

17° Homme de 66 ans; depuis cinq ans, gravelle
et catarrhe vésical, traités à Contrexeville. Diabétique depuis six mois. En traitement depuis quatre
mois, il ne reste qu'une quantité de sucre insignifiante.

18° Homme de 60 ans; rhumatisant diabétique depuis six ans. Bien qu'ayant 50 grammes de sucre, il se trouve assez bien portant, mais très affaibli. Il y a eu, il y a un an, une recrudescence du diabète. Depuis longtemps l'urine colorait habituellement en rouge les parois du vase, sans qu'il y eût presque de dépôt. Mais, depuis qu'il prend de l'eau de Vichy (transportée), il rend des sables rouges, fins, très-abondants. Cependant ces sables disparaissent complétement en suivant le traitement thermal de Vichy, et l'urine devint décolorée, pâle et louche. Le sucre continue de se montrer en proportion considérable.

19° Homme de 31 ans; diabétique depuis quatre ans. Peu malade. Il rend quelquefois des sables rouges.

20° Homme de 70 ans; diabétique depuis plusieurs années, et graveleux.

21° Femme de 52 ans; diabétique depuis au moins deux ans. Depuis longtemps l'urine présentait fréquemment des dépôts uriques pulvérulents. L'analyse de l'urine montre, pendant plusieurs années consécutives, une grande prédominance d'acide urique, et quelquefois du phosphate ammoniaco-magnésien en abondance. Le sucre se maintient en très faible proportion.

22° Femme de 55 ans; modérément diabétique, vives douleurs de reins et gravelle urique assez abondante.

23° Femme de trente ans; depuis deux ans diabète,

considérable d'abord, et qui s'est fort amendé. Il n'a jamais été rendu de gravelle. Mais à la même époque a eu lieu une colique néphrétique à droite, très violente, de quarante-cinq heures de durée, ayant laissé un point très douloureux au niveau du rein droit, avec urines sanglantes après le moindre exercice. Il est très probable qu'il existe de la gravelle dans le rein.

Goutte. — 24° Homme de 51 ans; fils de goutteux. Depuis l'âge de 27 ans, goutte aiguë, un accès d'abord, puis deux ou trois accès par an, de huit à vingt jours de durée, à peu près exclusivement aux orteils, sans gravelle. Devient diabétique à l'âge de 51 ans.

25° Homme de 65 ans; goutte aiguë depuis longtemps, habituellement enrayée par la liqueur de Laville. Les accès s'éloignent depuis qu'il a renoncé à des habitudes sédentaires (ancien notaire). Pris de diabète il y a un an, dont les manifestations ont disparu promptement sous l'influence du régime et du traitement.

26° Homme de 48 ans; accès de goutte au gros orteil, il y a six ans. Nouvel accès il y a six mois seulement, moins douloureux, mais plus long, et ayant laissé du gonflement persistant. Le diabète, qui remontait peut-être à une époque très éloignée, a été reconnu il y a deux ans. Il y a encore 63 grammes de sucre, bien que les symptômes soient peu prononcés.

27° Homme de 40 ans ; goutte héréditaire. Il y a dix ans (en 1864), apparition de la goutte aiguë aux orteils. Depuis, accès légers d'abord, puis plus violents, reparaissant à intervalles de six, huit mois, un an, passant d'un pied à l'autre, gagnant plus tard les genoux, et puis les mains, sans laisser de vestiges après leur résolution. Physionomie éminemment goutteuse. Usage habituel du colchique, santé très bonne du reste. Pas de gravelle. En 1865, manifestations de la goutte fort amoindries. Un accident violent de pleurodynie. Un peu d'intermittence du pouls. Du sable rouge a paru dans l'urine depuis l'an dernier. En février 1866, atteinte soudaine de diabète, avec troubles digestifs, et symptômes très prononcés. Amélioration notable de ces derniers, après six mois de régime et de traitement, mais encore 50 grammes de sucre. En 1867, n'a eu que de légères atteintes de goutte ; un peu de sable rouge dans l'urine, surtout après avoir pris de l'eau de Vichy ; symptômes diabétiques légers, encore 30 grammes de sucre. Regime suivi assez imparfaitement. En 1868 continuation du même état : le diabète persiste sans grand trouble de la santé, la goutte articulaire ne se manifeste qu'à peine. Mais il y a eu un accident de congestion cérébrale. A part cela, l'état actuel paraît assez satisfaisant et se prête aux habitudes insuffisamment régulières du sujet.

28° Homme de 55 ans ; goutteux depuis longtemps, et traitant la goutte par les acides (anglais). Il y a de violents accès de goutte aiguë, très généralisés. Les pieds demeurent, dans les intervalles, d'une grande sensibilité, les doigts restent légèrement gonflés: il y a des douleurs vagues dans les articulations. Un diabète passager survient en 1862; depuis lors, jusqu'en 1866, il y a plusieurs alternatives de manifestations diabétiques et de manifestations goutteuses qui cèdent et se remplacent successivement. Le malade attribue ces retours alternatifs au régime qu'il suit, tantôt fortement azoté, lorsqu'il est diabétique, et tantôt débilitant lorsqu'il est goutteux.

29° Homme de 39 ans; goutteux depuis six ans, diabétique depuis quatre ans. Il a eu depuis lors des accents de goutte violents, prolongés et généralisés. Il a également des alternatives de diabète, jamais intense. Depuis dix-huit mois, il se trouve, sous ce double rapport, dans un état satisfaisant, n'ayant plus que des imminences d'accès de goutte, et n'ayant que par intervalles un peu de sucre dans l'urine.

30° Femme de 71 ans; depuis plusieurs années, goutte chronique, avec paroxysmes aigus aux doigts, très déformés, et au gros ortcil. Depuis deux ans très-diabétique, avec eczéma pudendi opiniâtre. Peu de manifestations goutteuses aiguës, mais résistance du diabète.

31° Homme de 68 ans; on a reconnu, il y a six mois, un diabète dont les symptômes étaient assez incomplets, et dont il est difficile de préciser l'origine.

Les articulations des doigts et des gros orteils sont déformées et parfois assez douloureuses. Il apparaît très rarement un peu de sable rouge.

32° Homme de 59 ans ; depuis plusieurs années, sujet à des douleurs erratiques dans les jointures des doigts, plus tard dans le gros orteil, avec raideur des articulations au réveil ; atteintes de sciatique. Diabète ultérieur, toujours léger et cédant facilement au régime. Pendant plusieurs années la santé se maintient satisfaisante, sauf la persistance, sans aggravation, de ces douleurs articulaires, et la nécessité de suivre exactement son régime, sous peine de voir reparaître un peu de sucre dans l'urine avec quelques symptômes diabétiques.

33° Homme de 60 ans ; diabétique depuis huit ans. Alternatives de rétablissements et de rechutes. 20, 30 et 40 grammes de sucre, à des époques diverses. Les symptômes diabétiques sont caractérisés, sans offrir de gravité. Ce n'est que six ans environ depuis que cet état avait commencé de se montrer, qu'apparaissent de légères nodosités et des douleurs habituelles dans les petites jointures. On n'a jamais vu de sable dans l'urine.

Goutte et gravelle. — 34° Homme de 53 ans ; il y a vingt ans qu'il a des accès de goutte aiguë, des coliques néphrétiques et de la gravelle, pour lesquels il a suivi à plusieurs reprises les traitements de Vichy et de Contréxeville. On a reconnu récemment le diabète, dont l'origine demeure difficile à préciser.

Je trouve de 20 à 30 grammes de sucre. Pendant les années suivantes, la goutte se montre à peine. Le diabète se maintient à un faible degré, le sucre disparaît quelquefois, mais reparaît par le moindre écart de régime. Le malade remarque que du sable rouge se montre en abondance quand le sucre est absent. La santé générale est assez satisfaisante.

35° Homme de 64 ans; goutte aiguë et gravelle caractérisées depuis trente ans. Les reins sont habituellement douloureux et il rend beaucoup de sables. Les accès de goutte ne laissent aucune trace aux jointures. Il y a dix-huit mois que le diabète est survenu, et a été très amélioré par le traitement.

36° Homme de 59 ans; en 1857 (ayant 48 ans), accès de goutte au gros orteil et gravelle (traitement à Vichy). En 1859, nouvel accès de goutte; accès très violent en 1860. Il n'y en a pas eu depuis. Devient diabétique en 1863, et le sucre disparaît promptement. Nouvelle atteinte en 1866. Quelques étourdissements à forme lipothymique. En 1868, dans l'hiver, 80 grammes de sucre qui disparaissent assez rapidement. Emission abondante de sables uriques. Le sucre reparaît en août; les urines renferment 14 grammes de sucre et beaucoup d'acide urique. Pas de symptômes diabétiques, mais confirmation des accidents lipothymiques.

38° Femme de 65 ans; coliques néphrétiques, graviers volumineux. Etat goutteux, vague, héréditaire. Diabète à peu près guéri, mais se reproduisant passagèrement.

39° Femme de 55 ans ; rend des graviers volumineux avec symptômes plutôt vésicaux que rénaux ; souvent du sable rouge. Plus tard, goutte chronique, avec déformations peu douloureuses, mais assez considérables des doigts. Apparition sourde d'un diabète sans doute méconnu pendant longtemps. Etat général médiocre, sans manifestations symptômatiques déterminées ; légère tendance cachectique.

Tous les faits qui viennent d'être relatés ne présentent pas une égale importance. Quelques-uns, où nous trouvons simplement signalées quelques apparitions de poussière urique ou un peu de goutte chronique aux doigts, ne paraissent pas offrir une grande signification. Mais la plupart d'entr'eux nous montrent des exemples bien caractérisés de gravelle avec coliques néphrétiques ou de goutte avec accès aigus.

Dans plusieurs cas on a noté l'hérédité de la diathèse urique, et celle-ci existait probablement dans la plupart de ces faits. Ce qu'il y a de certain, c'est que les manifestations de la diathèse urique avaient presque toujours précédé le diabète de longtemps.

Il n'y a pour la goutte d'exception que dans l'observation 33°, et encore ne s'agissait-il que d'un peu de goutte chronique aux doigts, survenue chez un homme de soixante ans, diabétique depuis longtemps. Pour ce qui concerne la gravelle, nous voyons, dans l'observation 10°, les coliques néphrétiques et la gravelle survenir dans le cours d'un diabète, qui paraissait établi depuis plusieurs années, et, dans les observations 3° et 9°, de semblables accidents apparaître dans un diabéte qui ne date que de peu de temps. Enfin, dans l'observation 13°, une colique néphrétique violente et suivie d'une douleur rénale fixe, avec hématurie, a coïncidé avec l'apparition du diabète, sans avoir donné encore issue à une gravelle probable.

Il est donc incontestable que le diabète survient assez fréquemment chez des individus affectés de diathèse urique, à la suite de manifestations caractéristiques de la gravelle et de la goutte.

Cependant, il ne faut pas s'exagérer la portée, non plus que la proportion de ces faits. M. Marchal (de Calvi) a émis l'opinion que le diabète n'est autre chose qu'une « manifestation goutteuse, subordonnée, comme toutes les manifestations du même ordre, à la diathèse urique.» (1). Il y a là une question de pathogénie qui sera traitée ailleurs. Je veux en ce moment m'en tenir à la simple constatation des faits.

La combinaison des manifestations de la diathèse urique, et de la goutte en particulier, avec le diabète, se représente trop souvent pour qu'il s'agisse d'une simple coïncidence. Mon ami, M. Henri Gueneau de Mussy, dont la pratique à Londres est fort étendue, a été frappé de sa fréquence. J'ai souvent constaté moi-même que l'urine diabétique renferme un excès

____

(1) Marchal (de Calvi). *Recherches sur les accidents diabétiques,* p. 631.

d'acide urique, et il n'est pas rare, au dehors des faits appartenant à la gravelle proprement dite, de voir l'acide urique s'y montrer sous forme de dépôts uratiques ou de grains rouges isolés. Nous rechercherons plus loin quelle signification paraît devoir être attribuée à ces faits connexes, et s'il ne faut pas y voir le témoignage d'une analogie de causes et d'une communauté de siége, plutôt que d'une identité de nature. Dans tous les cas, il faut se garder de forcer des rapprochements que nous montre la clinique, mais auxquels il importe de laisser leur caractère pathogénique respectif.

On trouve dans l'ouvrage de M. Marchal (de Calvi) le passage suivant : « L'auteur d'une très-belle thèse sur la goutte, M. Galtier-Boissière, m'a affirmé, dès mon premier mot sur l'identité de nature de la goutte et du diabète commun, que, chez la majorité des goutteux, il avait observé la glycosurie » (1).

Cette assertion m'avait vivement surpris. Je ne m'étais pas attaché, il est vrai, à cette recherche spéciale; cependant quelques analyses isolées ne m'avaient montré rien de semblable. Garrod, qui a reproduit un grand nombre d'analyses d'urine, dans les cas de goutte aiguë et de goutte chronique, n'avait pas signalé la présence du sucre : il est vrai qu'il ne l'avait peut-être pas cherché (2).

____

(1) Marchal (de Calvi). *Recherches sur les accidents diabétiques*, p. 637.

(2) Garrod. *The nature and treatment of gout and rheumatic gout.* London, 1859, p. 158.

Je me suis adressé directement à mon ami, M. Galtier-Boissière, pour avoir l'explication de cette assertion inattendue, et j'ai appris que M. Marchal (de Calvi) avait reproduit inexactement sa communication, qu'il importe de rectifier.

M. Galtier-Boissière a examiné l'urine, au point de vue du sucre, dans cent cas environ de goutte, et n'en a trouvé que sept ou huit fois. Dans un seul cas, la glycosurie a persisté après l'accès de goutte, et le malade est, trois ans après, mort diabétique et tuberculeux. Le diabète existait-il préalablement? On l'ignore. Mais ce que ce fait présente de très-particulier, c'est le développement d'une tuberculose chez un goutteux, circonstance fort rare.

On voit que nous sommes très loin des résultats prêtés par inadvertance à M. Galtier-Boissière. Il sera très-intéressant de multiplier les recherches de ce genre : mais, jusqu'à présent, nous ne pouvons voir, dans la coïncidence de la goutte, comme de la gravelle, avec le diabète, qu'un rapprochement dont il convient d'étudier le caractère, mais qui ne se rencontre que dans des cas limités, quelle que soit leur fréquence relative.

L'examen des faits dont j'ai reproduit seulement les points les plus saillants donne lieu à plusieurs observations intéressantes.

La première est que, lorsque le diabète apparaît chez un goutteux ou chez un graveleux, on voit habituellement les manifestations de la diathèse urique s'amender. Pour la goutte en particulier, nous voyons presque toujours les accès s'amoindrir ou disparaître, sans que la goutte prenne pour cela un caractère de chronicité, et sans que de nouveaux phénomènes morbides apparaissent, ce qui arrive lorsqu'il s'agit de métamorphoses goutteuses ; sauf cependant dans l'observation 27me : mais le sujet de cette observation mène de front, avec sa goutte et son diabète, une vie très-agitée et très sensuelle qui l'expose à toutes sortes d'accidents. D'un autre côté, il faut remarquer encore que les diabètes, survenus chez des goutteux ou des graveleux francs, étaient presque toujours légers et faciles à enrayer, et que l'issue fâcheuse observée par M. Galtier-Boissière paraît jusqu'ici un fait tout exceptionnel, de sorte que la condition de ces goutteux diabétiques paraît généralement préférable à celle de beaucoup d'individus affectés de l'une ou de l'autre de ces maladies. Pareille remarque avait déjà été faite par Prout et se trouve reproduite par M. Charcot (1).

Une autre circonstance digne de remarque est l'alternance qui s'établit quelquefois entre les manifestations de la diathèse urique et celles du diabète. Les observations 27me et 29me, et surtout l'observation 28me, en fournissent des exemples chez des

(1) Charcot. *Leçons sur les maladies des vieillards et sur les maladies chroniques*, recueillies par M. Ball, 1868. p. 101.

goutteux. Le sujet de l'observation 34me voit du sable rouge apparaître en abondance quand le sucre est absent. « Cette alternance d'acide urique et de la glycosurie, dit M. Marchal (de Calvi), est très-frappante chez un malade qui, dès qu'il n'a plus de sucre dans les urines, est sous le coup d'accidents rhumatiques très-violents ; il se produisit chez lui une cruelle attaque de sciatique qui ne céda qu'à de nombreuses cautérisations avec l'acide nitrique. Tant de fois j'ai vu, chez ce malade, la cessation de la glycosurie suivie, au bout d'un certain temps, d'accidents très-douloureux, qui lui imposent l'interruption d'importantes occupations, que j'ai pris le parti de permettre quelques féculents, moyennant quoi il a constamment de 8 à 18 grammes de sucre dans l'urine » (1).

En effet, il est permis de croire que les régimes très-spéciaux, et très-opposés, que comporte soit la goutte, soit le diabète, ne se trouvent pas toujours, lorsqu'ils sont rigoureusement suivis, étrangers à ces échanges curieux d'actes pathologiques ; et il pourra souvent être bon d'imiter la sage conduite de l'auteur que je viens de citer.

Mon savant ami, Bence Jones, a étudié, sous le titre de diabète intermittent, des faits qui rentrent dans la catégorie de ceux dont il vient d'être question. Voici les conclusions de cette étude, qui

_____

(1) Marchal (de Calvi). *Recherches sur les accidents diabétiques,* p. 636.

soulève des appréciations théoriques ou pathogéniques dont l'examen reviendra plus tard.

« Il est des cas où la maladie, soit abandonnée à elle-même, soit traitée, présente des variations assez soudaines entre beaucoup de sucre et peu de sucre. La composition de l'urine avant l'apparition et après la disparition du sucre offre un intérêt particulier. L'excès remarquable d'urée, qui si souvent précède et suit la glycosurie (dans les diabètes intermittents), pourrait être attribué à la diète animale continue. Mais l'occurrence de l'acide urique libre et de l'oxalate de chaux dans l'urine répond très-clairement à un état d'indigestion qu'on rencontre bien souvent, sans que le sucre apparaisse dans l'urine.

« L'état de l'urine me paraît marquer alors un passage de l'indigestion diabétique à l'indigestion acide. Un malade avait coutume d'avoir l'estomac fort troublé. Il ne pouvait manger qu'avec peine, en conséquence de l'acidité et du malaise qu'il éprouvait. Mais depuis que l'urine a augmenté, disait-il, tout désordre de l'estomac a disparu. Je puis tout manger, je n'ai plus d'acidité, mais je perds *flesh and strength*, je maigris et je m'affaiblis.

« Dans l'indigestion (dyspepsie ordinaire), il y a action imparfaite de la digestion sur les aliments non azotés, sucrés ou féculents, d'où production excessive d'acides, et aussi sur les aliments azotés, ce qui est démontré par l'excès des urates et de l'urée, et peut-être aussi par l'oxalate de chaux.

Dans l'indigestion diabétique, ce sont d'abord les aliments non azotés dont la transformation régulière est arrêtée, et il se forme du sucre en place d'acides; plus tard, sinon simultanément, ceci s'étend aux aliments albumineux, et, au lieu d'urate et d'urée, il se forme d'autres produits comme le sucre, lequel peut exister aussi concurremment avec les précédents.

« Quoiqu'il en soit, il est important en pratique de remarquer· la tendance aux acides et à l'excès d'urée dans le diabète intermittent. La diète animale et les alcalins réussissent très-bien alors à arrêter la formation du sucre. Il s'ensuit que, lorsque l'oxalate de chaux, l'acide urique et un excès d'urée se rencontrent dans l'urine, il est probable que le diabète pourra être écarté momentanément et définitivement » (1).

Bence Jones pense donc que le diabète n'est autre chose qu'une indigestion, ou, dans le langage de Prout, une erreur dans le pouvoir de transformation de l'estomac.

Les quelques observations contenues dans ce mémoire fournissent des exemples intéressants des irrégularités de la glycosurie dans le diabète; soit irrégularités journalières et inexpliquées dans la production du sucre urinaire, soit interruptions plus ou moins prolongées dans les manifestations mor-

(1) Bence Jones. *On intermittent diabetes, in medico-chirurgical transactions*, 1853, t. XXXVI, p. 402.

bides, et dans lesquelles, comme il arrive assez constamment dans le diabète, la santé générale se maintient dans un état satisfaisant, tant que le sucre n'apparaît pas de nouveau dans l'urine. Dans plusieurs de ces observations même, on n'a point vu reparaître le sucre, peut-être parce qu'un temps assez long ne s'était pas écoulé depuis qu'il avait cessé de se montrer.

Quoiqu'il en soit, je le redirai plus loin, il n'y a pas plus de diabète intermittent que de goutte ou de gravelle intermittente. Mais il y a des alternatives dans les manifestations morbides, alternatives communes à la plupart des affections diathésiques, à celles en particulier que caractérise une anomalie des principes de l'assimilation.

PHTHISIE PULMONAIRE.

La phthisie pulmonaire a été longtemps considérée comme la terminaison naturelle et inévitable du diabète. Copland (1) et Bardsley affirment n'avoir pas vu de diabétiques qui ne fussent en même temps phthisiques. M. Contour dit que tous les diabétiques qu'il a vu mourir avaient succombé à la phthisie (2). Griesinger a trouvé que la mortalité par la phthisie, chez les diabétiques est de 43 pour 100. On a même proposé de donner au diabète le nom de *phthisurie*

(1) Copland. *Dictionnary of practical medecine*, London, 1839.
(2) Contour. *Du Diabète sucré*, p. 60.

sucrée, comme s'il ne s'agissait que d'une espèce particulière de phthisie. Tout ceci est en dehors de la
vérité.

Il est un fait qui me paraît dominer la question de
la part qui revient à la phthisie pulmonaire dans l'é-
volution du diabète : c'est que la phthisie ne se développe que très-exceptionnellement chez des diabétiques soumis à un traitement rationnel. M. Pavy a
émis une opinion analogue.

Aussi, à mesure que le nombre des diabétiques
abandonnés à eux-mêmes diminue, par suite des
progrès accomplis dans les moyens de diagnostic et
dans l'efficacité des méthodes thérapeutiques, on
voit diminuer le nombre des *phthisuries sucrées*. Il
est clair que je ne parle pas des diabètes guéris, mais
des cas où la maladie persiste et revêt les allures
d'une affection diathésique.

Cependant, il y a une réserve à faire à propos des
jeunes sujets. Lorsque le diabète apparaît pendant
l'évolution de la puberté, surtout chez les jeunes filles, je l'ai toujours vu précéder la phthisie, ou peut-
être accompagner la phthisie commençante. Il n'en
est pas de même chez les adultes, et surtout à une
époque plus avancée de la vie.

On s'explique aisément comment on a dû être
induit en erreur, relativement à la fréquence de la
phthisie chez les diabétiques.

A l'époque, encore peu éloignée, où la plupart des
diabétiques échappaient à l'observation, le plus grand
nombre devait succomber à des accidents transitoires

dont la liaison, avec un tel état constitutionnel, était nécessairement méconnue, ainsi à des pneumonies, à des accidents cérébraux, à des gangrènes ou à des phlegmons, et sans doute à d'autres états pathologiques auxquels les conditions particulières du sang et des tissus, qu'aucune intervention salutaire n'était venue modifier, apportaient une gravité toute particulière. Les diabétiques phthisiques se prêtaient à une observation plus rapprochée ; et, comme l'attention se trouvait moins exclusivement absorbée par des accidents rapides, on reconnaissait plus facilement le diabète. Mais, comme on ne le reconnaissait guère que dans de pareilles circonstances, il était naturel que l'on fût porté à identifier le diabète avec la phthisie.

Aujourd'hui encore, les diabètes longtemps méconnus, s'ils existent chez des individus placés dans des conditions favorables à la phthisie, aboutissent à la tuberculisation pulmonaire et les conduisent dans les hôpitaux. C'est ainsi qu'il faut s'expliquer les assertions de Copland, et celles cependant plus récentes de Griesinger. On peut affirmer que les résultats exprimés par ces auteurs dépendent très particulièrement des conditions spéciales d'observation où ils se sont trouvés placés.

Monneret s'est exprimé d'une manière très formelle sur ce sujet : « Le diabète accélère la phthisie, dit-il, chez les phthisiques. Il peut en être l'occasion, mais lui donner naissance, jamais. Chez un individu en puissance de la diathèse tuberculeuse, le diabète en précipite le premier développement et amène une mort très prompte; mais là s'arrête son influence» (1).

M. Pavy pense que l'on prend souvent pour de véritables phthisies, chez les diabétiques, des inflammations chroniques des poumons qui n'ont rien de tuberculeux.

Voici comment il s'exprime à ce sujet: « La forme chronique de maladie pulmonaire qui se montre si souvent associée avec le diabète est généralement rapportée à la phthisie Mais, bien qu'elle suive la même marche, et présente les mêmes syptômes que la phthisie tuberculeuse, cependant elle semble en réalité constituer un résultat d'une simple inflammation chronique, avec désorganisation du tissu pulmonaire et formation de cavités, sans avoir été précédée ou accompagnée d'aucun dépôt strumeux ou tuberculeux. A moins, ajoute-t-il, que l'induration grise qui entoure ces cavités, et que beaucoup considèrent comme le produit d'une inflammation simple, ne soit envisagée comme de nature tuberculeuse, il n'y a rien de tuberculeux dans cette affection » (2). Je ne puis que recommander, avec M. Jaccoud, de contrôler cette manière de voir par des observations cadavériques attentives.

Ce qu'il y a de certain, c'est que, en dehors des hôpitaux et des influences combinées de la misère,

____

(1) Monneret. *Traité élémentaire de pathologie interne*, t. III, p. 143.

(2) Pavy. *Researches of the nature and treatment of diabetes* page 223.

de la mauvaise hygiène et de la disposition stru-
meuse, on voit rarement le diabète aboutir à la
phthisie. Tel est du moins le résultat de ma propre
observation, bien que j'aie rencontré un grand
nombre de diabètes de très ancienne date. Aussi ce
n'est pas sans quelque étonnement que j'ai vu mentionner, dans une thèse récente, que M. Sénac
« verrait chaque année à Vichy des diabétiques tuberculeux, qui ont des cavernes dans les poumons
depuis fort longtemps, qui de temps à autre ont des
crachements de sang, et qui cependant tirent au
moins instantanément de leur séjour à Vichy un
grand bénéfice» (1). Il semble résulter de ce passage
que les diabétiques tuberculeux se rencontreraient
assez communément à Vichy. Bien qu'observant sur
le même terrain que ce distingué confrère, je dois
répéter que de tels exemples, en dehors de très
jeunes sujets, ne se sont offerts à moi que fort rarement, et je reviendrai plus tard sur ce point, que je
n'ai pas non plus observé de résultats thérapeutiques
aussi encourageants.

M. Bouchardat attribue la phthisie pulmonaire chez
les diabétiques à l'abaissement de la caloricité. Il
établit que tous les diabétiques, qui arrivent exté-
nués dans les hôpitaux et y meurent émaciés, ont
des tubercules dans les poumons. Suivant lui, il n'y
a pas de développement de tubercules pulmonaires
quand la quantité de glycose éliminée par les urines

____

(1) Brouardel. *Etude critique des diverses médications employées contre le diabète sucré*, thèse pour l'agrégation, 1868, p. 150.

ne dépasse pas 100 grammes, et que la nutrition est suffisante. Mais des tubercules apparaissent toujours dans les poumons des glycosuriques, quand l'élimination de la glycose a lieu en proportion considérable, pendant un temps assez long. La perte de la glycose s'élève, dans quelques cas, à un kilogramme par jour. Or, le rôle de ce principe est bien positivement de pourvoir aux besoins de la calorification. Un glycosurique est donc, en définitive, dans une condition telle qu'il élimine, sans l'utiliser, une quantité considérable du principal aliment de calorification. C'est à cette circonstance qu'est due la phthisie des diabétiques. Les tubercules n'apparaissent que lorsque les ressources de la calorification sont bien près d'être épuisées par la glycosurie, et que, par suite de cet épuisement, les fonctions du poumon et de l'ensemble des appareils de calorification sont notablement ralenties. Cela est si vrai, qu'en remplaçant les sucres et les féculents éliminés chez les glycosuriques par les corps gras et les alcooliques, qui sont pareillement des aliments de calorification, ou respiratoires, si les tubercules n'existaient pas dans les poumons, ils ne s'y développent que dans des conditions exceptionnelles. En résumé, exhalation moindre d'acide carbonique, dans un temps donné, diminution dans la quantité d'urée produite; abaissement de la température animale d'un demi-degré, et quelquefois d'un degré en plus; refroidissement plus fréquent et plus durable de la périphérie : réaction moins prompte, sécheresse de la peau, diminution très-notable de l'évaporation cutanée, telles sont les manifestations que la perte, l'insuffisance ou l'emploi incomplet des ressources de la calorification déterminent (1).

M. Marchal (de Calvi), sans contester la justesse des remarques de M. Bouchardat, voit plutôt, dans la tuberculisation pulmonaire des diabétiques, un effet direct de la diminution de la respiration, c'est-à-dire de la restriction apportée à l'activité du poumon. « Le produit de la digestion des aliments respiratoires, dit-il, étant perdu en très grande partie, le poumon agit moins, et agissant moins se laisse envahir par la matière tuberculeuse. Si la pneumophymie dépendait du refroidissement, les tubercules ne se montreraient pas seulement dans le poumon. Celui-ci se défend donc contre le tubercule par l'action, et l'on pourrait voir dans ce fait un cas particulier d'une loi qui ressort d'un grand nombre d'observations de parasitisme, savoir, que lorsqu'une existence supérieure s'affaiblit, les existences inférieures s'en emparent. Le tubercule, avec son évolution propre, peut être considéré comme un parasite (2). » Cet auteur pense qu'il faut tenir compte également, dans l'étude de la phthisie chez les diabétiques, de ce qu'il appelle la diathèse phlogosogangréneuse, c'est-à-dire d'une disposition générale

(1) Bouchardat. *Du diabète sucré ou glycosurie*, in *Mémoires de l'académie de médecine*, 1852, t. XVI.

(2) Marchal (de Calvi). *Recherches sur les accidents diabétiques*, p. 443.

à l'inflammation par suite de laquelle l'évolution tuberculeuse doit être précipitée.

Quoi qu'il en soit de ces explications, il est certain que la cachexie diabétique tend à la tuberculisation pulmonaire, mais non pas, circonstance digne de remarque, à la tuberculisation générale. On l'observerait sans doute plus souvent si le diabète aboutissait plus souvent à un véritable état cachectique. Mais la cachexie diabétique, beaucoup plus commune à l'époque où l'on ne traitait pas les diabétiques, est le plus souvent prévenue, soit par les influences thérapeutiques, soit par les accidents qui viennent interrompre la vie des diabétiques avant son développement.

Tout en reconnaissant qu'il existe une corrélation effective entre le diabète et la tuberculisation pulmonaire, il faut remarquer cependant que cette dernière ne survient guère que chez des individus qui trouvent dans leur âge ou dans leurs conditions constitutionnelles, originelles ou acquises (misère, insuffisances hygiéniques), des circonstances favorables à la tuberculisation pulmonaire elle-même. Or le diabète se montre surtout aux époques de la vie et parmi les conditions constitutionnelles auxquelles la phthisie pulmonaire est le plus souvent étrangère. On a bien vu des goutteux diabétiques mourir phthisiques, mais de semblables exemples sont fort rares.

Il n'est pas hors de propos de faire remarquer, à propos de la fréquence relative de la phthisie dans le diabète, que cette corrélation a complétement échappé aux observateurs les plus attentifs qui se sont occupés spécialement de la phthisie pulmonaire, et particulièrement à M. Louis, qui n'en fait pas même mention dans sa remarquable monographie sur la phthisie (1).

On a attribué à la phthisie des diabétiques quelques caractères particuliers, tels que la rareté des hémoptysies, le peu d'abondance de l'expectoration, la marche rapide, la rapidité surtout avec laquelle se forment les excavations pulmonaires. Mais je ne sais si ces circonstances ont été suffisamment contrôlées, et il est bon de rappeler ici les réserves qu'il convient de faire au sujet des pneumonies chroniques simples, signalées par M. Pavy, comme représentant une partie des prétendues phthisies attribuées au diabète.

RHUMATISME.

Je trouve dans mes observations 20 exemples de diabète existant chez des rhumatisants (18 hommes et 2 femmes). Il ne faut pas s'arrêter à cette proportion. Si, dans un certain nombre d'observations, je vois signalée l'absence de tout rhumatisme, le silence des autres ne saurait avoir la même signification.

(1) Louis. *Recherches anatomiques, pathologiques et thérapeutiques sur la phthisie*, 1843.

Dans quatre de ces faits, il s'agissait de rhumatisme musculaire ; dans tous les autres, de rhumatisme articulaire chronique. C'était de ces douleurs articulaires, plus ou moins généralisées, habituelles, sans fixité absolue, se reproduisant à des intervalles plus ou moins longs, dans une ou plusieurs jointures, quelquefois d'une mobilité particulière, sans déformation articulaire. Dans un seul cas, il y avait tuméfaction des petites jointures. Dans trois cas, il ne s'agissait que de manifestations rhumatismales, très accidentelles. Plusieurs de ces malades avaient suivi des traitements thermaux, à Bourbonne, à Aix, à Néris, à Barèges.

Hormis dans deux cas, les manifestations rhumatismales étaient d'ancienne date et très antérieures au diabète. Tous ces malades avaient dépassé la cinquantaine, sauf un de trente-deux ans, et quatre de quarante à cinquante. Je n'ai pu du reste, dans aucun cas, reconnaître de corrélation entre ces états rhumatismaux et le diabète lui-même, non plus qu'au sujet du degré ou de l'apparence de ce dernier. Cependant je dois dire qu'aucun de ces cas de diabète ne se trouvait offrir de gravité particulière.

Dans 3 autres cas, il y avait eu un rhumatisme articulaire aigu fébrile, généralisé et intense, de plusieurs semaines de durée.

Un de ces individus, âgé de quarante et un ans, avait, depuis dix-huit mois, un diabète peu intense, qui parut céder à un traitement thermal à Vichy. L'hiver suivant, survint un rhumatisme articulaire aigu. Il y eut, quelque temps après, une légère recrudescence du diabète.

Chez un homme de cinquante-cinq ans, un diabète léger, et se reproduisant par intervalles alternatifs, avait succédé, trois ans auparavant, à un rhumatisme articulaire aigu pour lequel on l'avait saigné abondamment. Il était resté sujet à quelques douleurs de jointures.

Enfin, un homme de soixante-huit ans avait eu, sept ans auparavant, un rhumatisme articulaire aigu, récidivé l'année suivante, mais n'ayant pas laissé de traces. Il était resté, il y a un an, diabétique pendant plusieurs mois, puis il paraissait guéri. Mais il avait eu récemment des coliques néphrétiques, et avait rendu à la suite du sable rouge, menu.

COMPLICATIONS DIVERSES.

M. Bouchardat considère la *pneumonie* comme un des accidents auxquels succombent le plus ordinairement les diabétiques qui meurent rapidement, de même que la phthisie est, chez eux, la forme habituelle des morts lentes. Il attribue en outre à cette pneumonie des diabétiques une gravité toute particulière. « Si une pleuro-pneumonie se déclare chez un glycosurique, dit-il, dont les urines contiennent actuellement du sucre, cette maladie, quoique avec un début peu grave en apparence, entraîne toujours la mort, et souvent dans les vingt-quatre heures. »

Il est en effet probable que les conditions dans lesquelles nous pouvons supposer les humeurs et les tissus des diabétiques doivent imprimer une gravité particulière aux accidents pathologiques qui surviennent chez eux, et en particulier à des accidents de cette nature. Cependant on ne saurait accepter dans toute sa rigueur le pronostic porté par M. Bouchardat. Il faudrait de nouvelles observations pour apprécier plus sûrement le degré de fréquence de la pneumonie chez les diabétiques, et surtout son degré absolu de gravité. Mais ces observations devraient être prises en dehors des hôpitaux, où les diabétiques que l'on y rencontre se présentent dans des conditions particulièrement défavorables, à cause de l'impuissance où la plupart se sont trouvés de suivre le traitement nécessaire. Il n'est pas hors de propos de rappeler ici la disposition particulière des diabétiques à la gangrène pulmonaire.

J'ai remarqué que le *catarrhe pulmonaire*, s'il ne se rencontre pas très-fréquemment chez les diabétiques, offre du moins chez eux une tenacité particulière. J'ai fait une autre remarque, qui a été consignée plus haut, c'est que l'expectoration est facilement sanglante chez les catarrheux diabétiques. Je puis assurer qu'il ne s'agissait pas, dans les cas auxquels je fais allusion, de tuberculisations pulmonaires, ni même d'imminences tuberculeuses, comme la suite m'a permis plusieurs fois de m'en assurer. D'un autre côté, on a signalé la rareté de l'hémoptysie dans la phthisie des diabétiques.

J'ai rencontré plusieurs exemples, chez des diabétiques, de psoriasis et d'eczémas, plus ou moins généralisés, qui m'ont paru sans relation avec l'affection diabétique. Je ne parle pas ici de l'eczéma vulvaire et des régions avoisinantes, dont il a été question plus haut.

CHAPITRE V

DURÉE DU DIABETE.

11 est aussi difficile d'assigner une durée moyenne au diabète qu'à la goutte.

Quand une fois le diabète s'est emparé d'un individu, il le tient en général, pendant le reste de sa vie, sous sa domination; seulement, comme ces diabètes, auxquels la dénomination de diabètes diathésiques convient parfaitement, ne débutent le plus souvent qu'à une époque assez avancée de la vie, la somme de leur durée est moins longue que celle de la goutte, dont les premières manifestations sont généralement plus précoces.

Cependant Griesinger a établi, d'après 225 cas de diabète, que la durée moyenne de la maladie serait. de deux à trois ans. Je doute que ceci soit exact. Peut-être ce chiffre se rapporte-t-il au diabète abandonné à lui-même. Mais la durée moyenne du diabète pris hors des hôpitaux, et traité, est beaucoup plus longue.

Il y a des diabètes qui offrent une durée limitée. C'est une maladie accidentelle qui se dissipe après un certain temps. Cela se rencontre également dans l'ordre de faits qui se rapportent à la diathèse urique.

Il est des individus qui ont eu la gravelle urique à une certaine époque de leur vie. Ils ont eu des coliques néphrétiques et ont rendu des graviers. J'ai rencontré des cas où des accidents de ce genre remontaient à une époque très-éloignée, et ne s'étaient plus montrés. Et rien n'autorisait à supposer qu'il s'agit d'une simple transformation de la diathèse, c'est-à-dire qu'aucun autre acte pathologique n'avait remplacé les phénomènes disparus. Il arrive beaucoup plus rarement d'observer quelque chose d'analogue dans la goutte. J'ai bien vu des individus qui avaient eu, à une époque éloignée, des accès de goutte, lesquels ne s'étaient point reproduits, et auxquels aucune autre manifestation n'avait succédé. Mais ici le diagnostic peut toujours demeurer suspect. A priori, rien ne défend d'admettre que les conditions propres à engendrer la goutte ou la gravelle urique puissent s'évanouir. En fait cela paraît fort rare pour la goutte, mais beaucoup moins pour la gravelle. Cela est au contraire assez commun pour le rhumatisme. Il est également des chloroses qui se montrent très passagèrement. N'y a t-il pas des individus qui ont offert dans leur enfance quelques manifestations scrofuleuses isolées, et dont la constitution n'a paru en conserver aucun vestige?

J'ai vu des sujets qui, plusieurs années auparavant, avaient été diabétiques pendant plusieurs mois, et jouissaient depuis d'une bonne santé. Un si long intervalle n'a point le caractère d'une simple suspension. Cependant, il faut reconnaître que des années se passent quelquefois entre un premier accès de goutte et des accès subséquents. J'en ai recontré en plus grand nombre chez qui le diabète, après une durée de plusieurs mois, avait cessé d'apparaître depuis un ou deux ans, et qui avaient pu reprendre un régime mixte sans inconvénient. Mais un pareil espace de temps ne suffit pas toujours pour tenir à l'abri d'une récidive. Je pense que beaucoup d'autres observateurs ont rencontré des cas de ce genre. Cependant ces derniers ont besoin d'être multipliés et suivis de près. Je ne possède pas moi-même d'éléments suffisants pour tracer l'histoire de ces diabètes à durée limitée, qui représentent, en d'autres termes, des diabètes guéris. Il est entendu qu'il ne s'agit pas ici des glycosuries symptômatiques et passagères que l'on a pu observer dans certaines névroses, à la suite de certains traumatismes, et dont le nombre se multipliera sans doute, à mesure qu'on les cherchera.

Mais les cas les plus nombreux, au moins parmi ceux que j'ai observés, appartiennent à des diabètes de longue durée, qui s'atténuent, se suspendent, mais récidivent, ce qui témoigne de la permanence de l'anomalie qui y préside. Les tableaux que j'ai reproduits au sujet du début du diabète, et aussi de l'étiologie, sont propres à donner une idée des limites que peut atteindre la durée de la maladie ; on peut dire qu'elle est indéfinie. Elle paraît n'avoir alors d'autre terme que l'existence même du sujet, interrompue tardivement par le cours naturel des choses, ou prématurément, ou accidentellement, par des accidents dérivés directement du diabète, ou par des complications aggravées par l'existence même de la diathèse, ou par des complications purement fortuites.

MARCHE DU DIABÈTE.

J'ai dû entrer, en exposant les symptômes du diabète, dans quelques détails sur la marche de la maladie, qu'il m'était impossible d'en séparer : je ne reviendrai pas sur ce que j'en ai dit alors. Le sujet de ce chapitre exige d'abord une distinction formelle entre le diabète livré à lui-même, et le diabète soumis à un traitement méthodique. Dans la généralité des maladies chroniques, que l'on considère l'évolution d'une maladie organique localisée, ou l'ensemble d'un état diathésique, l'intervention thérapeutique, quelque salutaire qu'elle doive être, n'empêche pas l'état pathologique de suivre une marche déterminée, méthodique en quelque sorte, bien que contenue, rallentie, ou même enrayée dans son cours.

Les choses ne se passent pas précisément ainsi dans le diabète. Dès que la médecine intervient, la maladie change d'aspect; elle paraît céder, elle plie aussitôt sous l'action des moyens employés ; mais elle n'a cédé qu'en apparence : elle reparaît après avoir semblé s'évanouir ; mais elle répond presque toujours avec une sorte de docilité au retour et à l'insistance de l'action thérapeutique.

Il en résulte que la marche du diabète se trouve le plus souvent toute subordonnée à l'intervention de l'art, et doit, à ses alternatives de résistance ou de concession, de réveil ou de sommeil, une physionomie toute particulière et à laquelle l'évolution naturelle et spontanée de la maladie est devenue à peu près étrangère.

·La marche du diabète livré à lui-même n'est pas du ressort de l'observation médicale directe, aujourd'hui surtout que les caractères de la maladie ne sauraient demeurer longtemps méconnus. Il faut, pour s'en faire une idée, s'en rapporter aux récits des malades qui, si souvent autrefois, et maintenant encore, attendent des semaines et des mois, des années même, avant de se croire malades et de demander des conseils.

Je ne reviendrai pas sur ce que j'ai dit du début, qui est en général assez franc par le caractère, si ce n'est toujours par la réunion, des manifestations propres à la maladie. Peu à peu, des symptômes nouveaux viennent se joindre aux premiers, dans l'ordre qui a été précédemment exposé. Un temps très long peut se passer sans que la maladie change de physionomie. Les malades boivent et urinent beaucoup, ils mangent bien, ne digèrent pas mal, leurs facultés génésiques s'engourdissent, la vue se trouble un peu, les forces laissent à désirer, la graisse fond, quelquefois lentement : des années peuvent se passer ainsi. Si la maladie n'est pas enrayée, peu à peu la cachexie, dont j'ai exposé plus haut les caractères, s'empare de l'organisme, et la mort survient sous quelqu'une des formes qui ont été déjà signalées, et sur lesquelles je reviendrai tout à l'heure.

Cependant les choses ne se passent pas toujours suivant cette sorte d'uniformité. Les alternatives, qui impriment un caractère si frappant au diabète traité, se montrent aussi à un certain degré dans le diabète livré à lui-même. Les diabétiques, comme tous les malades en proie à un état constitutionnel qui n'a point entraîné d'altérations organiques déterminées, ni de néoplasies, sont très sensibles aux conditions hygiéniques qui les entourent. Le changement de séjour, d'occupations, les conditions affectives, sont des causes très énergiques d'aggravation ou d'apaisement des manifestations morbides. Il faut y ajouter les changements d'habitude, le régime diététique et ses variantes, l'exercice ou l'inaction, etc. Il faut y ajouter encore l'influence des saisons, lesquelles, il faut le dire, comportent presque toujours des changements dans la manière de vivre qui peuvent ne pas être eux-mêmes indifférents.

En dehors de toutes ces circonstances, il y a des temps d'arrêt spontanés dans la maladie. Mais ceci n'est pas commun. Il ne serait même pas impossible qu'il y eût des guérisons spontanées. Cependant ceci reste à démontrer.

Quand le diabète est traité méthodiquement, il n'en est plus de même. Le diabète est une des maladies sur lesquelles la thérapeutique, et il ne faut pas oublier que l'hygiène a ici une valeur thérapeutique formelle, exerce l'action la plus directe et la plus immédiate L'intervention médicale a donc pour premier effet, à peu près constant, d'enrayer la maladie dans sa marche et d'en abaisser toutes les manifestations. Malheureusement cette influence salutaire rencontre presque toujours des limites.

Mais il ne suffit pas de considérer le traitement prescrit. Il faut tenir compte surtout de la manière dont il est mis en œuvre, et des circonstances favorables ou défavorables parmi lesquelles il est accompli. Les maladies de très longue durée, et qui n'absorbent pas entièrement la personnalité des malades, échappent presque toujours par quelques points à la direction thérapeutique. Il faut donc tenir grand compte du degré de bonne volonté ou de persévérance du malade, de la possibilité où il est de se conformer aux exigences du traitement, des circonstances diététiques ou autres qui sont de nature à favoriser la glycosurie, et qui seront exposées à propos de l'étiologie.

La conséquence de tout ceci est que la marche du

diabète se caractérise par des alternatives d'atténuation ou d'exaspération qui peuvent se succéder pendant de longues périodes, pendant toute la durée de
la vie. Mais on n'observe pas seulement des atténua-
tions plus ou moins marquées. Il survient des suspensions complètes qui peuvent être de longue durée,
et simuler la guérison ; mais des récidives viennent
démontrer que la diathèse était toujours présente.
On a appliqué à tort à ces suspensions le terme
d'*intermittence*, Il n'y a pas de diabète intermittent.
Ces suppressions dans les manifestations morbides
sont communes à tous les états morbides qui n'entraînent pas la formation de néoplasies dominantes.
La goutte, la gravelle, le rhumatisme, la scrofule
elle-même, offrent de ces suspensions, qui sont plus
ou moins dans l'essence de la maladie, c'est-à-dire
qui dépendent à des degrés directs de sa spontanéité,
ou des interventions thérapeutiques.

Mais l'intervention thérapeutique n'a pas la même
prise chez tous les sujets. Il est très rare qu'elle ne
se fasse pas sentir immédiatement d'une manière
tranchée sur les manifestations de la maladie. Souvent même elle atteint l'anomalie elle-même et la
maîtrise, ou du moins la diminue pour un temps.
Mais quelquefois elle est dominée par elle. Alors,
bien que les symptômes ne résistent pas absolument
aux moyens qu'on leur oppose, l'organisme, dépourvu
de réaction, cède peu à peu à l'action morbide qui le
possède : la cachexie se montre de loin, et ses progrès, plus lents ou plus rapides, peuvent n'atteindre

qu'après une longue période, des années même, son dernier terme.

Il n'apparaît point de phénomènes nouveaux. Les symptômes initiaux du diabète s'amoindrissent même ; mais l'abaissement progressif des forces vitales, l'amoindrissement de l'activité organique, répondent parfaitement à l'idée de l'imprégnation de l'organisme par un principe délétère, qui n'est pas par lui-même incompatible avec la vie, mais qui finit par réduire l'organisme à une impuissance absolue. La vie se termine alors par la dégradation des éléments organiques, dont la tuberculisation pulmonaire est le témoignage suprême, ou par des accidents émanant directement de l'anomalie diathésique elle-même, ou par de pures complications.

TERMINAISON DU DIABÈTE.

On a vu plus haut comment il était difficile de saisir le diabète à son début, cette première période de la maladie échappant le plus souvent à l'observation du médecin, et même à l'attention du malade. Il en est de même, jusqu'à un certain point, de sa terminaison. Comme dans toutes les affections générales de longue durée, par suite de transformations ou de complications prédominantes, le lien qui unit les périodes ultimes de la maladie, ou de l'existence, aux premières altérations de la santé, n'est pas toujours facile à renouer. Aussi nous trouvons-nous dans l'impossibilité de préciser quelle est la proportion relative des divers modes de terminaison du diabète. Voici ce que nous savons de plus précis sur ce sujet.

Le diabète peut guérir, c'est-à-dire que l'anomalie qui préside à son existence peut n'avoir qu'une durée limitée. On verra plus loin que la seule division qu'il semble possible d'établir dans cette maladie est relative à la distinction du diabète à durée limitée, et du diabète à durée illimitée, que les manifestations de ce dernier soient continues, ou interrompues par des suspensions complètes.

L'aboutissant naturel du diabète à durée illimitée est la cachexie. La forme définitive de cette dernière est ordinairement la tuberculisation pulmonaire. Mais c'est dans les cas les plus rares que l'on voit la maladie se terminer ainsi. Comme elle peut se prolonger en quelque sorte indéfiniment, les malades demeurent soumis pendant son cours à toutes les circonstances fortuites qui peuvent, dans les circonstances ordinaires, mettre fin à l'existence.

Les diabétiques succombent donc le plus souvent à des complications éventuelles. Il est presque toujours difficile, sinon impossible, de reconnaître les relations qui peuvent exister entre ces complications et l'anomalie à laquelle l'organisme se trouve livré. Mais on doit admettre que celle-ci leur imprime un caractère d'une gravité particulière, et qui peut se trouver la cause déterminante, sinon de leur apparition, du moins de leur issue funeste.

Enfin le diabète détermine par lui-même des accidents particuliers qui peuvent entraîner la mort: tels sont manifestement les accidents gangréneux, dont les variétés ont été étudiées avec détail dans un chapitre précédent.

L'étude que j'ai faite de ces accidents, ainsi que des complications les plus ordinaires du diabète, ne me laisse que peu de choses à dire au sujet des terminaisons du diabète.

La tuberculisation pulmonaire appartient très spécialement au diabète des jeunes sujets. Cependant on l'a observée à tous les âges, et même chez des diabétiques goutteux, rapprochement tout exceptionnel.

C'est en général à la pneumonie ou à des accidents cérébraux que succombent les diabétiques. M. Bouchardat a insisté fortement, bien qu'il l'ait certainement exagérée, sur la gravité inusitée de la pneumonie, alors que l'organisme se trouve imprégné de principes sucrés. On a rapporté des exemples assez nombreux de diabétiques morts d'apoplexie, ou avec les symptômes moins rapides du ramollissement cérébral. Mais les autopsies font défaut dans la plupart des faits de ce genre qui ont été signalés. On a également rapporté, et j'ai observé moi-même, plusieurs exemples de mort subite.

Les accidents gangréneux, anthrax, phlegmons diffus, gangrènes dites spontanées, sont une cause, non pas inévitable, car la guérison peut en être obtenue, mais très-directe de mort chez les diabétiques. Je renvoie au chapitre que je leur ai consacré.

J'ai fait le relevé des cas de diabète suivi de mort relatés dans l'ouvrage de M. Marchal (de Calvi), lequel est le recueil le plus riche en observations de diabéte que nous ayons entre les mains. Ces cas sont au nombre de 55. Cet ouvrage étant spécialement consacré à l'exposition des accidents gangréneux du diabète, il est évident que ceux-ci doivent y dominer d'une manière toute particulière : aussi ne doit-on attribuer aucune valeur statistique aux faits qui y sont rassemblés. Cependant, il m'a semblé qu'il ne serait pas sans intérêt d'en présenter une analyse succincte, bien qu'un petit nombre seulement des observations reproduites ou citées aient été complétées par l'autopsie.

Trente-sept de ces observations sont relatives à des cas de mort déterminée directement par des accidents gangréneux, anthrax, gangrène des membres, phlegmons diffus. La mort était survenue ou rapidement, par suite de résorption purulente, ou plus lentement, dans l'épuisement, l'adynamie, avec de la diarrhée. Dans trois de ces cas, on avait constaté en outre : une pleurésie purulente, un œdème du poumon, du pus autour des membranes du cerveau.

Dans quatre autres observations, la mort a eu lieu plus ou moins longtemps après la guérison des accidents gangréneux : par une pleurésie purulente, par un ramollissement cérébral, par une paralysie générale progressive, enfin d'une manière subite.

Il y a trois cas de mort par gangrène pulmonaire.

Restent dix observations où il n'est plus question d'accidents gangréneux. La mort est survenue dans les circonstances suivantes :

Pneumonie aigüe et rapide, six fois.

Accidents cérébraux, deux fois.

Une phlébite, suite de saignée.

Une paralysie générale rapide, mort par asphyxie.

Des vomissements incoercibles, comme dans un étranglement intestinal ; mort en trente six heures.

DIAGNOSTIC DU DIABÈTE.

Le diagnostic du diabète est des plus simples, puisqu'il est basé sur la présence du sucre dans l'urine, dont la constatation est le résultat de réactions faciles à obtenir ; cependant il faut encore que ce sucre existe en certaine proportion, et que sa présence ait une certaine continuité.

Il ne suffit pas en effet qu'il y ait du sucre dans l'urine pour affirmer l'existence du diabète. M. Lecoq a signalé la présence du sucre dans l'état physiolo-logique, à la dose de un à deux grammes au maximum. La généralisation de ces observations n'est pas encore admise en physiologie. Ce qu'il y a de certain, c'est que, dans les analyses usuelles des urines, même les plus voisines de l'état physiologique, les réactifs ordinaires du sucre, potasse caustique, liqueur de Barreswil ou de Fehling, ne décèlent en général aucun indice de ce produit. Je parle des recherches cliniques suffisantes dans l'espèce, lors même qu'elles sont plus superficielles que des recherches expérimentales. Mais je dois ajouter que, dans un assez grand nombre de cas, j'ai reconnu la présence du sucre, ou du moins les réactions du sucre, indiquant des traces de ce produit, chez des individus qui n'étaient nullement diabétiques.

Faut-il, comme l'a voulu faire M. Lecoq, assigner une limite à ce sucre physiologique, deux grammes, par exemple? Ce sera toujours bien difficile à préciser. Il est certain que, s'il n'existe aucun symptôme de diabète, on aura quelque peine à attribuer un caractère pathologique à la présence de un à deux grammes de sucre dans l'urine. Il n'arrive guère, du reste, que le sucre pathologique n'atteigne pas huit à dix grammes au moins, si ce n'est bien entendu par suite du traitement : mais alors le diagnostic n'est plus en jeu.

Il faut encore s'assurer que la présence du sucre est continue, puisque nous savons qu'une glycosurie passagère peut survenir symptômatique de plus d'un état morbide. On ne négligera pas, au point de vue de la continuité de la glycosurie, les considérations qui ont été présentées plus haut touchant les irrégularités dans la marche du diabète, et dans l'apparition du sucre lui-même.

Le diagnostic du diabète ne soulève en réalité que deux questions cliniques : déterminer le diagnostic rétrospectif d'un diabète reconnu, c'est-à-dire déterminer, au moins approximativement, l'époque de son début ; soupçonner l'existence actuelle d'un diabète, dont l'examen des urines vient alors démontrer la réalité d'une manière facile et incontestable.

Je n'ai pas à revenir sur le diagnostic rétrospectif du diabète. Ce sujet a été traité suffisamment au chapitre du *début du diabète*, auquel je me contenterai de renvoyer.

Quant au second problème qui se présente à nous, il me suffira de rappeler les diverses circonstances qui peuvent être de nature à éveiller l'idée de la maladie.

Lorsque les symptômes caractéristiques du diabète existent, aucune difficulté ne saurait se présenter, et les erreurs et les négligences dont nous avons à constater encore aujourd'hui les conséquences tardives ne sauraient plus se présenter. Il est certain qu'il suffit qu'un individu accuse une soif inusitée, sans fièvre et sans trouble de la digestion, continue ou habituelle, c'est-à-dire avec des variations dans son intensité, pour que l'idée du diabète se présente à l'esprit. La facilité de déterminer le diagnostic au moyen de l'analyse des urines dispense d'une analyse très approfondie des circonstances qui peuvent accompagner la soif ou faire défaut. On aura soin d'examiner séparément l'urine des repas, et celle du matin, et il pourra être bon de réitérer cet examen à plusieurs reprises, parce que l'on peut admettre qu'au début de la maladie, bien que cela n'ait pas encore été reconnu d'une manière très formelle, l'état glycosurique pourrait n'être pas encore absolument continu.

Ce qu'il importe, c'est de reconnaître la maladie lorsque la soif, qui en est le phénomène le plus saillant, est peu prononcée ou fait défaut. Mais nous savons que l'absence complète de ce symptôme, ou au moins de la sécheresse de la bouche, est très exceptionnelle.

Cependant, comme les malades ne l'accusent pas toujours eux-mêmes spontanément, et qu'ils sont encore assez portés à ne pas appeler l'attention des médecins sur bien d'autres phénomènes caractéristiques, il faut connaître les circonstances qui peuvent être de nature à éveiller cette attention, et à provoquer un examen plus approfondi.

Or, toutes les fois qu'un individu, dans la force moyenne de l'âge, accusera une impuissance commençante ou consommée, des courbatures habituelles, surtout s'il s'y joint des crampes nocturnes dans les jambes, de l'affaiblissement musculaire, un amaigrissement inexpliqué, un amoindrissement de la vue, phénomènes qui ont quelquefois frappé l'attention des malades d'une manière toute particulière, ou encore du prurit vulvaire, il faudra penser au diabète. L'interrogation des malades fera en général surgir une série de manifestations dont ils n'avaient pas conscience ou dont ils ne soupçonnaient pas la signification, et enfin on examinera l'urine. Je signalerai encore l'odeur de l'haleine si caractéristique que j'ai mentionnée plus haut, et qui m'a suffi plus d'une fois pour découvrir un diabète que l'on n'avait pas soupçonné jusque-là.

On ne négligera pas de demander aux malades s'ils n'ont pas aperçu des taches blanchâtres ou empesées à la suite de la miction sur leur linge ou leurs vêtements; si l'ingestion des aliments est suivie d'un sentiment de défaillance, en dehors de toute dyspepsie; on insistera sur l'effet apparent de l'exercice actif. On ne négligera pas l'exagération de l'appétit, non plus que l'amoindrissement de la perspiration cutanée, mais sans attacher à l'absence de ces deux circonstances une importance égale à celle qui appartient à leur constatation. Enfin, on n'hésitera jamais, pour peu que l'on conçoive le moindre soupçon, à examiner l'urine. Je conseille également de recourir immédiatement à cet examen, lorsqu'on a affaire à des individus qui se croient à tort ou à raison diabétiques, car c'est là aujourd'hui un sujet de préoccupation singulièrement répandu.

Le diabète présente plus d'un point de rapprochement avec la polyurie ou diabète insipide. Il ne faut pas oublier que la piqûre du quatrième ventricule détermine, suivant le point qu'elle atteint, de la glycosurie ou de la polyurie simple, et que les lésions traumatiques de la tête déterminent également l'un ou l'autre de ces états morbides; enfin que la polyurie a plusieurs fois succédé au diabète en pareille circonstance. Hors ces cas d'expérimentation ou de traumatisme, on ne saurait guère établir, en clinique, entre le diabète et la polyurie de relation précise, sauf quelques cas rares où, comme à la suite du traumatisme cérébral, on aurait vu la polyurie succéder au diabète, en dehors d'une certaine apparence phénoménale commune.

L'absence du sucre dans la polyurie est, bien entendu, un signe distinctif absolu. Il faut encore remarquer que l'urine est ici beaucoup moins acide, d'une saveur et d'une odeur nulles, c'est-à-dire n'offrant jamais l'odeur spécifique, bien qu'elle ne soit pas constante, de l'urine glycosurique. Son caractère le plus remarquable est que sa densité, loin d'être accrue, est considérablement amoindrie et descend au chiffre le plus bas. Il n'est pas nécessaire d'entrer ici dans des détails plus circonstanciés relativement à la différence de composition de ces deux urines.

Quant aux symptômes, ils diffèrent sensiblement. La soif est la même, souvent plus considérable dans la polyurie (polydipsie). Mais on n'y observe ni l'anaphrodisie ni l'amblyopie. L'amaigrissement et l'affaiblissement sont des symptômes tardifs, parce qu'ils dépendent exclusivement d'un épuisement que ne vient jamais hâter, comme dans le diabète, l'azoturie qui se joint souvent à ce dernier. On n'observe jamais, dans la polyurie, de ces *accidents* qui paraissent résulter, chez les diabétiques, de la pénétration de l'organisme par une substance délétère. La maladie est essentiellement épuisante, bien qu'à longues périodes, et conduit plus sûrement que le diabète à une véritable cachexie. Et je crois à ce propos que M. Sée (1) et M. Lancereaux (2) ont un peu amoindri la gravité du pronostic de la polyurie. Enfin, l'influence de l'alimentation pourrait servir, au besoin, de pierre de touche, la privation des aliments féculents et sucrés déterminant, d'une manière à peu près constante au 'moins, un temps d'arrêt dans les symptômes du diabète. ce qui ne s'observe pas dans la polyurie.

(1) Sée. *Leçons de physiologie expérimentale*, 1866, p. 89.
(2) Lancereaux. *De la Polyurie*, thèse de concours, 1869.

vreuse. Une analyse quantitative lui a fait trouver, dans un cas, une proportion de sucre équivalente à deux grains et demi pour une once de fluide sanguin (1).

De Becker a cherché à déterminer combien il fallait que le sang contînt de sucre pour qu'il y eût glycosurie ; et il a trouvé que 5 décigrammes pour 100 grammes de sang rendent la glycosurie nécessaire.

Griesinger a fait rechercher le sucre, non-seulement dans l'urine et le foie d'un diabétique, mais aussi dans le sang et les principaux viscères. Voici les résultats de l'analyse faite par Binder :

Urine dans la vessie...............	2.60 p. 100
Sang du cœur droit...............	0.05
Foie....................... ...	0.28
Rate...................... ...	0.23
Cerveau.....................	0.081
Muscles de la cuisse............	0.038

M. Bernard a trouvé, chez un diabétique mort subitement, une grande proportion de sucre dans l'urine, dans les reins, dans le sang, partout où on le chercha ; dans le sérum du péricarde ; point dans le suc intestinal ni dans le suc gastrique (2). Mac Gregor a reconnu la présence du sucre dans les matières alvines, et en a obtenu des cristaux de sucre (3).

On trouve dans une observation de Wagner,

(1) Pavy. *Researches on the nature and treatment of diabetes*, p. 128.

(2) Cl. Bernard. *Mémoires de la Société de Biologie*, 1849, p. 80.

(3) Pavy. *Researches on the nature and treatment of diabetes*, p. 131.

recueillie chez un diabétique, fils de diabétique, que
« l'analyse chimique démontra la présence du sucre
en proportion notable dans le foie et dans les poumons; il y en avait très-peu dans le cerveau (1). »

Dans l'analyse des observations relatives aux altérations anatomiques rencontrées chez des diabétiques, l'attention doit se porter d'une manière particulière : sur le *cerveau*, à cause des résultats expérimentaux et des observations cliniques qui démon-
trent l'influence des lésions cérébrales sur la glycosurie ; sur le *foie*, à cause de la part prédominante
que cet organe paraît prendre à la production du
sucre dans l'organisme; sur les *reins*, à cause des
rapports immédiats de ces organes avec les manifestations essentielles de la maladie.

Lésions du cerveau. — On a plusieurs fois rencon-
contré, chez des diabétiques, une lésion du quatrième ventricule. Je reproduirai un extrait des faits
publiés jusqu'ici en France, sur ce sujet.

Un homme mourut à l'âge de trente-cinq ans, dans
le service de M. Briquet, à la Charité, en 1859. Il
était diabétique depuis 1856. Il succomba à une
tuberculisation pulmonaire, avec une double cataracte.

La paroi antérieure du quatrième ventricule était
colorée d'une nuance brunâtre et, de plus, fortement
vascularisée. Sa consistance était notablement dimi-

(1) Fritz. *Archives générales de médecine*, 1858. (Extrait de
Archive für pathologische Anatomie, 1857, t. XII, p. 401.)

nuée ; elle s'enlevait sous l'action d'un raclage très-léger, comme une bouillie gélatiniforme. Cette teinte jaune brunâtre était beaucoup plus foncée en quatre endroits symétriquement placés sur les côtés de la ligne médiane, à des hauteurs différentes ; cette accumulation de substance brunâtre formait en ces endroits comme de véritables taches noirâtres. Les deux taches supérieures, à bords diffus, à centre plus foncé, étaient situées à un centimètre environ au-dessus des pédoncules supérieurs du cervelet, des deux côtés de la ligne médiane. Les deux infé-rieures, situées à environ un centimètre au-dessus des postérieures, correspondaient au point où les pédoncules inférieurs plongeaient dans le cervelet ; elles étaient distantes d'environ un centimètre pareillement de la ligne médiane. La tache infé-rieure gauche était la moins accentuée ; la droite, au contraire, du même côté, était la plus prononcée ; c'est elle qui était le siége de la vascularisation la plus intense.

L'examen histologique fit constater, outre une turgescence remarquable des capillaires du plus fort calibre, que la présence de ces taches jaunes, fauves, et brunâtres par places, n'était due qu'à une dégé-nérescence particulière de toutes les cellules ner-veuses des régions sus-nommées. Toutes ces cellu-les étaient en voie d'évolution rétrograde : elles étaient toutes remplies de granulations jaunâtres ; elles étaient déchiquetées sur leurs bords ; la plupart étaient à moitié détruites et ne présentaient plus que quelques fragments à peine reconnaissables. Il va sans dire que toutes les connexions des cellules entre elles avaient complètement disparu ; on ne put reconnaître, même après macération de la pièce dans une solution d'acide chromique, l'existence des anastomoses, des prolongements de cellules qui sont si prononcés dans cette région (1).

Un homme, âgé de quarante et un ans, mourut à l'hôpital de la Pitié, dans le service de M. Marrotte, en 1860. Il paraissait diabétique depuis quatre ans. Il mourut avec une anasarque généralisée et un édème des poumons.

La cavité des ventricules latéraux est agrandie. Leur paroi inférieure est d'une coloration brun-jaunâtre ; elle est peu consistante, sa surface se déchire avec la plus grande facilité, et cela même sous l'influence d'un filet d'eau très-faible. Les parois du ventricule moyen paraissent également colorées et ramollies, mais ce phénomène est surtout évident pour le quatrième ventricule. On remarque en effet, sur la paroi inférieure de ce dernier légèrement dilaté, outre la teinte brunâtre tirant sur le jaune, de petites ecchymoses disséminées et une injection avec dilatation très-prononcée des capillaires au niveau du *calamus scriptorius*. Molle et friable, la substance grise de la paroi inférieure est comme boursouflée et faiblement désagrégée sous l'influence d'un filet d'eau. A l'examen microsco-

---

(1) Luys. *Bulletins de la société anatomique*, 1860, t. XXXV. p. 217.

pique, on trouve que les cellules qui font partie de la substance grise au niveau du *calamus scriptorius* sont, les unes très-volumineuses, les autres déformées et en partie détruites ; que toutes, enfin, renferment des granulations jaunâtres excessivement nombreuses et pour la plupart graisseuses.

Légèrement augmenté de volume, le foie a une teinte brune presque uniforme, les points dits de substance jaune ayant en grande partie disparu. Sur sa face antéro-supérieure existe une large plaque d'un blanc laiteux, qui se confond avec la capsule de Glisson, très-épaisse en ce point. Aucune adhérence de cette plaque laiteuse avec les parties voisines. Les reins sont plus colorés, leur teinte brunâtre, leur tissu ferme et résistant. Les éléments cellulaires de ces organes, comme ceux du foie, sont chargés de nombreuses granulations, et particulièrement de granulations graisseuses. La vascularité de l'abdomen est très-développée (1).

Un homme de trente-six ans entra à l'Hôtel-Dieu pour une polyurie qui paraissait remonter assez loin. D'après les renseignements recueillis, il avait autrefois rendu des urines sucrées, mais elles ne l'étaient plus. Il était tombé dans un profond état de cachexie, et il ne tarda pas à succomber, après avoir été pris, dans les derniers jours de sa vie, d'un *purpura hæmorrhagica*.

(1) Lancereaux. *Bulletins de la Société anatomique,* 1860, t. XXXV p. 221.

L'examen du cerveau fait par M. Luys montra la paroi antérieure du quatrième ventricule plus vasculaire qu'à l'état normal ; de gros troncs vasculaires se dessinaient à sa surface. De plus, en y regardant de près, on voyait nettement quelques taches fauves disséminées et diffuses aux régions supérieures, au-dessous des processus supérieurs du cervelet ; quelques autres taches semblables se voyaient également au-dessous des points d'insertion des branches du nerf acoustique. En faisant une section transversale de la région, M. Luys a constaté que toute la substance grise était le siége d'une vascularisation insolite, qui lui donnait un aspect rosé, et de plus, l'examen histologique des taches fauves lui a fait voir que ces colorations insolites étaient dues à la dégénérescence graisseuse de toutes les cellules nerveuses des régions correspondantes. Ces cellules nerveuses, au lieu de se présenter, en effet, avec leurs contours nets, avec leurs prolongements effilés et leur noyau bien circonscrit, étaient toutes converties en un amas granulé informe, constitué exclusivement par des granulations jaunâtres, plus ou moins lâchement agrégées entre elles ; de telle sorte que l'on pouvait dire que, dans ce cas, les éléments histologiques, arrivés aux dernières phases de l'évolution rétrograde, avaient complétement cessé d'exister, en tant qu'individualités anatomiques propres (1).

(1) Trousseau. *Clinique médicale*, 1862, t. II, p. 575.

M. Potain a trouvé également, dans un cas de diabète, des lésions limitées au quatrième ventricule. Ces lésions consistaient en une teinte rosée assez étendue et uniforme, avec vascularisation plus grande qu'à l'état normal. A la surface ventriculaire on rencontrait un certain degré de ramollissement qui n'existait dans aucun autre point de l'encéphale (1).

- Homme de 38 ans; diabète datant de sept ans. Amaigrissement considérable sans grands troubles de la santé générale; conservation des fonctions sexuelles. Le 11 avril, céphalalgie violente; le 12, délire alternant avec de la somnolence; le 15, affaiblissement marqué des mouvements de la main gauche, etc.; mort le 18.

Ulcération superficielle, couverte de détritus sanieux, entre la partie postérieure de la couche optique gauche et les tubercules quadrijumeaux, à fond ramolli et semé de foyers d'apoplexie capillaire. La couche optique gauche semblait être déplacée en avant, et il en résultait un tiraillement des commissures molle et postérieure; les corps quadrijumeaux droits étaient plus petits et se trouvaient plus en dehors de la ligne médiane que ceux du côté opposé. Le faisceau triangulaire de l'isthme paraissait plus large à droite qu'à gauche. Quelques tubercules anciens au sommet des poumons (2).

(1) Potain. *Bulletins de la Société anatomique*, 1861, t. XXXVI, p. 44.

(2) Fritz. *Du diabète dans ses rapports avec les maladies cérébrales*, in *Gazette hebdomadaire*, 1859, n. 19.

Une femme de 25 ans se plaignait de douleurs de tête depuis trois mois. Sa vue s'était affaiblie. La marche était difficile, il y avait des soubresauts dans les membres. Elle mourut d'un accès soudain de suffocation. Elle avait peu de soif; son appétit était normal; ses urines, plus abondantes qu'à l'ordinaire, donnaient des réactions qui indiquaient une quantité notable de sucre.

La saillie médiane du cervelet était formée par une tumeur grosse comme une noix, remplissant exactement et distendant le quatrième ventricule, pénétrant dans les deux tiers postérieurs de l'aqueduc de Sylvius, faisant saillie sur la ligne médiane immédiatement en arrière des tubercules quadrijumeaux. Cette tumeur était formée d'une matière gélatiniforme transparente, d'aspect colloïde. Elle comprenait des éléments divers; quelques cellules épithéliales à sa surface, au centre une matière amorphe, parsemée d'un certain nombre de fibres de tissu cellulaire, quelques noyaux fibro-plastiques, et quelques vaisseaux capillaires visibles à l'œil nu (1).

M. Martineau a trouvé chez un diabétique, mort dans le service de M. Tardieu, les altérations suivantes : Le quatrième ventricule présente une légère altération ; la substance cérébrale qui forme le plancher de ce ventricule, surtout au niveau du

______

(1) Levrat-Perroton, *Quelques considérations sur un cas de glycosurie déterminée par une tumeur colloïde renfermée dans le quatrième ventricule.* (Thèse de Paris 1859).

calamus scriptorius, présente une coloration grisâtre assez prononcée. Il existe une injection marquée de cette substance, qui la fait ressembler à la substance grise; en outre, les vaisseaux qui rampent à la surface de ce ventricule sont plus volumineux, plus apparents. M. Luys a considéré cette altération comme le premier degré de celle qu'il avait décrite dans les observations citées plus haut.

Lésions du foie.—Je me suis occupé précédemment des troubles hépatiques qui ont pu être observés chez des diabétiques. L'anatomie pathologique n'est pas plus explicite sur ce sujet que l'observation clinique. Nous ne lui devons que quelques indications fort peu significatives.

M. Andral a fait cinq autopsies de diabétiques chez lesquels, dit-il, « le foie ne présentait pas, évidemment, les conditions anatomiques normales, et l'altération qu'on y trouvait était toujours la même : c'était une coloration d'un rouge brun tellement prononcée que le foie, au lieu de présenter cette apparence de deux substances qu'on y retrouve toujours, l'une jaune, l'autre rouge, n'offrait plus, dans toute son étendue, qu'une teinte rouge parfaitement uniforme. Il y avait là évidemment tous les caractères anatomiques d'une hypérémie fort intense, d'un autre aspect que les hypérémies ordinaires du foie, hypérémies qui, sous l'influence de causes très-diverses, se produisent si facilement et si fréquemment dans cet organe. »

Chez un homme de trente-trois ans, peut-être

diabétique depuis longtemps, mort de gangrène et de pleurésie purulente, le foie avait une coloration vineuse assez analogue à celle de la rate (1). Un homme de trente-cinq ans, diabétique peut-être depuis deux ans, avec des phénomènes d'hydropisie, succomba à un phlegmon diffus du tissu cellulaire du bassin. Le lobe gauche du foie était atrophié, très aminci, flasque, et présentait une coloration brunâtre. Le lobe droit, au contraire, était très volumineux; le parenchyme y avait une coloration brun-rougeâtre uniforme ; il était cependant plutôt anémié que congestionné: dans une partie de son étendue, près du ligament suspenseur, il était complétement décoloré, analogue à de la cire jaune (2). Un diabétique de cinquante ans mourut avec un phlegmon diffus énorme. Le foie était plus petit qu'à son état normal, contracté comme dans la cirrhose à la période atrophique, toutefois simplement anémique et non granuleux ; on trouva çà et là, à sa périphérie, quelques tractus cellulo-fibreux (3). M. de Junker a trouvé plusieurs branches de la veine-porte oblitérées chez un diabétique (4). Griesinger, sur 64 autopsies de diabétiques, a trouvé le foie ordinairement normal,

(1) Gallard. *Recueil des travaux de la Société médicale d'observation de Paris,* 1857, t. I, p. 92.

(2) Fritz. *Gazette des hôpitaux,* n° du 2 septembre 1862.

(3) Observation extraite par M. Charcot d'un *mémoire sur le diabète sucré* publié par Vogt de Berne, en 1844.

(4) A. Becquerel. *Moniteur des hôpitaux,* 1867, p. 884.

quelquefois atrophié, deux ou trois fois seulement congestionné ou hypertrophié.

Si l'on veut rapprocher ces faits isolés, et tout-à-fait accidentels, de ce qui a été exposé plus haut au sujet des complications hépatiques du diabète, on y trouvera la confirmation de ce fait que la pathologie du foie demeure tout-à-fait étrangère au diabète lui-même.

Lésions des reins. — Les altérations des reins paraissent beaucoup plus fréquentes. Sur 64 autopsies relevées par Griesinger, ces organes étaient lésés 32 fois, et, dans 17 cas, les lésions étaient celles de la maladie de Bright commune. « Y a-t-il eu là une simple coïncidence de deux, états morbides, dit M. Jaccoud au sujet des observations de M. Griesinger, ou bien le désordre des reins doit-il être attribué aux qualités anormales de l'urine, c'est ce qu'il semble difficile de décider d'une manière catégorique; il semble en tout cas qu'il faille invoquer chez le malade une prédisposition spéciale au mal de Bright, car si le fait seul du passage d'une urine sucrée à travers le filtre rénal suffisait pour amener des urines brightiques, celles-ci devraient être plus fréquentes encore qu'elles ne le sont en réalité » (1).

On n'a point encore signalé en France ce rapprochement du diabète et des altérations de la néphrite albumineuse. On le trouve seulement mentionné dans un certain nombre d'observations, tandis que d'autres

(1) Jaccoud. *Leçons de clinique médicale*, p. 817.

constatent soit l'intégrité apparente des reins, soit un état de congestion, avec augmentation de volume de ces organes, qui s'explique par l'exagération apportée à leur fonctionnement, ou une dilatation qu'exprime certainement la *flaccidité des reins* mentionnée par Cullen (1). En voici quelques exemples :

Les reins étaient volumineux, mesurant 12 centimètres en long. Les deux substances, d'une coloration chair d'anguilles, étaient le siége d'une congestion manifeste, disposée sous formes de stries. La capsule se détachait d'ailleurs facilement; la surface des reins était lisse et unie, et il n'y avait pas de catarrhe des bassinets (Fritz).

Les reins, d'une hauteur de 11 centimètres, sont violacés; leurs deux substances sont parfaitement distinctes ; la tubuleuse est d'un rouge foncé (Gallard). M. Bouchardat a trouvé deux fois le volume des reins augmenté; et, dans un de ces cas, le tissu était un peu plus pâle qu'à l'état normal. M. Wagner a trouvé un catarrhe de la muqueuse des bassinets (pyélite), circonstance fort rare. Je ne mentionnerai pas diverses altérations, telles que kystes, hydatides, calculs, etc., lesquelles ne pouvaient avoir aucune relation avec l'état diabétique.

Lésions diverses. — Il n'y a rien à signaler de particulier du côté de l'*appareil digestif*. On a noté dans quelques observations des ramollissements partiels

(1) Cullen. *Eléments de médecine pratique*, 1787. t. II, p. 449.

de la muqueuse de l'estomac et de l'intestin, et des lésions appartenant à l'entérite chronique, comme on en rencontre dans toutes les maladies cachectiques. Quelques cas d'atrophie du *pancréas* ont été encore rapportés; un cas de tumeur considérable formée par un sac qui n'était autre que le conduit pancréatique dilaté, et contenant des cristaux brillants de cholestérine et de manganine, chez un homme traité pour une inflammation serpigineuse autour de l'ombilic et du nez, non syphilitique, et dont l'urine contenait de 40 à 50 grammes de sucre (1). Mais il est difficile de supposer une corrélation quelconque entre ces altérations et l'affection diabétique.

Les *poumons* présentent fréquemment des lésions tuberculeuses, mais pas aussi souvent qu'on pourrait le croire. Dans beaucoup d'observations, l'absence de tubercules est signalée; ou bien il n'y avait que des tubercules crétacés, et par conséquent hors de la question. On remarquera que les infarctus tuberculeux sont généralement peu étendus, et les tubercules peu volumineux et isolés.

M. Vogt (de Berne) a décrit un abcès non tuberculeux, qu'il faut rapporter à ces pneumonies qui, suivant M. Pavy, seraient souvent prises à tort pour des tuberculisations: le poumon droit présentait une cavité de la dimension d'un œuf de poule, tapis-

---

(1) Recklinghausen. (de Berlin), *Gazette des hôpitaux*, 1865, p. 330.

sée par une membrane bien dessinée et renfermant du pus mêlé à une masse de consistance caséeuse : il était difficile de décider s'il s'agissait d'une caverne tuberculeuse ou d'un abcès proprement dit. Autour de la cavité, le parenchyme, quelque peu infiltré de sang, n'offrait pas de traces de tubercules. Partout ailleurs les poumons étaient sains. C'était un diabétique de cinquante ans, qui avait commencé à tousser et à maigrir un an auparavant. Ce n'est qu'environ six mois après que le diabète fut constaté. Il mourut d'un phlegmon diffus énorme de la cuisse (1).

J'ai étudié, dans un chapitre précédent, les troubles de la vision qui tiennent une place importante dans la sémiologie du diabète. Je dois exposer ici les lésions anatomiques des yeux, lesquelles se rapportent à l'*atrophie de la rétine* et à la *cataracte*.

D'après M. Lécorché, dont j'ai déjà signalé les intéressantes recherches sur ce sujet, et qui a mis à contribution les observations des ophthalmologistes français et allemands, en particulier de Graaf, de Jœger et de M. Desmarres, les altérations atrophiques de la rétine sont les suivantes: cette membrane est pâle et décolorée. La pupille du nerf optique, qui est peu saillante et souvent excavée, contient, ainsi que le nerf optique lui-même, des amas plus ou moins considérables de grains de

____

(1) Marchal de Calvi. *Recherches sur les accidents diabétiques,* p. 121.

fécule, des granulations graisseuses, qu'on rencontre dans les interstices des fibres nerveuses qui les constituent. Les tubes nerveux paraissent sains ; leur contour n'est point altéré. Les vaisseaux, diminués de calibre, ne présentent dans leurs parois aucun signe de dégénérescence graisseuse ; à leur intérieur on n'aperçoit que de rares globules sanguins qui permettent d'en reconnaître la nature. Les lésions qui accompagnent les hémorrhagies rétiniennes diabétiques doivent être les mêmes que celles des hémorrhagies albuminuriques ; mais il est difficile de se prononcer sur ces altérations glycoémiques, que ne relate aucune observation microscopique (1).

La cataracte des diabétiques est presque toujours molle. M. Lécorché y a rencontré les altérations ordinaires de la cataracte molle, la granulation des tubes de Morgagni et des cellules privées de leur noyau, et, au milieu de ces éléments altérés, des cellules nombreuses, affectant parfois la forme polyédrique et ressemblant à des cristaux isolés, mais que les réactifs faisaient reconnaître comme graisseuses. La capsule reste longtemps intacte, et généralement son opacité, lorsqu'elle survient, lui est étrangère, étant due, soit à la dégénérescence des cellules épithéliales qui recouvrent sa face interne, soit à des dépôts pseudo-membraneux à sa face externe ; il suffit de la soumettre à un lavage prolongé pour lui

(1) Lécorché. *De l'amblyopie diabétique*, in *Gazette hebdomadaire*. 1861, p 720

rendre sa transparence et pour constater, à l'aide du microscope et des réactifs, que ses éléments propres ont conservé toutes leurs propriétés (1).

En résumé, il n'est aucune altération anatomique qui puisse servir à caractériser le diabète. Les plus communes sont les altérations des reins et l'hypérémie du foie, auxquelles il me paraît impossible de ne pas assigner un caractère simplement consécutif.

Les seules altérations essentielles sont celles qui ont pour siége les liquides de l'économie, et particulièrement le sang et l'urine. Le sang renferme du sucre, et par suite les tissus et les divers produits de sécrétion. Voilà la lésion diabétique. Toutes celles que l'on peut rencontrer ailleurs n'en sont que la conséquence.

L'urine renferme du sucre; elle contient en outre des principes organiques qui semblent annoncer une désassimilation des tissus. Mais nous ne savons encore au juste quelle place assigner à cette dernière circonstance dans l'évolution de la maladie, à quelle époque elle apparaît, et jusqu'à quel point elle lui est inhérente.

Comme complément à ces remarques, j'ajouterai quelques renseignements physiologiques, que j'em-

(1) Lécorché. *De la cataracte diabétique,* in *Archives générales de médecine,* mai, juin et juillet 1861.

prunte à une excellente thèse de M. Brouardel (1).

Les troubles de la fonction respiratoire ont été très bien étudiés par Voit et Pettenkofer. La quantité d'oxygène qu'absorbent les diabétiques est beaucoup moindre que celle que l'on consomme en santé. Ils rendent également moins d'acide carbonique.

Voici les chiffres :

	Homme sain.	Diabétique
Oxygène absorbé.......	708.9	572.2
Acide carbonique exhalé.	911.5	659.3
Eau excrétée..........	828.0	611.3

Ce tableau prouve que la respiration est bien moins active chez le diabétique que chez l'homme sain.

De plus, on sait que, chez l'homme sain, en augmentant l'alimentation animale, on augmente aussi l'absorption de l'oxygène ; chez le diabétique il n'en est pas ainsi.

Nous empruntons aux mêmes auteurs les chiffres suivants :

Quantité d'oxygène absorbée en 24 heures.

	Homme sain.	Diabétique.
Nourriture mixte....	832	680
Nourriture azotée...	865	613
Inanition...........	760	340

Ainsi, le diabétique a dans le sang plus de sucre, c'est-à-dire le principe combustible par excellence

(1) Brouardel. *Etude critique des diverses médications employées contre le diabète sucré.* thèse de Concours 1869, p. 16.

non utilisé ; il mange normalement plus que l'homme sain (ceci est loin d'être la règle), et il absorbe moins d'oxygène, il brûle moins. Le résultat est le même, que l'on fournisse des aliments féculents ou des aliments azotés.

Il est encore une remarque à faire : le diabétique ne brule pas sa graisse, l'embonpoint persiste souvent longtemps (la règle est la diminution, sinon la disparition de l'embonpoint). Les diabétiques brulent les substances albumineuses qui leur sont données ; d'après Griesinger, les deux cinquièmes de la viande prise sont transformés en sucre et en urée, puis excrétés par les urines.

Il faut ajouter à cela l'abaissement de la température, signalée par un certain nombre d'observateurs.

On trouve dans une thèse récente qu'un médecin, s'étant soumis identiquement au même régime qu'un diabétique, la température de celui-ci ne dépassa pas 36° 3, tandis que celle du premier était de 37° 15. La température axillaire variait, chez un malade de M. Donné, entre 36 et 36° 5; chez un malade de M. Joaoda Camara Leme, de Madère, entre 35° 75 et 36°. M. Jordao a observé un cas analogue. M. Lomnitz a noté, chez un diabétique, que la température axillaire était de 1° 07 R. inférieure à celle d'un homme sain.

DEUXIÈME PARTIE

ETIOLOGIE ET PATHOGÉNIE

CHAPITRE PREMIER

ÉTIOLOGIE

L'étude de l'étiologie ne fournit que très-peu de renseignements au sujet des causes du diabète, ou plutôt elle nous apprend ceci : que les circonstances de nature à agir comme causes déterminantes ne jouent qu'un très faible rôle dans le développement de cette maladie, et qu'il nous reste beaucoup à apprendre touchant ses causes prédisposantes.

Cependant je reproduirai les documents que je possède sur ce sujet.

Sexe. — Le diabète est sensiblement plus fréquent chez les hommes que chez les femmes : il paraît y avoir à peu près une différence des deux tiers en faveur, ou, si l'on veut, au détriment des premiers.

J'en ai recueilli moi-même 256 observations chez des hommes et 78 chez des femmes.

Griesinger a observé 172 hommes pour 53 femmes diabétiques.

M. Bouchardat évalue approximativement la proportion des femmes atteintes de diabète aux trois huitièmes (1).

Il n'est question ici que du diabète proprement dit, car il est certain que la grossesse et la lactation multiplient singulièrement, pour les femmes, les occasions de *glycosurie.*

Age. — Le tableau suivant donne l'âge de 310 diabétiques, dont 238 hommes et 72 femmes, dont j'ai recueilli l'observation :

	Hommes
Dix-neuf ans.....................	1
De vingt à vingt-neuf ans..........	6
De trente à trente-neuf ans.........	21
De quarante à quarante-neuf ans....	58
De cinquante à cinquante-neuf ans...	84
De soixante à soixante-neuf ans.....	60
Soixante-dix ans..................	3
Soixante-onze ans.................	2
Soixante-douze ans................	2
Soixante-seize ans................	1
	238

(1) Bouchardat. *Etiologie de la glycosurie, cours de la faculté de médecine,* in *Revue des cours scientifiques,* 1869, t. VI, p. 92.

	Femmes
Douze ans.................................	1
Treize ans................................	1
Quinze ans................................	2
Seize ans.................................	1
Dix-huit ans..............................	2
Dix-neuf ans..............................	1
De vingt à vingt-neuf ans.................	1
De trente à trente-neuf ans...............	5
De quarante à quarante-neuf ans...........	15
De cinquante à cinquante-neuf ans.........	25
De soixante à soixante-neuf ans...........	17
Soixante-onze ans.........................	1
	72

Il était surtout intéressant de déterminer l'âge
auquel le diabète avait débuté, un grand nombre de
mes malades se trouvant diabétiques depuis assez
longtemps, à l'époque où je les observais. Le tableau
suivant, comprenant 300 cas où l'époque du début
a pu être déterminée avec certitude (au moins pour
des périodes de cinq ans), abaissera nécessairement
d'un certain degré les chiffres du tableau précédent.

	Hommes.
Seize ans.................................	1
Dix-huit ans..............................	1
De vingt à vingt-neuf ans.................	10
De trente à trente-neuf ans...............	29
De quarante à quarante-neuf ans...........	77
De cinquante à cinquante-neuf ans.........	77
De soixante à soixante-neuf ans...........	35
De soixante-dix à soixante-seize ans.	2
	232

	Femmes.
Onze ans.......................................	1
Treize ans......................................	2
Seize ans.......................................	2
Dix-sept ans....................................	1
Dix-huit ans....................................	2
De vingt à vingt-neuf ans...........	1
De trente à trente-neuf ans.........	8
De quarante à quarante-neuf ans....	15
De cinquante à cinquante-neuf ans..	24
De soixante à soixante-neuf ans.....	12
	68

Voici encore un tableau qui a été dressé par Griesinger :

Age.	Hommes. cas.	pour 100.	Femmes. cas.	pour 100.
De 0 à 10 ans ...	3	1.7	3	5.6
10 à 20 ans....	22	12.7	14	26.4
20 à 30 ans....	42	24.4	14	26.4
30 à 40 ans....	49	28.4	11	20.7
40 à 50 ans....	31	18.0	5	9.4
56 à 60 ans....	11	6.3	3	5.6
60 à 70 ans....	5	2.6	2	3.7
70 à 80 ans....	2	1.1	0	0.0

On voit que c'est surtout après 40 ans que se montre le diabète. Les observations de M. Bouchardat, qui n'ont point été relevées numériquement, sont sur ce sujet d'accord avec les miennes Cet auteur attribue les résultats un peu différents de Griesinger, lesquels offrent une plus grande élévation des chiffres inférieurs à 40 ans, à ce que ceux-ci seraient empruntés à la pratique nosocomiale. L'identité des observations relatives aux deux sexes donne lieu de penser que la ménopause exerce peu d'influence sur la production du diabète, ce qui paraît résulter également de remarques que j'ai faites précédemment (1).

Le diabète est certainement rare dans l'enfance. Cependant, M. Bouchardat en a rencontré des cas isolés dès le plus bas âge, ainsi : après le sevrage, à deux ans, trois ans, cinq ans, dix ans, douze ans. On l'a également observé après quatre-vingts ans.

Il semble, d'après mes observations, qu'il serait plus commun, à l'époque de la puberté, chez les jeunes filles que chez les garçons. Mais ceci reste à confirmer.

Hérédité. — Nous ne saurions posséder de documents très-nombreux au sujet de la transmission héréditaire d'une maladie dont l'observation remonte à peine au-delà de la génération actuelle. Cependant quelques renseignements peuvent être fournis dès à présent sur ce sujet.

M. Bouchardat dit avoir rencontré des cas assez nombreux où, sans avoir constaté par lui-même l'existence de la glycose dans l'urine des ascendants de ses malades, les commémoratifs étaient assez précis pour ne laisser aucun doute sur la réalité de la glycosurie chez ces ascendants. Le même auteur reproduit quelques faits empruntés à d'autres pathologistes.

(1) Voyez page 114.

Blumenbach a insisté avec beaucoup de force sur la transmission héréditaire du diabète. Isenflamm rapporte le fait de sept enfants atteints successivement de glucosurie. W. Prout a observé quatre cas de ce genre. L'un est celui d'un jeune homme dont la mère et l'oncle avaient succombé à cette affection. Le second, celui d'une dame de 50 ans, dont le frère et la sœur étaient morts diabétiques. Dans le troisième, il s'agit d'une jeune fille de 10 ans dont le père avait été affecté de la même maladie. Enfin le quatrième est celui d'un homme de 54 ans, qui succomba comme son père au diabète. Le docteur Storer a rencontré trois cas de diabète dans une même famille, chez un frère, une sœur et sa fille ; le père était mort de cette maladie. Dans un cas rapporté par le docteur Leigh Thomas, trois frères étaient atteints de diabète (1).

M. Pavy rapporte les faits suivants : Un homme de 68 ans était diabétique, ainsi que deux sœurs et un frère. Un diabétique de 23 ans avait vu mourir son père et une tante de cette maladie. Un homme de 60 ans, diabétique depuis quatre ans, avait perdu, neuf ans auparavant, un fils de 23 ans, du diabète. Cette maladie fut observée encore chez un clergyman âgé de 30 ans et son frère aîné ; chez un malade dont deux frères avaient succombé au diabète ; un garçon de 13 ans mourut du diabète, et une sœur âgée de 9 ans devint diabétique quelque temps après ; il en

____

(1) Bouchardat. *Étiologie de la glycosurie*, in *Revue des cours scientifiques*, t. VI. p. 91.

arriva ainsi de la mère d'un jeune garçon qui était mort quelque temps auparavant d'un diabète rapide (1).

Wagner a vu mourir du diabète un homme dont le père avait succombé à la même maladie. Alquié a communiqué à M. Marchal (de Calvi) l'observation d'une dame diabétique, dont le fils l'était également.

J'ai vu un diabétique, âgé de 32 ans, dont le père et le frère étaient morts du diabète, le premier à 41 ans, et le second à 27 ans.

Une paysanne de 47 ans, qui consulta le docteur Mosler, était fortement diabétique. Elle dit que son père, sa mère et deux de ses sœurs étaient mortes du diabète. Trois semaines après, on reconnut que son fils, âgé de 15 ans, gras et bien développé, avait également des urines très-sucrées (2).

M. Charcot a reproduit un tableau fort curieux, semblant faire toucher du doigt la connexion qui peut exister entre le diabète, la diathèse urique et l'obésité (3).

Père, brasseur. — Colosse. Diabète. Mort phthisique à 48 ans.

Mère. — Lymphatique. Sciatique.

(1) Pavy. *Researches on the nature and treatment of diabetes,* p. 198.

(2) *Union médicale,* 1864, t. XXIV, p. 363.

(3) Charcot. *Leçons sur les maladies des vieillards et les maladies chroniques,* 1868, p. 102.

1er fils, brasseur. — Scrofule, kératite. Rhumatisme articulaire? Obésité. Diabète à 50 ans. Vit encore (60 ans).

2me fils, brasseur. — Goutte à 25 ans. Obésité. Diabète.
Mort dans le délire.

3me fils. — Lymphatique. Goutte à 30 ans. Diabète. Mort
accidentelle.

4me fils. — Habitudes alcooliques. Obésité. Mort de cirrhose.

5me fils. — Kératite. Goutte. Obésité. Diabète. Mort phthisique à 48 ans.

Fille. — Goutte. Obésité. Vit encore.

Fille de celle-ci. — Goutte. Obésité. Vit encore.

Climat. — Nous sommes assez dépourvus de notions au sujet du degré de fréquence relative du diabète dans les diverses contrées de l'Europe et des
autres continents. Nous savons que cette maladie
est extrêmement commune en France et en Angleterre. Nous savons qu'elle s'observe également
dans les contrées septentrionales et méridionales
de l'Europe, dans les pays scandinaves, en Russie,
en Espagne et en Italie; elle paraît assez commune
dans les colonies : mais là s'arrêtent nos connaissances.

Il est certain que les cas de diabète se multiplient
autour de nous d'une manière frappante. Cette maladie est-elle effectivement plus fréquente qu'autrefois? est-elle seulement plus connue? Ce serait là
un sujet de recherches fort intéressantes et que je
ne puis que signaler ici.

Constitution, tempérament. — Le diabète se
montre ordinairement chez les sujets de constitu-

tion moyenne et de bonne santé. Il n'est pas rare de le voir apparaître chez des gens très-robustes et fortement musclés. Mais ce qui domine d'une manière absolue chez les individus atteints de diabète, c'est l'obésité ; je n'ai pas fait de relevé statistique sur ce sujet, mais je crois pouvoir affirmer que les quatre cinquièmes au moins des diabétiques étaient obèses. Il ne faudrait pas en conclure que l'obésité soit une cause de diabète, ou seulement une circonstance favorable ; je pense que cette coïncidence frappante tient à des circonstances touchant directement l'origine pathogénique de ces deux états, et qui seront appréciées plus loin. Il est encore un type assez particulier de diabétiques maigres et nevropathiques, mais les exemples n'en sont pas très-nombreux.

Professions. — J'ai tenu note de la profession de 143 individus atteints de diabète. J'en reproduis le tableau, moins pour sa signification actuelle, que pour servir de point de départ à d'autres observations de ce genre.

Notaires	9	Diplomate	1
Ex-notaires	3	Chambellan	1
Avoués	3	Député	1
Huissier	1	Magistrats	3
Avocats	2	Hommes de lettres	3
Employés	4	Prêtres	8
Employé retraité	1	Inspecteur des forêts	1
Employés supérieurs	2	Officiers	3
Administrateur	1	Généraux	3
Banquier	1	Officiers retraités	2
Professeurs	2	Officiers de marine	3

Amiral	1	Confiseur	1
Sous-intendant militaire.	1	Cuisinier	1
Médecins	7	Imprimeur	1
Vétérinaire	1	Bouchers	2
Cultivateurs-fermiers	10	Tailleur	1
Industriels	6	Commis-voyageur	1
Commerçants-négociants	15	Scieur de long	1
Ex-commerçants	3	Peintre	1
Entrepreneurs	3	Artiste lyrique	1
Maîtres d'hôtel	2	Rentiers, propriétaires	25
Pharmacien	1		

M. Bouchardat a observé très-particulièrement le diabète chez des notaires et des curés de grandes villes ; il pense que les agriculteurs diabétiques ne sont guère atteints de diabète que lorsqu'ils ont abandonné leurs occupations actives, et il ajoute : « Je ne crois pas me tromper beaucoup en disant que sur vingt hommes de quarante à soixante ans, appartenant aux assemblées législatives, aux grandes sociétés savantes, aux positions élevées du commerce et de la finance, et même de l'armée, on est sûr de trouver un glycosurique » (1).

Causes occasionnelles. — Rien n'est plus difficile que de découvrir quelque cause occasionnelle à laquelle on puisse attribuer le diabète, avec quelque vraisemblance ; dans la grande majorité des cas, le malade se trouve dans l'impossibilité d'en assigner aucune, et, dans les autres, on ne peut guère mieux déterminer l'influence effective des circonstances

___

(1) Bouchardat, *Revue des cours scientifiques*, t. VI, p. 94.

auxquelles l'apparition de la maladie, semble pouvoir être attribuée.

De telles circonstances se trouvent notées dans 49 de mes observations.

Le diabète a succédé deux fois à des contusions. Il est survenu à la suite d'une maladie chirurgicale, d'une gastrite aiguë, d'une fièvre intermittente, d'un rhumatisme articulaire aigu traité par des saignées réitérées. Il a été attribué à un usage excessif de cidre, de boissons alcooliques, de sucre, à l'observance très-rigoureuse d'un carême. Dans un cas on a signalé un refroidissement, deux fois l'immersion du corps dans l'eau froide, une fois des lotions froides qui, faites en temps inopportun, ont supprimé les règles. Trois malades ont accusé les fatigues d'un voyage, deux des fatigues physiques excessives, un des nuits passées dans le monde; deux malades s'étaient livrés à des travaux intellectuels exagérés; cinq avaient fait succéder le repos à une vie très active, cinq étaient devenus diabétiques après avoir quitté un climat chaud pour des régions froides ou tempérées; enfin dix-huit attribuaient leur maladie à des chagrins violents et prolongés.

Les faits les plus frappants dans cette énumération sont relatifs à la suite de contusions, de maladies accidentelles, ou de refroidissement, ou de changement de climat. Mais on voit combien ils sont en petit nombre. Il en est de même de la substitution d'une vie oisive à des habitudes d'activité.

Les troubles affectifs semblent jouer un rôle plus

considérable, et je ne voudrais pas en amoindrir l'importance. Mais il est remarquable qu'un tel ordre de causes tient une place semblable dans l'étiologie de la plupart des maladies chroniques. Rien n'est plus propre à troubler la santé que de semblables circonstances, et, ce qui les accompagne ordinairement, la vie sédentaire, le dérangement des fonctions digestives, du sommeil etc.; mais aussi rien n'est moins spécial dans ses résultats. En un mot, un tel ordre de causes appartient beaucoup plus à l'étiologie générale des maladies chroniques qu'à celle de quelqu'une d'entre elles, y compris le diabète.

Je ne parlerai pas ici de l'influence que l'on pourrait attribuer à l'alimentation sucrée sur la production du diabète : il en sera question plus loin, à propos de la *pathogénie*, mais je voudrais appeler l'attention sur une influence plus générale du régime alimentaire.

J'ai vu, et tout le monde a vu, le diabète succéder à des excès de table réitérés, ou du moins à des habitudes gastronomiques prononcées, comme aussi à des régimes notamment insuffisants. Mon savant ami, le professeur Tardieu, m'a communiqué le fait très-curieux d'un ancien préfet habitué à une bonne table, qui, par suite de la perte complète de ses dents, et de l'état de ses gencives, avait dû renoncer depuis plusieurs années, d'une manière absolue, à la viande ; il se nourrissait exclusivement de légumes et encore mal triturés. Il se trouvait donc dans une condition analogue à l'individu que j'ai mentionné plus haut, et qui venait de suivre un carême exagéré. C'était un homme de 70 ans. Il devint diabétique sur ces entrefaites, et ne consentit que quelques mois après à se munir d'un ratelier. Aussitôt qu'il eût recouvré la mastication et qu'il fût revenu à un régime convenable, le diabète cessa, et n'avait point reparu lorsque, cinq ans après, il mourut d'une apoplexie, dans laquelle on ne voudra pas, je pense, voir un accident diabétique.

On pourrait, rentrant dans les idées de M. Bouchardat, attribuer les cas de genre à une altération des fonctions digestives. Mais je crois plutôt que ces diabètes tiennent à une altération plus profonde, à un trouble apporté dans la constitution du sang et dans les phénomènes d'assimilation. Plus j'étudie les dyspepsies gastro-intestinales, et plus je les crois étrangère à l'évolution des grandes diathèses, dans lesquelles on leur a fait jouer un rôle que je n'ai jamais pu clairement constater.

Tout ce que je viens de dire peut s'appliquer aux circonstances qui paraissent favoriser les exacerbations du diabète, ou déterminer le retour du sucre. Il y a cependant ici une influence très déterminée de l'alimentation spéciale. Celle-ci est poussée quelquefois à un degré extraordinaire. Un confiseur diabétique, intelligent, et s'observant de très près, m'a assuré qu'il voyait le sucre augmenter toutes les fois qu'il avait gouté un sirop, bien qu'il se gardât de rien avaler, et qu'il prît soin de se laver immédiatement la bouche avec de l'eau vinaigrée.

Mais le sucre augmente ou reparaît sous toutes

sortes d'influences, les irrégularités de régime, les émotions tristes ou violentes. Quelques malades sont très sensibles au retour de telle ou telle saison, ou même à certains séjours. J'en ai vu un qui faisait moins de sucre dès qu'il pleuvait. On peut observer sous ce rapport beaucoup de particularités individuelles. Quant à celles qui sont le plus générales, elles ne sont guère plus spéciales au diabète que les causes d'apparence déterminante; et beaucoup de goutteux et même de graveleux offrent sous ce rapport les mêmes susceptibilités que les diabétiques.

CHAPITRE II

PATHOGÉNIE

Les problèmes que la physiologie entreprend d'élucider sont essentiellement complexes, et le milieu où elle s'exerce est soumis à des lois que nous avons de la peine à saisir : aussi les faits les mieux avérés en physiologie ne sont guère que des points isolés d'un ensemble qui nous échappe encore ; et les conclusions que nous en pouvons tirer n'ont pour la plupart qu'un caractère provisoire, subordonné aux acquisitions nouvelles que nous apporteront des observations et des expérimentations ultérieures.

L'histoire du diabète nous en offre l'exemple le plus frappant. Il n'est peut-être pas de sujet sur lequel la physiologie ait fourni des notions plus précises, mieux coordonnées. Et cependant la clinique est restée tout-à-fait en dehors du cercle lumineux que l'expérimentation physiologique avait paru éclairer, et n'a apporté aucune sanction aux faits les mieux avérés qu'elle était parvenue à rassembler. Et aujourd'hui, ces faits eux-mêmes, s'ils sont toujours acceptés dans leur expression virtuelle, sont absolument contestés, quant à leur interprétation ; et il faudra peut-être recommencer sur de nouveaux frais l'édifice hypothétique que l'on avait construit sur des bases plus fragiles qu'on ne le supposait.

Il importe de reconnaître cependant que ces désaccords, ces contradictions, ces doutes, ces attentes, n'ont pas empêché la pathologie et la clinique du diabète de s'instituer de leur côté sur des fondements solides ; et, si la sémiologie du diabète, comme sa thérapeutique, n'ont pas dit leur dernier mot, on peut affirmer que c'est aujourd'hui une des maladies dont les caractères sont les mieux connus, et dont les indications thérapeutiques sont les mieux assurées dans leurs formules et dans leurs résultats.

L'étude pathogénique du diabète devra être divisée en deux parties :

Exposé des notions physiologiques afférentes au sujet.

Exposé des faits expérimentaux ou pathologiques concernant la glycosurie.

PHYSIOLOGIE DU DIABETE.

Le sucre de l'économie provient de deux sources distinctes : l'introduction alimentaire. et la formation organique, glycogénie.

Le sucre alimentaire se présente lui-même sous deux formes : sucre de canne, introduit directement sous cette forme ; sucre de raisin ou glycose, résultant de la décomposition de la fécule contenue dans un grand nombre de substances alimentaires. Mais l'un et l'autre sont absorbés sous une forme identique, le sucre de canne se transformant lui-même en glycose dans les phénomènes de la digestion (1).

Le premier changement que subit la fécule la convertit en dextrine, puis ultérieurement en glycose et en acide lactique. Cette première série de modifications chimiques commence sur les surfaces digestives, pour s'achever dans le liquide sanguin. C'est à leur suite que s'opèrent les transformations définitives qui paraissent être le but final de la glycose dans l'organisme : ces dernières donnent lieu à la production d'eau et d'acide carbonique, source essentielle de la chaleur animale.

La transformation digestive de la fécule est commencée par la salive, salive mixte et sous-maxillaire (Mialhe), la secrétion parotidienne paraissant y demeurer étrangère ; mais elle demeure encore très incomplète, ne fût-ce que par suite du court séjour que font les aliments dans la cavité buccale. Elle s'opère surtout dans l'intestin, très-spécialement par l'action du suc pancréatique (Sandras et Bouchardat), mais aussi par le liquide intestinal mixte, de manière à ce que la digestion, incomplétement

____

(1) Béclard. *Traité élémentaire de physiologie humaine*, 1862, p. 103.

opérée par le suc pancréatique, s'achève peu à peu dans la longueur du canal intestinal.

Ces transformations de la fécule en dextrine et glycose, dues à un ferment analogue ou identique à la diastase (Bouchardat), ne s'opèrent que très-lentement. L'amidon se change d'abord en dextrine, et ce n'est qu'avec le temps que la glycose apparaît en notable proportion. Il est indubitable, dit M. Bouchardat, que la plus grande partie de l'amidon transformée par le ferment diastasique est absorbée à l'état de santé sous forme de dextrine, et qu'il n'y a que des quantités relativement très-petites de glycose et d'acide lactique formées dans l'intestin (1). Cependant il y a lieu de croire que, chez certains sujets au moins, et sans doute en raison du plus ou moins d'activité des sucs intestinaux, la glycose se forme dans l'intestin et s'absorbe en nature, ou même y disparaît en partie, en laissant des acides lactique et butyrique.

Les principes féculents ingérés ne sont pas la seule origine alimentaire du sucre de l'économie. Les tissus qui, par leur décoction dans l'eau, donnent lieu à de la gélatine et à de la chondrine, la fibrine et l'albumine elle-même, peuvent encore fournir du sucre, non plus directement et par la seule intervention de l'eau et d'un ferment, mais par un phénomène plus complexe, et par suite de leur dédoublement, donnant naissance alors à des principes

______

(1) Bouchardat. *Revue des cours scientifiques,* 1869, t. VI. p. 73.

immédiats divers, entre autres l'acide cholique et l'urée (1).

Cependant, en outre de cette série de principes sucrés introduits par l'action digestive, il s'en produit encore aux dépens de l'organisme lui-même.

C'est une chose remarquable que la richesse excessive de l'organisme en sources de produits de combustion. Le sucre, et la graisse aussi, naissent de toutes parts ou s'accumulent en approvisionnements. On ne connaissait naguère d'origine aux matériaux sucrés de l'organisme que leur introduction directe par l'alimentation. On sait aujourd'hui que les substances protéiques elles-mêmes peuvent en produire par voie de dédoublement. En outre, M. Bernard a montré que le foie fabriquait du sucre, et l'on a reconnu depuis que le sucre se produisait dans tous les points de l'organisme, par la propriété glycogénique diffuse. De sorte que, si l'introduction du sucre vient à manquer, l'organisme peut en produire de son propre fonds.

Il en est de même de la graisse : si elle se trouve introduite en quantité insuffisante, les substances ternaires se convertissent en matières grasses, et les substances quaternaires se prêtent elles-mêmes à une semblable conversion. Ce n'était pas suffisant : la graisse se dépose par avance dans des points multipliés, et l'abdomen en particulier en représente comme un grenier de réserve.

(1) Bouchardat. *Revue des cours scientifiques*, t. VI, p. 75.

Il semble au premier abord que les prévisions relatives à la formation de principes azotés assimilables, qui sont cependant les principes essentiels de la nutrition et de la formation des tissus, sont moindres. Il est vrai que l'azote prédomine à un haut point dans l'alimentation, et qu'il n'y a pas d'alimentation effective qui n'en soit largement pourvue, tandis qu'elle peut être à peu près dépourvue d'éléments carbonés, gras ou féculents, c'est-à-dire sucrés. Cependant il faut tenir compte, dans les phénomènes métamorphosiques des tissus, de la rentrée dans le sang des principes azotés qui ont déjà servi à l'assimilation, et qui peuvent être assimilés de nouveau après être rentrés dans le courant de la circulation.

De sorte que nous voyons l'organisme capable de se suffire à lui-même, à défaut de toute introduction du dehors, fournissant de son propre fonds du sucre par la propriété glycogénique diffuse et par celle du foie, de la graisse par les enmagasinements, des matières protéiques par la désassimilation en retour des tissus organiques. Ceci explique la continuation de la nutrition et de la vie pendant l'abstinence, jusqu'à épuisement de ces sources intrinsèques d'alimentation effective.

Le sucre est produit dans l'organisme par l'action d'une matière, ou d'un ferment particulier, appelée *matière glycogéne*, dont M. Bernard a montré d'abord l'existence dans le foie. Les expériences par lesquelles cet éminent physiologiste a mis en lumière la fonction

CHAPITRE VI

ANATOMIE PATHOLOGIQUE.

Le diabète ne suppose aucune altération anatomique déterminée, en dehors de l'existence du sucre dans le sang et dans les autres liquides, et dans les tissus de l'économie. La présence du sucre dans le sang des diabétiques en proportion relativement exagérée, mais toujours peu considérable, avait déjà été signalée dans les analyses de Prévost et Dumas. MM. Bernard, Bouchardat, Mac Gregor, etc., l'ont confirmée depuis. Ce dernier observateur a fait coaguler, puis dessécher, le sérum de sang diabétique ; ce résidu soumis à l'ébullition dans de l'eau, jusqu'à concentration de la décoction, a fourni un fluide sirupeux qui fermentait avec la levure de bière. M. Pavy a examiné à plusieurs reprises du sang diabétique obtenu par la saignée ou des ventouses, et a obtenu une réduction considérable de la solution cui-

disparaît peu à peu dans le sang, non sous l'influence directe et exclusive de la respiration et dans les poumons, mais par suite de l'action vitale qui préside aux phénomènes de métamorphose dont le liquide sanguin est à la fois le siége et l'agent, et il se transforme en eau et en acide carbonique. Il se retrouve en effet dans le système artériel, en proportion d'autant moindre qu'on s'éloigne du cœur.

Ce sucre qui n'existait pas, ou n'existait qu'à peine dans la veine porte, et qui se retrouve dans les veines sus-hépatiques, provient du foie. En effet, l'analyse chimique du foie des mammifères, des oiseaux, des reptiles, des poissons, des mollusques, donne constamment du sucre, à moins que les animaux n'aient succombé à la suite d'une maladie avec fièvre.

Le foie de veau contient en moyenne de 2 à 4 pour 100 de sucre (Bernard); le foie de lapin de 2.2 à 2.7 pour 100; le foie de chien de 1 à 1.3 pour 100; (Stokvis); le foie des oiseaux 2.2 pour 100 en moyenne (Poiseuille et Lefort); le foie des poissons de mer et d'eau douce de 0.5 à 1.0 pour 100 (Poiseuille et Lefort); le foie de l'homme supplicié ou mort subitement par accident en état de santé, de 1 à 1.5 pour 100 (Bernard, Stokvis). Le foie de l'homme, pesant environ 2 kilogrammes, contient donc, en moyenne, de 20 à 30 grammes de glycose dans sa masse.

Mais ce sucre ne se forme pas d'emblée dans le foie, et sa présence y est constamment précédée par une matière spéciale, propre au foie, déposée dans son tissu, et qui lui donne immédiatement naissance. En effet, le tissu du foie, dépouillé de tout le sang qu'il contient au moyen d'un puissant courant d'eau établi de la veine porte aux veines hépatiques, cesse de donner aucune trace de sucre. Mais la matière sucrée se reproduit d'elle-même, il y en a déjà après quelques heures, et sa quantité va graduellement en augmentant, au point d'atteindre quelquefois en vingt-quatre heures la quantité de sucre qui existait primitivement dans le foie; au bout de ce temps toutefois, sa production est terminée, et, après un nouveau lavage, on n'en retrouve plus.

La matière glycogène est un amidon : l'amidon existe dans tout le règne végétal, et partout son apparition précède celle de la glycose. Dans le règne animal comme dans le règne végétal, un amidon précède aussi la formation du sucre, et lui donne naissance. Il est le résultat d'un acte physiologique, tandis que son changement en sucre est un acte purement chimique. M. Bernard a réussi à obtenir la matière glycogène du foie sous forme d'une poudre blanche, soluble dans l'eau et insoluble dans l'alcool; cette substance, véritable corps semblable à la dextrine, est de la *dextrine animale,* intermédiaire entre l'amidon et le sucre. C'est une substance non azotée qui colore l'iode en violet tirant sur le jaune, et que les acides étendus transforment en dextrine d'abord et en sucre ensuite, quand on prolonge leur action. La salive, le suc pancréatique et la diastase agissent également sur cette substance comme sur l'amidon, c'est-à-dire qu'ils la transforment assez rapidement en sucre.

A côté de cette matière, il paraît exister aussi dans le tissu du foie une substance azotée qui agit sur elle à la manière d'un ferment. Quand on fait cuire le foie, la matière glycogène n'est pas altérée, mais elle ne se transforme plus spontanément en sucre. Nous savons, au contraire, que, dans le foie abandonné à lui-même et non soumis à la coction, la production du sucre continue après la mort. La cuisson a donc anéanti les propriétés du ferment, mais la matière glycogène peut encore se transformer en sucre, car il suffit alors d'ajouter au foie un ferment étranger, de la salive, par exemple. Le ferment hépatique, dont les éléments sont apportés au foie par le sang, est donc analogue à celui qu'on trouve dans la salive et dans le suc pancréatique.

M. Schiff a montré que les cellules hépatiques sont le lieu d'origine de la substance glycogène. A l'aide du microscope, on distingue dans ces cellules, à côté des globules de graisse, d'autres grains arrondis, analogues à ceux de l'amidon végétal. Ces grains existent dans les cellules hépatiques de tous les mammifères, ils manquent dans l'état morbide et dans la première moitié de la vie intra-utérine. Quand on rassemble ces grains et qu'on les traite par un ferment, on obtient du sucre.

M. Schiff, M. Nasse et M. E. W. Weber signalent encore dans les cellules hépatiques, à côté des grains de la matière glycogène, des gouttelettes jaunâtres qu'ils regardent comme de la dextrine, c'est-à-dire comme la phase intermédiaire de la transformation de l'amidon animal en sucre. C'est donc à l'état de dextrine soluble que l'amidon animal qui s'est formé dans les cellules hépatiques s'échapperait au travers des parois des cellules.

Quant à la question de savoir d'où procède la matière glycogène elle-même, MM. Colin, Benvenisti, Jones, Giraud-Teulon, regardent cette substance comme une transformation des matières grasses. M. Heynsius, de son côté, pense qu'on doit l'envisager plutôt comme un produit du dédoublement des matières azotées neutres de l'économie. M. Heynsius a remarqué, en effet que, tandis que la matière glycogène prend naissance dans le foie, en même temps et à côté prend naissance une matière azotée qu'il appelle *mère de l'urée*, analogue ou identique avec la sarkine, l'hypoxanthine ou la xanthine, corps qui sont rapprochés par leur composition de l'acide urique, acide qui lui-même est le générateur de l'urée (1).

Deux expérimentateurs, M. Sanson et M. Rouget, ont cherché, chacun de son côté, à démontrer que la production du sucre dans l'économie n'est pas un phénomène propre au foie, mais à tous les tissus où

(1) Beclard. *Traité élémentaire de physiologie*, 1862, *p.* 515.

vient se déposer une grande partie de la fécule
ingérée et absorbée à l'état de dextrine. La dextrine
entre dans la composition des tissus de tous les
animaux, y compris les carnivores, véritable matière
glycogène, zoodiastase de M. Sanson, zoamyline de
M. Rouget, non plus propre à un organe, le foie,
mais généralisée et entrant dans la composition des
tissus, avec les substances albuminoïdes et les
substances grasses. Cette matière glycogène ne se
forme point de toutes pièces, mais elle est le résultat
de l'alimentation amylacée directe, ou de l'alimentation animale qui introduit la dextrine inséparable
des tissus animaux. Et le sucre de l'homme provient
lui-même de l'introduction directe des féculents, et
de la dextrine inhérente aux tissus des animaux qui
servent à l'alimentation, ou de la dextrine (zoamyline), appartenant en propre au sujet, à titre de
principe composant les tissus, et reprise par la
résorption interstitielle.

M. Sanson a trouvé que des portions de la rate.
d'un rein et d'un poumon d'une vache très-maigre,
coupées en lanières minces et traitées exactement
par le procédé de M. Bernard, fournissaient de la
matière glycogène pure parfaitement reconnaissable
à tous ses caractères ; un même résultat a été obtenu
avec le sang fourni par la saignée de la jugulaire et
de la carotide chez des chevaux, ou encore extrait
de la veine-porte d'une vache venant d'être tuée. Le
résultat de la coction de tissu musculaire pris à la
cuisse d'un cheval a fourni également une quantité

considérable de matière glycogène. « Ainsi donc, dit M. Sanson, il demeure bien positivement acquis à la science que la dextrine est un des éléments normaux du sang des animaux herbivores, et qu'il n'est pas possible d'en chercher la source ailleurs que dans les principes amylacés qui font partie de leur alimentation. Il n'y a aucune raison d'admettre, à côté de cette source extérieure permanente de matière amylacée, une autre source intérieure que l'on dit être plus importante parce qu'elle ne serait pas subordonnée aux hasards de l'alimentation. En ce qui concerne particulièrement les carnivores, ici encore, il existe une source également permanente de matière amylacée, sous forme de dextrine, laquelle rend absolument inutile l'hypothèse d'une sécrétion que l'on ne peut expliquer qu'à l'aide de dédoublements très-compliqués du principe albuminoïde » (1).

M. Rouget, cherchant à vérifier les faits avancés par M. Bernard relativement à l'existence d'un organe hépatique placentaire, reconnut que les cellules de l'amnios et du placenta, dont la cavité renfermait une substance amylacée, n'étaient autre chose que des cellules épithéliales. Il rechercha aussitôt si d'autres tissus épithéliaux ne présenteraient pas la même particularité, et il trouva, sur une tête d'embryon de porc, que les grandes cellules

---

(1) Sanson. *De l'origine du sucre dans l'économie animale,* in *journal de la physiologie de l'homme et des animaux,* avril 1858.

épithéliales des couches superficielles de l'épiderme de la peau, des papilles de la langue, de la muqueuse buccale, du pharynx, étaient remplies de substance amylacée, ce qui était d'autant plus significatif que rien de semblable n'existait ni à la surface du l'amnios, ni à la surface du chorion placentaire de ce même embryon de porc. Il trouva, en outre, qu'un grand nombre de cellules épithéliales de la muqueuse vaginale chez de petites filles et chez la femme adulte, et de l'enduit saburral de la langue, chez de jeunes enfants, offraient le même caractère. Il formula donc les propositions suivantes :

« La présence des substances amyloïdes n'est pas limitée à un seul organe, le foie ; elle est commune aux éléments de beaucoup d'organes.

« Les substances amylacées se joignent donc aux substances protéïques et aux substances grasses pour former les tissus des animaux. »

La substance amylacée amorphe à laquelle M. Rouget a donné le nom de *zoamyline* n'est pas un produit d'organes spéciaux, hépatiques. On la rencontre dans beaucoup d'organes et de tissus divers chez l'embryon et aussi chez l'adulte. Elle n'est pas contenue dans un élément histologique nettement déterminé, comme le veut M. Bernard, et spécial, mais dans des éléments propres à chacun des tissus à la constitution desquels elle concourt. Entre autres caractères qui la distinguent, elle prend une teinte rose violacée par la solution d'iodure de potassium faible, et cette teinte est aussi caractéristique que les teintes bleues ou violettes qui servent à reconnaître l'amidon ou la cellulose dans les tissus des végétaux (1).

Si les expériences sur lesquelles sont fondées ces vues particulières, en apparence contradictoires à celles de M Bernard, sont de nature à faire admettre l'existence d'une matière glycogénique ailleurs que dans le foie, ce que M. Bernard avait du reste déjà signalé lui-même, les doctrines de l'éminent physiologiste relativement aux propriétés glycogéniques spéciales du foie ne m'en paraissent nullement ébranlées. Les efforts faits par ses contradicteurs pour attribuer une origine, prochaine ou éloignée, au sucre des veines sus-hépatiques, après la suppression prolongée des féculents, semblent plus subtils que convaincants. La persistance indéfinie d'une source glycogénique empruntée à une alimentation antérieure ou éloignée paraît difficilement acceptable, de même que l'introduction d'une quantité imperceptible de matière glycogénique contenue dans les tissus albuminoïdes ingérés rend difficilement compte de la proportion du sucre formée dans le foie, en dehors de toute alimentation directement féculente. Aussi, sans contester nullement les assertions de M. Sanson et de M. Rouget, relativement à la diffusion de la matière glycogène dans l'économie, je considère toujours la doctrine de la

(1) Rouget. *Des substances amyloïdes et de leur rôle dans la constitution des animaux*, in *Journal de la physiologie*, janvier et avril, 1659.

glycogénie hépatique comme pleinement démontrée, au moins jusqu'à présent, par les expériences si multipliées et si concordantes de M. Bernard.

Cependant les faits en apparence les plus irréfragables qui viennent d'être exposés ont trouvé un contradicteur dans un médecin distingué de Londres, M. Pavy, dont les études particulières sur le diabète et sur la question glycogénique sont connues depuis longtemps parmi nous : mais, comme ce sont plutôt ses opinions que les détails de ses expériences qui ont été publiées en France, je reproduirai ces dernières avec quelques développements.

M. Pavy déclare que, ayant répété toutes les expériences de M. Bernard, il en a reconnu l'entière exactitude comme faits, mais il a reconnu en même temps que l'interprétation fournie de ces expériences était complètement erronée.

En effet, les résultats présentés par M. Bernard, relativement à la fonction glycogénique du foie, et à la présence exclusive du sucre dans cet organe et dans la partie du système sanguin qui en sort immédiatement, ont été considérés comme représentant l'état *ante mortem* ou physiologique. Or, c'est là qu'est l'erreur. Tout ce qu'a vu et si bien montré M. Bernard ne se passe que *post mortem*, et c'est à tort qu'on l'a considéré comme se rapportant à ce qui se passe durant la vie.

De l'ancienne méthode d'expérimentation, dit M. Pavy, on avait déduit que la destruction du sucre s'opérait dans les poumons (en partie seulement d'après M. Bernard lui-même). Le sang retiré du système artériel ne contenait que des traces, ou à peine davantage, de sucre. L'animal étant tué, on trouvait au contraire une grande quantité de sucre dans le cœur droit. Il s'agissait de s'assurer si le sang pris après la mort représentait exactement le sang existant pendant la vie.

Le sang du cœur droit fut d'abord examiné immédiatement après la mort et avant sa coagulation; mais comme il était difficile de se soustraire aux inconvénients de celle-ci, M. Pavy essaya de se procurer le sang du cœur droit pendant la vie, en introduisant un *catheter* dans le ventricule droit, opération facile à exécuter- sans amener de trouble notable (any appreciable distress or disturbance).

Considérant la doctrine glycogénique comme inattaquable, les premiers résultats obtenus le firent hésiter; mais des expérimentations suffisamment répétées ne tardèrent pas à lui démontrer que le sang retiré pendant la vie se présente dans des conditions toutes différentes de celles du sang pris après la mort, et que, tandis que celui-ci fournissait une réduction considérable de l'oxyde de cuivre par la liqueur cupro-potassique, le sang obtenu pendant la vie ne produisait qu'une réduction légère, et semblable à celle que l'on obtient avec le sang artériel et le reste du sang veineux.

Le tableau suivant montre que les animaux en expérience n'avaient point perdu la faculté de faire du sucre, puisque l'on en a trouvé les proportions ordinaires dans le sang après la mort, et dans le foie.

Sang de l'artère carotide et du ventricule droit pendant la vie.	Sang du cœur droit après la mort.	Foie peu de temps après la mort.
	Sucre pour 100	Sucre pour 100
N°s 1. Trace de sucre....	$\dfrac{7}{10}$	pas d'analyse
2 Id..	$\dfrac{65}{100}$	$\dfrac{4}{10}$
3. Id .	$\dfrac{5}{10}$	$\dfrac{3}{39}$
4. Id.	$\dfrac{94}{100}$	$\dfrac{2}{45}$
5. Id...	$\dfrac{7}{10}$	$\dfrac{2}{44}$

On obtient du reste les mêmes résultats si, aussitôt après la mort, on ouvre rapidement la poitrine et on isole le cœur droit par une ligature; mais il faut agir avec une grande promptitude, parce que le sucre se forme dans le foie avec une grande rapidité, après la mort. A plusieurs reprises, le sang ainsi obtenu du cœur droit a été comparé à celui de la veine porte, et aucune différence n'a pu être constatée entre l'un et l'autre, au point de vue de la teneur en sucre (1).

M. Pavy chercha ensuite le moyen de prévenir la métamorphose saccharine dans le foie, sans détruire les agents qui y président.

Les alcalins ayant la propriété de s'opposer à l'action de la salive comme ferment, il pensa qu'il

(1) Pavy. *Researches on the nature and treatment of diabetes,* 1869, p. 62.

devaient exercer une action identique sur les autres ferments. Il injecta donc dans le foie, instantanément après la mort, une forte solution de potasse, et ne trouva qu'une légère trace de sucre. La potasse n'avait pas détruit le sucre, mais simplement prévenu sa formation, car, si l'on avait laissé écouler quelque temps après la mort, l'injection n'empêchait pas de retrouver dans le foie la quantité de sucre ordinaire. Si l'on n'injectait qu'une partie du foie dans les conditions voulues, le sucre, absent dans les parties injectées, se retrouvait dans les parties qui avaient échappé à l'injection. De semblables résultats ont été obtenus avec une injection de carbonate de soude, 200 grains par once d'eau, ou avec une forte solution d'acide citrique. Il ne faut pas oublier que le succès de ces expériences dépend absolument de la rapidité de leur exécution.

On arrive encore à des résultats identiques si, aussitôt après la mort, on plonge le foie dans l'eau bouillante ou dans la glace. Le froid suspend les réactions chimiques ; la chaleur détruit l'activité des ferments ; mais aucun de ces agents n'exerce d'action destructive sur la substance amyloïde elle-même ni sur le sucre. Pour l'application du froid, on a employé un mélange de glace et de sel. Il faut avoir soin que le foie soit coupé en fragments menus, afin qu'aucune partie n'en échappe à l'action à laquelle on le soumet. Il est également nécessaire qu'il se trouve très rapidement en contact avec les températures extrêmes auxquelles on l'expose. Or, il n'y a ici qu'une suspension de l'action chimique prévenue, car si un fragment de foie gelé (frozen liver) est au bout de peü de temps exposé à une température de 90 à 100° Far. (30 à 35 centigr.), on voit le sucre y apparaître en grande quantité. C'est sur des lapins que ces expériences ont été faites de préférence.

Relativement à l'origine de la matière amyloïde du foie, M. Pavy pense qu'elle provient en partie de la fécule ou du sucre alimentaires. Il a reconnu que les dimensions du foie varient beaucoup suivant la nature de l'alimentation; chez les chiens soumis à une diète végétale, le foie acquiert un volume beaucoup plus considérable qu'à la suite d'une diète animale, et renferme une grande quantité de matière amyloide. Mais telle n'est pas l'origine unique de cette dernière. Celle-ci existe même en l'absence de toute alimentation féculente ou sucrée. Et il y a lieu d'admettre que le foie est capable de former de la substance amyloïde avec les produits de la métamorphose rétrograde de la nourriture animale (animal food) introduite en excès dans le système, ainsi que des tissus de l'organisme lui-même.

Il ne se produit plus de substance amyloïde dans l'inanition ni dans la maladie, ce qui explique comment l'état sucré du foie ne se retrouve plus alors après la mort.

Maintenant, comment s'expliquer ces faits nouveaux et inattendus, et surtout cette inaptitude de la matière amyloïde à faire du sucre pendant la vie, alors qu'elle se développe instantanément après la mort? Et quelle est la destination de la substance amyloïde, puisqu'elle n'a pas pour objet de faire du sucre? Je reproduis quelques-unes des considérations dont M. Pavy fait suivre l'exposé de ses remarquables expériences.

Je suis porté à croire, dit-il, que la graisse est le principe d'où procède naturellement la matière amyloïde. D'abord on peut considérer comme hors de contestation que la fécule et le sucre, introduits par l'alimentation, poussent, dans le système animal, à la production de la graisse. Maintenant, il est démontré, par ce qui précède, que l'ingestion de ces principes occasionne l'accroissement de la substance amyloïde contenue dans le foie. Il est donc incontestable que la fécule et le sucre passent eu substance amyloïde dans le foie. La production de la substance amyloïde peut donc être considérée comme représentant le premier terme de l'assimilation des éléments féculents et sucrés de l'alimentation, et, comme on sait que ces éléments se transforment en graisse, nous avons des raisons de soupçonner (to surmise) que la substance amyloïde occupe simplement une position intermédiaire entre les deux (an intermediate position between the two) (1).

Relativement à la distinction qui a été reconnue entre l'état du sang sus-hépatique avant et après la mort, on remarquera qu'il existe d'autres exemples

______

(1) Pavy. *Researches on the nature and treatment of diabetes*, p. 112.

de changements apportés par la mort dans des conditions que l'on avait cru longtemps inhérentes à la vie. C'est ainsi que l'on sait que la fibrine n'existe pas dans le sang fluide, mais se forme au moment de la coagulation, par la combinaison d'une couple de principes qui demeuraient isolés dans le sang fluide ou vivant, mais s'unissent aussitôt après la mort du sang.

M. Pavy a rencontré, dans le cours de ses expériences, un petit nombre de cas où la production *post mortem* ordinaire du sucre faisait défaut, malgré la présence d'une grande quantité de matière amyloïde. Il a rencontré cette circonstance exceptionnelle dans le foie d'une morue, dans celui d'un lapin et dans le foie d'un canard. Schiff a observé le même phénomène. Faut-il attribuer cette anomalie à l'absence accidentelle du ferment habituel du foie, ou à l'existence d'une circonstance fortuite qui aurait mis obstacle à l'action de ce dernier?

Schiff suppose que, si la substance amyloïde-ne se transforme pas en sucre pendant la vie. c'est parce qu'il n'existe pas de ferment propre à déterminer cette transformation. Mais ce ferment se développe au moment de la mort, et donne lieu immédiatement à la production du sucre,

M. Pavy croit trouver l'explication de ce problème dans la non diffusibilité de la matière amyloïde.

La substance amyloïde est contenue dans les cellules hépatiques, et, dès qu'elle est mise en contact avec le sang, elle donne lieu immédiatement à l'apparition du sucre dans ce dernier. Comment s'expliquer que la matière amyloïde ne passe pas dans le sang et n'y donne point naissance au sucre? Ceci doit être attribué à sa non diffusibilité.

La substance amyloïde appartient au groupe des corps colloïdes, ou non diffusibles. Il faut une pression considérable pour déterminer son passage à travers une vessie, de même que pour l'albumine. C'est là ce qui met obstacle à son passage dans les vaisseaux sanguins. Ce serait un défaut d'harmonie dans la circonstance, si des matériaux destinés à la nutrition même des tissus, et qui doivent y être retenus, avaient une tendance, comme le sucre et l'urée, à s'en échapper par leur propre diffusibilité. Il est donc certain que, à l'état normal, la substance amyloïde ne peut ni passer dans les vaisseaux sanguins, ni être transformée dans le foie en sucre, si ce n'est en une proportion insignifiante qui se retrouve dans le sang. Mais il arrive des circonstances anormales dans lesquelles la substance amyloïde est transformée en sucre durant la vie, et ce principe, pénétrant dans la circulation, vient alors à apparaître dans l'urine (1).

THÉORIES PATHOGÉNIQUES.

Pathogénie hépatique. — Les faits expérimentaux sur lesquels a été établie par M. Bernard la doc-

____

(1) Pavy. *Researches on the nature and treatment of diabetes,* p. 120.

trine de la fonction glycogénique du foie ont dû
reporter sur cet organe les idées relatives à l'origine
pathogénique du diabète. C'est en effet à cette fonction glycogénique du foie que M. Bernard rattache
toute la théorie du diabète, à cette fontion constante, invariable, nécessaire, entièrement indépendante de toutes les éventualités de l'alimentation,
et n'offrant rien de semblable à toutes les variétés
qui s'observent dans les phénomènes accidentels
de l'économie, qu'il faut bien distinguer des fonctions
constantes (1).

En effet, toujours d'après le même physiologiste,
la présence du sucre en excès s'explique ou par une
introduction alimentaire excessive elle-même, ou
par une suractivité de la fonction glycogénique du
foie. L'influence de l'introduction alimentaire excessive de principes féculents ou sucrés a pu être
démontrée expérimentalement ; mais cliniquement
elle n'offre aucune importance (au point de vue
pathogénique), les principes alimentaires féculents
ou sucrés étant de ceux dont il est le plus difficile
de régler ou de supprimer l'ingestion. Restent donc
en présence : la suractivité de la fonction glycogénique du foie, ou le défaut de destruction du sucre
dans le sang. Il est impossible de prouver ce dernier
fait, ajoute M. Bernard, tandis que la suractivité

(1) Cl. Bernard. *Leçons sur les propriétés physiologiques et les
altérations pathologiques des liquides de l'organisme*, 1854, t. II.
p. 113.

du foie se démontre expérimentalement et cliniquement.

Les expériences relatives à la piqûre du quatrième
ventricule et à la section des nerfs pneumo-gastriques, qui seront relatées plus loin, ont été considérées par le professeur du collége de France
comme une démonstration de la suractivité glycogénique du foie. « Quant au mécanisme prochain de
l'hypersecrétion du sucre qui produit le diabète, on
sait maintenant qu'il consiste dans une accélération
de la circulation du foie, produite par le grand
sympathique. Cette accélération de la circulation
du foie multiplie le contact entre le sérum du sang
et la matière glycogène insoluble que secrète le
foie. De l'étendue plus grande de ce contact entre
une matière susceptible de fermenter et le ferment
qui la change en sucre, résulte une production plus
considérable de cette dernière substance qui,
soluble, est entraînée dans le torrent de la circulation (1).

Quelques expériences directes ont été tentées
sur le foie lui-même. Schiff a déterminé de la glycosurie en introduisant des aiguilles dans le foie.
M. Pavy a produit le même phénomène par l'application du galvanisme sur cet organe. Il tenta, dit-il,
par cette application, de donner lieu à un dégagement
d'acides dans le foie, et d'alcalins dans l'estomac, ce
qui est le renversement des conditions ordinaires.

(I) Cl. Bernard. *Leçons citées*, t. II, p. 89.

A cet effet, une batterie de Gorsse à cinq éléments fut disposée de manière à ce que le pôle positif pénètrât dans le foie et le pôle négatif fût introduit dans l'estomac. L'urine était, au bout d'une à deux heures, fortement chargée de sucre. Les pôles furent renversés, et le résultat fut semblable. Il en fut de même encore lorsque les deux pôles pénétraient dans la substance du foie. Il faut donc admettre que l'état sucré des urines est l'effet de l'irritation directe du foie (1).

Cependant la clinique n'a pas fourni de résultats concordants avec ces expériences, sauf dans des cas très-rares, M. Bernard a bien cité deux cas où une contusion du foie a déterminé de la glycosurie. Dans l'un de ces cas, la glycosurie ayant disparu, le malade est resté polyurique (2). Dans un cas tout semblable rapporté par M. Fisher, on retrouva de nouveau un peu de sucre, au bout d'un an, chez le malade demeuré simplement polyurique, mais encore très-passagèrement cette fois (3). Mais les observations de ce genre n'ont pas été multipliées. On a vu précédemment, au chapitre des *complications*, que, si l'on observait quelquefois le diabète chez des individus souffrant actuellement ou ayant souffert précédemment du foie, il paraît difficile d'attribuer

(1) Pavy. *Researches on the nature and treatment of diabetes*, 1869, p. 137.

(2) Cl. Bernard. *Leçons de physiologie expérimentale*, 1855, p. 346.

(3) *Archives générales de médecine*, 1862, t. XX, p. 441.

quelque signification à de telles coïncidences. *L'anatomie pathologique* n'a pas fourni de résultats plus significatifs.

Je dois ajouter aux expériences que j'ai reproduites une remarque faite par M. Pavy. Le diabète artificiel, ou la glycosurie, déterminé par l'extirpation du ganglion cervical supérieur ne se produit pas, si l'on a préalablement appliqué une ligature à la veine-porte et à l'artère hépatique. Schiff a pratiqué la piqûre de la moelle allongée à douze grenouilles. Six d'entre elles furent laissées dans cette condition, et l'on trouva leur urine chargée de sucre. Les vaisseaux du foie furent liés chez les six autres, et l'on ne trouva pas de sucre dans leur urine. Puis les ligatures furent enlevées, et le sucre urinaire apparut au bout de quelques heures.

Ces expériences sont confirmatives de la propriété glycogénique du foie, mais ne précisent rien au sujet du rôle qu'il serait possible d'attribuer au foie dans le diabète.

Pathogénie cérébrale.—L'action directe du système nerveux sur la production du sucre urinaire a été en premier lieu mise en lumière par les expériences bien connues de M. Bernard: je me contenterai d'en exposer un court résumé.

Si l'on pratique sur un animal une piqûre légère, excitatrice, sur le plancher du quatrième ventricule (bulbe rachidien), entre les racines des nerfs pneumogastriques et celles des nerfs acoustiques, on voit, au bout d'un temps très court, une demi-heure même, une quantité notable de sucre paraître dans l'urine, et non seulement dans l'urine, mais encore dans plusieurs des secrétions séreuses de l'économie. La section des deux nerfs pneumo-gastriques au cou ralentit la formation du sucre dans le foie, tandis qu'au contraire la piqûre du bulbe, qui n'est qu'un mode d'excitation, augmente cette formation. Ces deux expériences établissent d'une manière générale l'influence du système nerveux sur la fonction glycogénique du foie. « Ce sont là, dit M. Béclard, des faits d'expérience au-dessus de toute contestation : mais on peut se demander maintenant par quelle voie l'influence nerveuse chemine des centres nerveux vers le foie. »

Cet organe, en effet, reçoit ses nerfs de deux sources : 1° des nerfs pneumo-gastriques, par les filets de ces nerfs qui concourent à la formation du plexus solaire ; 2° du système du grand sympathique, principalement par les petits et les grands nerfs splanchniques. M. Bernard a prouvé que ce n'est pas par une influence directe des nerfs pneumogastriques sur le foie que la formation du sucre est entravée après la section de ces nerfs : si, en effet, au lieu de couper ces nerfs au cou, on pratique la section au-dessous du poumon, entre le poumon et le foie, la formation du sucre persiste. Dans les deux cas, section des pneumo-gastriques au cou, et section des pneumo-gastriques au-dessous de leurs branches pulmonaires, la moëlle épinière est toujours

en relation avec le foie par l'intermédiaire du grand
sympathique. Ces connexions suffisent donc à l'entretien de la fonction glycogénique du foie, quand le
poumon est en même temps lié au bulbe rachidien
par l'intermédiaire des branches du pneumo-gastrique, et elles ne suffisent plus quand le poumon est
soustrait à l'influence du système nerveux. « Il
semble que l'impression produite sur la muqueuse
des bronches par l'air atmosphérique, impression
transmise au bulbe par les branches pulmonaires des
nerfs pneumo-gastriques, soit le point de départ de
l'excitation qui se propage au foie, par une sorte
d'action reflexe, en descendant vers lui par le bulbe,
par la moelle épinière, et par les branches du grand
sympathique. »

D'après Schiff, la glycosurie peut être produite par
l'introduction d'une aiguille dans la moelle épinière,
devant et derrière l'origine des nerfs du plexus bra-
chial et en effectuant un certain degré de destruction. Il a obtenu un pareil résultat chez les grenouilles
et chez les lapins, en divisant les colonnes postérieures de la moelle. Il a produit un diabète perma-
nent chez des rats, animaux qui supportent facilement cette opération, et peuvent vivre, à la suite, de
treize à dix-sept jours, par une divison complète des
colonnes antérieures et latérales. Le diabète, dit-il,
peut se prolonger au delà, et pendant plusieurs semaines, après une section transversale de la moelle
épinière, si, après cette opération, on parvient à
prévenir l'abaissement de la température de l'animal,

et si la substance amyloïde du foie ne disparait point par suite d'une fièvre traumatique trop considérable (1).

M. Pavy a cherché quelle pouvait être l'influence de l'irritation ou de la division de certaines parties du grand sympathique, sur la production de la glycosurie. Voici les résultats les plus saillants de ses expériences :

« L'expérience montre que la division de la moëlle épinière et des pneumo-gastriques ensemble ne donne pas lieu à la production de sucre, c'est-à-dire à sa présence dans l'urine. Après la décapitation, cependant, opération qui comporte la destruction de toute communication nerveuse par le cou, on obtient un résultat opposé et l'on découvre rapidement une grande quantité de sucre dans l'urine. Dans ces deux expériences, il faut pratiquer la respiration artificielle pour maintenir la circulation.

« Ces résultats appelèrent naturellement mon attention sur le sympathique. Lorsque l'opération a été pratiquée (principalement si l'on a eu recours à la décapitation), de manière à ne laisser aucune influence de la moëlle allongée sur le foie, il se fait une production considérable de sucre. Lorsque, d'un autre côté, on se contentait de diviser la moëlle épinière et les pneumo-gastriques, on n'observait rien de semblable. Il s'agissait de déterminer si les ra-

____

(1) Journal de l'anatomie et de la physiologie. 1866, p. 376.

meaux sympathiques constituaient l'agent de la communication recherchée » (1).

La division du sympathique carotidien ou de la portion du système sympathique qui descend du ganglion cervical supérieur dans la poitrine ne produit pas de glycosurie. Mais on peut déterminer celle-ci en agissant sur d'autres parties du sympathique. Si l'on coupe les rameaux du sympathique vertébral, c'est-à-dire qui accompagnent l'artère vertébrale, entre le ganglion thoracique supérieur et le canal vertébral, il se produit du sucre rapidement. Si l'on coupe un seul côté, on ne trouve, une heure et demie après, que des traces de sucre ; mais dès que l'on coupe l'autre côté, le sucre apparaît abondamment. Il faut noter que la division de ces rameaux est toujours suivie du développement d'une pleurésie fatale.

La division du sympathique carotidien, le long du cou, ne produit pas la glycosurie. Mais la blessure ou l'extirpation du ganglion cervical supérieur détermine rapidement l'apparition d'urines très-sucrées. Il en fut ainsi dans un cas où le ganglion du côté droit fut seul enlevé. L'urine fut trouvée très-sucrée au bout d'une heure. En même temps la température de l'oreille de ce côté s'éleva de 30° Fahr.; la pupille correspondante se contracta, et la narine se dessécha. Le jour suivant, l'urine était

____

(1) Pavy. *Researches on the nature and treatment of diabetes*, 1869, p. 166.

encore sucrée. Le sucre avait disparu le troisième jour. Le quatrième jour, l'autre ganglion fut enlevé et le sucre reparut en quantité dans l'urine.

La poursuite du sympathique dans l'intérieur de la poitrine n'a fourni que des résultats irréguliers et contradictoires, le sucre se montrant dans l'urine ou ne s'y retrouvant pas, que l'on eût coupé les nerfs d'un seul côté ou des deux à la fois.

A la suite des expériences qui viennent d'être reproduites, la glycosurie a toujours été temporaire. Elle est moins rapidement produite chez les lapins que chez les chiens (1).

S'il est difficile d'établir quelque corrélation entre la pathologie du foie et les propriétés glycogéniques de cet organe, il n'en est pas de même si l'on considère les relations du diabète avec la pathologie cérébrale, et très-particulièrement avec la pathologie traumatique du cerveau. Les faits propres à démontrer que le traumatisme du cerveau, commotion, contusion avec ou sans fracture du crâne, mortelles ou suivies de guérison, peut déterminer une glycosurie passagère, et donner naissance, dans des cas exceptionnels, à un diabète persistant, sont trop vulgaires pour qu'il soit nécessaire de les reproduire ici. On doit en particulier à M. Leudet (2) et à

(1) Pavy. *Researches on the nature and treatment of diabetes*, 1869, p. 263 à 269.

(2) Leudet. *De l'influence des maladies cérébrales sur la production du sucre*, mémoire présenté à l'académie des sciences, in *Gazette hebdomadaire*, 1857, p. 187.

glycogénique du foie ont une telle notoriété que je me bornerai à les résumer succinctement.

Le sang qui entre dans le foie, sang de la digestion, c'est-à-dire celui des veines mésaraïques et de la veine porte, ne contient de sucre qu'à la suite d'une alimentation effective féculente ou sucrée. Chez les animaux soumis à l'abstinence, ou à une alimentation exclusivement animale, depuis un temps suffisant, il n'en renferme aucune proportion ou il n'en renferme qu'une faible proportion. Celle-ci provient de ce que l'action glycogénique du foie persistant chez un animal nourri exclusivement de viande, le sucre formé dans le foie et versé dans la circulation n'est pas détruit instantanément dans le sang ; en effet le sang artériel en contient d'une manière constante même chez les animaux exclusivement carnivores, et on en rencontre dans le sang des veines qui font suite aux artères, car il ne disparaît pas complétement dans son passage au travers des capillaires généraux. Les traces de sang signalées dans la veine porte d'un animal exclusivement nourri de viande proviennent donc de la masse de sang, c'est-à-dire du sucre formé dans le foie et non complétement détruit dans son passage au travers des capillaires sanguins.

D'un autre côté, même après une abstinence prolongée, après une alimentation exclusivement animale, on trouve constamment du sucre en quantité dans les veines sus-hépatiques, dans la veine cave supérieure et dans le cœur droit ; mais ce sucre

d'aucun trouble appréciable dans les fonctions du cerveau ; mais, dans la majorité des cas, on a observé avant son invasion, lente ou aiguë, les symptômes de la commotion cérébrale. Les autres affections cérébrales qui peuvent produire un diabète s'accompagnent souvent de convulsions.

5° Le diabète et la glycosurie peuvent être également la conséquence d'une altération simplement fonctionnelle des centres nerveux ; et il est très-probable que celle-ci peut être produite dans certaines circonstances par l'irradiation d'un état pathologique des ramifications nerveuses périphériques.

6° Les symptômes du diabète d'origine cérébrale n'ont pas différé sensiblement de ceux du diabète ordinaire ; mais sa durée a été en général courte, et sa terminaison, dans la majorité des cas, favorable.

7° La première indication, dans le traitement de cette affection, est de modifier l'état des centres nerveux.

Il est donc incontestable que le traumatisme du cerveau peut s'accompagner de glycosurie. Je ne connais pas de recherches ayant pour objet de déterminer si la glycosurie manque plus souvent qu'elle ne se rencontre dans les cas de ce genre, ce qui pourrait amener, par des observations suffisamment multipliées, à reconnaître si le fait général du traumatisme cérébral, ou si quelque condition particulière, préside à ce phénomène. M. Bernard a vu la glycosurie apparaître à la suite de coups portés sur la tête de chiens. Il est à remarquer du reste que la glycosurie ne parait en pareille circonstance avoir aucune signification pronostique, et qu'elle ne s'est pas opposée à la guérison, dans les cas les plus graves, ainsi dans un cas de fracture du pariétal avec enfoncement (Fritz).

Je dois rappeler incidemment que M. Bernard a montré que la piqûre de la moelle allongée peut déterminer trois phénomènes distincts, la glycosurie, la polyurie et l'albuminurie, et que, bien qu'ils puissent exister simultanément, chacun d'eux peut survenir isolément, ce qui en démontre l'indépendance ; et il a montré encore que l'on pouvait obtenir tel ou tel d'entr'eux, suivant le point précis qu'avait atteint la piqure.

Ce n'est pas seulement à la suite de lésions traumatiques que l'on a observé la glycosurie. On a vu, au chapitre de l'*anatomie pathologique*, que le diabète a pu être rattaché à des lésions organiques du cerveau, et en particulier à des lésions intéressant plus ou moins directement le quatrième ventricule ou la moelle allongée. Mais les faits connus de ce genre ne sont pas en grand nombre.

M. Reynoso a signalé la présence du sucre dans l'urine des épileptiques et des hystériques. Ces résultats, contredits par M. Michéa, ont été depuis confirmés par ce dernier observateur, pour ce qui concerne les épileptiques.

D'après M. Gibb, on observerait la présence du sucre dans l'urine à l'occasion des maladies suivantes du système nerveux : commotion cérébrale ; congestions cérébrales des sujets scrofuleux; tumeurs et lésions diverses de la base du crâne; hydrocéphale; névralgies; dentition difficile; coqueluche (1).

Tous ces faits, un peu confus, ont besoin d'être vérifiés. Pour un certain nombre d'entr'eux, M. Lecocq en a contesté la signification en supposant qu'il s'agissait du sucre normal de l'urine; et M. Leconte en a contesté l'exactitude, en attribuant à l'acide urique les réactions données comme témoignage de la présence du sucre. Cependant il n'est pas possible de nier que la glycosurie ne se montre comme conséquence d'altérations variées des centres nerveux, ou de troubles du système nerveux, et que, circonstance importante, elle ne se montre quelquefois alors accompagnée d'albuminurie.

Pathogénie digestive.— On a plus d'une fois cherché à se rendre compte des anomalies qui président aux affections constitutionnelles, par des anomalies particulières de la digestion. Au premier abord, l'observation clinique paraît peu favorable à ce point de vue général.

Il n'est point de système organique qui présente de troubles plus fréquents et plus variés que le système digestif. Ces troubles divers sont compris sous le terme général de dyspepsie. Mais il paraît difficile d'assigner à la dyspepsie un rôle quelconque dans la détermination de ces anomalies générales. On n'a

____

(1) Mémoire de Fritz, p. 346.

jamais vu les dyspepsies les plus considérables et les plus prolongées faire naître ni la scrofule, ni la goutte, ni l'obésité, ni le diabète. Dans ce dernier en particulier, nous avons vu que les digestions se faisaient au contraire remarquer, dans la grande généralité des cas, par leur apparente intégrité.

Ce n'est donc pas dans le sens d'un désordre appréciable dans l'exercice des fonctions digestives. qu'il faut concevoir la part que la digestion elle-même prendrait dans la détermination de ces maladies générales. Considérant que, dans un certain nombre d'entr'elles, l'anomalie porte essentiellement sur l'assimilation de quelqu'un des principes immédiats consacrés à l'assimilation, quel que soit le rôle de transformation définitive, ou transitoire, qui lui soit dévolu, et quel que soit le caractère fixe ou non qui lui appartienne, on a pensé qu'une suractivité particulière de l'appareil digestif, s'exerçant sur son élaboration préparatoire, pouvait introduire dans l'économie une proportion de ce principe excédant le pouvoir de l'organisme à l'utiliser.

En effet, comme nous le verrons prochainement, il est un problème qui reste toujours à résoudre, et qui, dans sa simplicité, paraît dominer les actes complexes et multipliés qu'il suppose : l'excès des principes protéiques, gras ou sucrés, que l'on constate dans les diathèses uriques, adipeuse ou sucrée, provient-il d'une inaptitude de l'organisme à utiliser ces principes, ou de leur production en excès, ou de ces deux causes réunies ? Et, dans la seconde hypothèse, en admettant que l'économie se trouve encombrée de principes semblables; faut-il attribuer ces derniers, en négligeant bien entendu l'introduction alimentaire exagérée, à une disposition générale de l'organisme, ou à une activité particulière également anomale des organes digestifs?

Cette dernière supposition appartient surtout à M. Bouchardat, qui l'a émise dès le commencement de ce qu'on pourrait appeler l'ère moderne du diabète, et qui ne l'a pas abandonnée. Comme les idées que mon savant maître et ami professe sur ce sujet lui sont très personnelles, je reproduirai textuellement la dernière exposition qu'il en a faite.

« Chez les glycosuriques fortement atteints, voici la première condition que je maintiens la plus importante par la fréquence, par la netteté et la persistance des phénomènes : *Transformation exagérée, irrégulière, des féculents en glycose dans l'appareil digestif sous l'influence d'un ferment trop abondant ou trop énergique.*

« C'est cette première condition qui a servi de point de départ à mes travaux sur la glycosurie; aussi trouve-t-on, dans tous mes écrits sur cette maladie, le développement sous bien des formes des deux propositions suivantes qui s'y rapportent : 1° chez les diabétiques, la soif est en raison directe des aliments sucrés ou féculents qu'ils prennent; 2° la proportion de glycose contenue dans les urines est dans un rapport constant avec la proportion des aliments féculents et sucrés.

« Je résumais ainsi, en quelques mots, la comparaison entre les glycosuriques et les personnes en santé. Chez les premiers, la dissolution des féculents est rapide ; chez les seconds elle est lente. Chez les premiers, elle s'effectue dans l'estomac, et la dextrine qui en résulte est aussitôt transmise en grande quantité dans le sang, parce que le foie qu'elle traverse est saturé de matière glycogénique ; chez les seconds elle s'opère principalement dans les intestins, et elle ne paraît dans la grande circulation qu'après avoir traversé le foie, qui n'en est pas saturé, et avoir éprouvé un utile ralentissement à l'aide de cet admirable appareil modérateur, Or, si l'on se rappelle que, si la quantité de glycose ajoutée est supérieure à 5 grammes à la fois dans le sang, on en trouve dans les urines, on comprendra sans peine pourquoi les urines des glycosuriques doivent contenir de la glycose, et pourquoi les urines des personnes en santé n'en renferment pas.

« Je reproduis encore ici le passage le plus important de mon mémoire de 1851, où ma théorie est justifiée :

« Comment peut-on comprendre que la digestion, en ce qui regarde les aliments féculents, puisse être modifiée de telle façon qu'elle s'exécute, non plus dans les intestins, mais dans l'estomac, qu'elle soit rapide au lieu d'être lente ?

« Avant de rechercher les causes qui peuvent produire cette perturbation, rappelons que la dissolution des aliments féculents dans l'appareil digestif s'effectue sous l'influence de ferments spéciaux qui peuvent différer beaucoup d'activité. Chez l'homme, le ferment digestif le plus actif des féculents (diastase) se trouve dans le suc pancréatique: mais la plupart des autres liquides digestifs contiennent un principe albuminoïde qui, comme tous les autres principes de cet ordre, agissent sur l'amidon. Dès 1832, dans mon *mémoire sur les ferments et les fermentations*, j'ai insisté sur cette multiplicité des ferments glycosiques et sur leur variété d'action ; depuis, ce fait fondamental a été confirmé par les expériences de Magendie, et étudié plus spécialement par moi dans mon *Mémoire sur la fermentation glycosurique*. » (*Supplément à l'Annuaire de thérapeutique pour* 1846).

Puisque la plupart, ou pour parler plus exactement, toutes les matières albuminoïdes des secrétions peuvent dissoudre les féculents, convertir la dextrine en matière glycogène ou glycose, qu'elles ne diffèrent sous ce point de vue que par leur intensité d'action, on peut facilement admettre que cette faculté dissolvante puisse successivement s'accroître sous l'influence de causes très-diverses.

« Citons des exemples qui feront mieux comprendre cette pensée. Dans l'état normal, chez le chien, chez le pigeon, c'est le suc pancréatique qui est presque exclusivement chargé de la dissolution des féculents ; si vous liez le canal pancréatique d'un chien, si vous enlevez le pancréas d'un pigeon, le suc pancréatique ne sera plus versé dans l'intestin, et cependant ces animaux pourront, quand ils seront rétablis, digérer les féculents. Cela tient uniquement à ce fait, que les matières albuminoïdes qui sont contenues dans le suc intestinal, dans le suc gastrique, se rapprocheront insensiblement, par leurs propriétés dissolvantes, de la diastase contenue dans le suc pancréatique. Il faut admettre également que, dans le cas d'atrophie ou d'altération organique du pancréas, les matières albuminoïdes du suc gastrique (gastrase) prendront les propriétés spécifiques des matières albuminoïdes du pancréas (diastase), et la digestion des féculents s'exécutera dans l'estomac au lieu de s'accomplir dans l'intestin.

« Il est d'autres circonstances qui peuvent nous amener à comprendre comment la digestion des féculents peut être transportée des intestins à l'estomac.

« Les glycosuriques se font souvent remarquer par la rapidité avec laquelle ils ingèrent les aliments et par leur mastication incomplète. Ces différences expliquent comment les aliments féculents peuvent rester beaucoup plus de temps dans leur estomac que dans l'état normal ; ce séjour peut encore être favorisé par une diminution dans l'activité des fibres contractiles de l'estomac, diminution qui s'explique par la dilatation anormale de ce viscère L'observation m'a en effet toujours prouvé que l'estomac est beaucoup plus développé chez les glycosuriques que chez les personnes en santé (1).

« Si les féculents restent plus longtemps dans une partie déterminée de l'appareil digestif, et si ce séjour prolongé se renouvelle incessamment, il arrive une modification dans la nature du suc secrété, qui prend des propriétés dissolvantes de plus en plus énergiques. Ce fait s'applique à toutes les matières alibiles et à toutes les parties de l'appareil digestif ; mais la vérification en est surtout facile pour les féculents, car une modification très-légère suffit pour transformer les divers ferments digestifs en diastase, agissant précisément sur les féculents. Il est une autre circonstance sur laquelle je dois encore insister. Si l'on interroge avec soin les malades atteints de glycosurie, on apprend presque toujours qu'ils mangent très-vite, qu'ils avalent le plus souvent sans mâcher, qu'ils ont depuis longtemps un goût très-prononcé pour le pain et pour les autres aliments féculents. Je n'ai trouvé que peu d'exceptions à ce fait que j'ai déjà publié depuis longtemps. J'ai même rencontré deux exemples où ce désir de féculents allait jusqu'à la dépravation du goût : un malade mangeait des pommes de terre crues, et une glycosurique, depuis l'enfance, avait la manie d'avaler chaque jour de l'amidon cru en proportion notable.

« Lorsqu'un organe est mis en activité d'une

____

(1) Cela ne provient-il pas tout simplement de la grande proportion de liquides qu'ingèrent les diabétiques ?

façon exagérée et continue dans un sens déterminé, il acquiert dans ce sens un développement fonctionnel anormal; on peut raisonnablement admettre que, l'estomac d'un individu qui a de la disposition à la glycosurie étant continuellement sollicité par la présence d'aliments féculents en excès, insensiblement la nature du suc gastrique se modifie. Ce liquide, au lieu de contenir, comme cela a lieu à l'état normal, une substance n'exerçant sur les féculents aucune action dissolvante, en renferme une qui agit sur les féculents comme la diastase.

« Si l'on adopte ces idées, la cause la plus importante de la glycosurie serait l'usage continu des féculents à dose exagérée, coïncidant avec une dilatation anormale de l'estomac et une perversion dans la nature du ferment digestif contenu dans le suc gastrique, ou. pour me résumer en une phrase, dans la production *d'un ferment diastasique trop abondant et trop énergique.* La maladie consisterait alors dans une exagération et dans le transport d'une fonction normale.

« On comprendrait alors très-bien comment la maladie présenterait le plus souvent une marche insidieuse et progressive, car cette exagération fonctionnelle commence insensiblement et ne s'accroit que successivement. La maladie une fois enracinée, on en trouve une explication satisfaisante dans l'application de la loi de continuité d'action. On sait, en effet, que lorsqu'une transformation s'exécute, lorsqu'une fonction pathologique est établie, elle se continue par le seul fait qu'elle existe dans des conditions où elle n'aurait pas pris naissance, et dans la direction où le mouvement est imprimé.

« Ajoutons une dernière considération. Chez les glycosuriques anciens fortement atteints, le développement d'énergie du ferment diastasique peut persister après la suppression des aliments riches en substances propres à se transformer en matière glycogène; ce ferment, secrété par l'appareil digestif, est transmis au foie, et versé dans le sang. Son pouvoir spécifique n'étant pas épuisé, il l'exerce sur la matière glycogène du foie et des autres organes. On comprend alors comment un glycosurique fortement atteint peut produire et perdre de la glycose formée aux dépens de sa propre substance. Il parait indubitable que là se révèle encore l'action d'un ferment diastasique plus abondant et plus énergique dont j'ai démontré l'existence dans les matières des vomissements des glycosuriques fortement atteints.

« Une théorie, pour être jugée, a besoin d'être mise en présence des faits; résumons par ce parallèle les opinions que nous venons de développer.

« Si nous appliquons à la maladie qui nous occupe ce vieil adage médical, *naturam morborum ostendunt curationes*, les faits nous donneront complétement raison sur ce point de vue capital. Il n'est pas de maladie dans laquelle on obtienne, à l'aide d'un traitement rationnel, des effets plus nets, plus rapides, plus décisifs, que lorsqu'on applique dans la glycosurie le traitement que j'ai indiqué.

« La soif, ce phénomène si remarquable de la glycosurie, s'explique parfaitement dans l'hypothèse que j'ai développée. La soif se lie évidemment avec les besoins de la digestion stomacale; or, comme les aliments, pour être dissous, exigent de sept à dix fois leur poids d'eau, que le suc gastrique suffit à peine pour dissoudre les aliments fibrineux, gélatineux, albumineux, si la digestion féculente, au lieu de s'effectuer dans les intestins, comme cela se fait à l'état normal, s'opère dans l'estomac, l'eau contenue dans le suc gastrique sera insuffisante pour cette double fonction, et le phénomène de la soif apparaîtra avec une intensité d'autant plus grande que la somme des féculents ingérés sera plus considérable.

« La rapidité de la digestion des glycosuriques trouve une explication suffisante dans l'énergie de la diastase diabétique, dans l'ampleur de l'estomac de ces malades, dans les quantités considérables d'eau qu'ils ingèrent.

« La présence du sucre dans les urines se comprend aisément par la rapidité de la digestion, par l'existence de la glycose dans le sang des glycosuriques, par la saturation glycosurique complète de tous les organes et surtout du foie.

« Quand on soumet un glycosurique à l'abstinence des sucres et des féculents, la glycose disparaît presque toujours des urines; si elle persiste chez quelques rares malades soumis à l'alimentation exclusive des viandes, cela tient : 1° à une maladie développée à un haut degré ; 2° à l'existence de principes très voisins des sucres, l'inosite, la matière glycogène, etc., qui se trouvent en petite proportion dans certaines viandes, ou à d'autres principes qui se convertissent en glycose sous l'influence d'un ferment diastasique énergique dont l'action n'est pas épuisée ; 3° à quelques écarts de régime dont on ne s'est pas bien rendu compte.

« La disparition du sucre des urines chez les glycosuriques agonisants, la disparition fréquente du sucre des urines des glycosuriques en proie à une fièvre vive, est tout-à-fait inexplicable quand on admet que la glycosurie est produite par un défaut d'alcalinité du sang, ou par une lésion du système nerveux. Rien n'est changé, chez un agonisant, à l'alcalinité du sang ; la lésion du système nerveux n'a pas dû cesser. Cette disparition s'explique au contraire parfaitement, dans l'hypothèse que j'ai admise d'une activité plus grande dans la digestion des féculents dans l'estomac ou d'une diminution dans la destruction. On sait, en effet, que, chez les agonisants, chez les malades en proie à une fièvre intense, les sucs gastrique, pancréatique, intestinaux, ne contiennent plus les ferments digestifs, susceptibles de dissoudre les aliments ; la digestion est impossible dans ces conditions. Le même effet s'observe chez le glycosurique agonisant ou fébricitant : les provisions étant épuisées ou les phénomènes particuliers de la digestion étant interrompus, le sucre doit disparaître de l'économie et des urines.

« On le voit, l'hypothèse principale que j'ai développée explique les phénomènes les plus importants de la glycosurie, dont on ne peut se rendre compte d'une manière satisfaisante en adoptant les théories qui ont été mises en avant depuis mes premiers travaux.

« Tout ce que je viens d'exposer est parfaitement exact chez les glycosuriques fortement atteints : des observations chaque jour renouvelées me le confirment depuis trente ans. Mais les choses se passent-elles ainsi au début de la glycosurie ! J'arrive, on va le voir, à un problème d'une difficulté extrême : très-rarement, en effet, les glycosuriques viennent réclamer les soins du médecin au début de la maladie ; presque toujours elle est si insidieuse, qu'elle a échappé pendant bien longtemps aux hommes les plus attentifs pour les modifications de leur santé. Quoi qu'il en soit, par un examen scrupuleux de mes malades, par une étude persévérante des commémoratifs, par la comparaison des faits, je suis arrivé, je l'espère au moins, à trouver la vérité.

« Chez beaucoup d'individus arrivés au versant occidental de la vie, quand on étudie le régime au point de vue des aliments glycogéniques ingérés pendant vingt-quatre heures, et que l'on compare la somme de ces aliments avec la somme des produits qui résultent de leur destruction, on arrive le plus souvent à cette conclusion forcée, que la saturation

de l'économie en aliments glycogéniques doit souvent exister.

« Pourquoi un excès de glycose n'apparaît-il pas
dans le sang ? Il faut reconnaître que les ressources
de l'économie pour éviter cet excès sont admirables.
Le foie qui agit comme modérateur de la matière
glycogène (dextrine), matière qui s'accumule en
outre dans beaucoup d'organes, par dessus tout, les
transformations des aliments glycosuriques en
graisse qui est déposée dans différentes parties du
tissu cellulaire ; voilà comment nous pouvons comprendre que la glycose n'apparaisse pas plus souvent
dans les urines en proportion notable.

« Admettons maintenant que, chez ces individus
saturés de matériaux glycogéniques, survienne une
cause qui entrave la destruction de la glycose dans
le sang, ce principe immédiat apparaît dans les urines. Si l'état de saturation continue, la glycosurie se
constitue. Quand la voie d'élimination est établie,
les conditions de production rapide augmentent, et
cette aberration dans la digestion des féculents,
qui est le phénomène principal de la glycosurie,
devient évidente ; je suis loin de prétendre qu'il soit
le phénomène primitif » (1).

Pathogénie hématique. — L'apparition du sucre
dans l'urine suppose nécessairement sa présence
dans le sang; mais l'existence du sucre dans le sang

(1) Bouchardat. *Des causes de la glycosurie,* in *Revue des cours
scientifiques* 1869, p. 76.

ne suppose pas nécessairement qu'on le rencontre dans l'urine, parce que la proportion de ce principe qui arrive jusqu'aux reins non encore transformée peut être éliminée en trop faible quantité pour pouvoir être reconnue.

A l'état physiologique, le sang artériel contient une faible proportion de sucre qui diminue à mesure que l'on s'éloigne du cœur (Bernard).

M. Bruecke a trouvé que l'urine normale de l'homme contient toujours de petites quantités de sucre (1) M. Lecocq, médecin de la marine, á fait deux cents analyses d'urine dans toutes sortes de conditions de santé et de maladies, et a conclu de ses recherches : 1° Qu'il existe du sucre dans les urines normales à tous les âges de la vie, que cette quantité de sucre, toujours assez faible, peut varier entre 50 centigrammes, 1 gramme et même 2 grammes ; 2° que l'urine de la digestion renferme toujours une plus forte proportion de glycose que celle qui est recueillie avant le repas ; 3° que la quantité de sucre que contiennent les urines paraît augmenter avec le progrès de l'âge (2). M. Dechambre a reconnu également la présence habituelle du sucre dans l'urine des vieillards. M. Tuchen (de Berlin) a continué les observations de M. Bruecke et de

---

(1) Bruecke. *Gazette médicale de Paris*, 1859, p. 647.

(2) Lecoq. *Réflexions sur quelques points de l'histoire de la glycosurie, in Gazette Hebdomadaire*, 1863, numéros 2, 3 et 5.

M. Lecoq (1); moi-même, il m'est arrivé souvent, dans le cours de maladies chroniques diverses, où l'urine était soumise à l'analyse, de rencontrer incidemment des traces de sucre, quelquefois même du sucre dosable, rarement au-delà d'un gramme.

Un chimiste distingué, M. Leconte, a contesté l'exactitude de ces observations, prétendant que c'était à l'acide urique et non au sucre qu'il fallait rapporter la réduction des sels de cuivre, témoignage significatif, mais non absolu cependant, de la présence de ce dernier dans l'urine ; à quoi M. Tuchen a répliqué qu'il avait pu, en opérant sur de grandes quantités d'urine, en retirer une petite proportion d'alcool et d'acide carbonique. Je ne saurais entrer ici dans le détail des questions de chimie auxquelles cette question de physiologie se trouve subordonnée et dont les difficultés sont suffisamment témoignées par les discussions auxquelles elles ont donné lieu. Cependant, je ne pense pas qu'il soit permis de méconnaître que le sucre peut se montrer dans l'urine, en dehors de toute condition pathologique.

Ceci nous conduit à parler de la glycosurie non diabétique, c'est-à-dire de la présence accidentelle du sucre dans le sang, en proportion anomale, et par suite dans l'urine.

Comme le fait très-bien remarquer M. Pavy, le pouvoir d'assimiler le sucre à l'état de santé n'est pas illimité. M. Bernard a injecté du sucre de canne

_____

(1). Tuchen. *Sur la présence du sucre dans l'urine normale*, in *Gazette Hebdomadaire*, 1863, p. 117.

dans le sang de lapins ; si la proportion de sucre dépassait un gramme chez un animal du poids d'un kilogramme, ce sucre se retrouvait dans l'urine. Les lapins rendus diabétiques (ou plutôt glycosuriques) par l'injection du sucre n'étaient pas malades, et, au bout de quelques heures, le sucre avait disparu de l'urine (1). On obtient le même résultat en ingérant du sucre dans les vóies digestives, surtout après une certaine abstinence. La même observation a été faite chez l'homme, qu'on rend diabétique (glycosurique) en donnant le matin, à jeun, une grande quantité de sirop : au bout de quelques heures, le sucre apparaît dans l'urine (Bernard). Lehmann a reconnu que, lorsque le sang contient trois pour cent de son résidu sec en sucre, ce dernier est éliminé.

Ceci ne concerne que des sujets pris dans des conditions absolument physiologiques. Mais il est des conditions physiologiques toutes particulières dans lesquelles intervient d'une manière constante le phénomène de la glycosurie : telle est la puerpéralité. C'est à M. Blot que l'on doit la découverte de ce fait important. Voici les principales circonstances qu'a signalées sur ce sujet ce savant professeur.

Chez les femmes en couche, c'est toujours au moment de la sécrétion laiteuse que le sucre commence à se montrer dans l'urine en proportion suf-

____

(1) Cl. Bernard. *Leçons sur les propriétés physiologiques et sur les altérations pathologiques des liquides de l'organisme.* 1869, t. II, p. 73.

fisante pour être dosé. Chez beaucoup de femmes, il n'apparaît qu'à cette époque ; chez quelques-unes, on en trouve auparavant, mais le plus souvent en quantité peu considérable.

M. Blot évalue à la moitié environ le nombre des femmes enceintes qui ont du sucre en excès dans les urines, et il lui a semblé que cette particularité se rencontre surtout quand les phénomènes sympathiques du côté des mamelles sont très-accentués : elle manquerait au contraire quand les seins restent pour ainsi dire indifférents à ce qui se passe dans l'utérus.

La glycosurie dont il s'agit ici est nécessairement en proportion de la secrétion lactée, augmentant, diminuant avec elle, de sorte que l'examen des urines pourrait servir, jusqu'à un certain point, à juger de la valeur d'une nourrice ; disparaissant si la secrétion est tarie par une cause quelconque, en particulier par le développement d'un état morbide : se rétablissant avec elle au retour de la santé, et durant tant qu'elle persiste. M. Blot a retrouvé 8 grammes de sucre sur 1,000, chez une femme qui nourrissait depuis vingt-deux mois.

Cette glycosurie cesse avec la lactation, plus vite chez les femmes qui ne nourrissent pas. Chez celles qui ont nourri et qui sèvrent, il y a des alternatives ; on trouve du sucre un jour, et le lendemain on n'en trouve pas, pour en retrouver le surlendemain. Mais, constamment, dès que la tuméfaction mammaire a disparu, le sucre se réduit à de très-faibles proportions. La quantité de sucre, constatée par M. Blot, varie de 1 à 2 grammes jusqu'à 12.

M. Blot a résumé ainsi ses recherches :

1° Il existe une *glycosurie physiologique* chez *toutes* les femmes en couches, chez *toutes* les nourrices et chez la *moitié* environ des femmes enceintes.

2° Cette espèce de fonction nouvelle est en rapport évident avec la secrétion lactée : elle diminue considérablement d'activité, cesse même le plus souvent dès que survient un état morbide ; elle reparaît avec le retour de la santé et le rétablissement de la lactation.

3° Cette glycosurie physiologique existe également chez la vache.

Le sang des diabétiques renferme du sucre, non pas simplement des traces, comme à l'état normal, mais en proportions dosables. Mac Gregor, M. Bouchardat, M. Bernard ont établi ce fait avec certitude. . Cependant ce sujet réclamerait des recherches plus précises que celles que l'on a faites jusqu'ici, et il serait à désirer qu'il devînt l'objet d'une étude semblable à celle qu'a faite Garrod, à propos de la présence de l'acide urique dans le sang des goutteux.

La thèse de M. Contour contient deux analyses de sang diabétique, dues à M. Muller et à M. Reez, et empruntées au *Journal de chimie médicale*. Des analyses plus récentes offriraient un plus grand intérêt. Dans l'une d'elle, le sucre est dosé à 1 drachme 5 grains, sur 12 onces (mesures allemandes); dans l'autre, on trouva 1, 80 de sucre de diabète sur

1,000. M. Pavy a examiné plusieurs fois du sang de diabétiques, obtenu par des ventouses ou par la saignée, et l'a trouvé suffisamment chargé de sucre pour donner lieu à une réduction considérable avec la solution cuivreuse. Une analyse quantitative a donné 2 1/2 grains pour une once de sang fluide (1).

Ce que nous savons au sujet de la présence du sucre dans les diverses secrétions de l'économie laisse également à désirer. Cependant, il n'y a pas de doute qu'il ne se retrouve dans une partie au moins d'entre elles.

Mac Gregor avait reconnu depuis longtemps la présence du sucre dans la matière des vomissements des diabétiques ; ceci a été confirmé par M. Bouchardat et par M. Bernard. Le premier de ces observateurs croit y trouver la démonstration que le sucre est formé, chez les diabétiques, dans l'estomac au lieu de l'être dans l'intestin ; mais le second n'y voit que le témoignage du passage du sucre du sang dans le suc gastrique épanché à l'intérieur de l'estomac.

Suivant M. Bernard, on n'aurait point rencontré de sucre dans la salive, dans le sucre pancréatique, dans la sueur ni dans la bile. Cependant, M. Contour assure avoir trouvé, avec Martin-Solon, des traces non équivoques de sucre, à l'aide du procédé de Brunner, dans la sueur d'un diabétique (2). Le

(1) Pavy. *Researches on the nature and treatment of diabetes,* 1869, p. 128.

(2) Contour. *Du diabète sucré,* p. 61.

docteur Parkes, au rapport de M. Pavy, paraît considérer la présence du sucre dans la sueur comme un fait avéré. Fletcher a obtenu en quarante-huit heures 6 1/2 grains de sucre d'une pièce de flanelle placée sous l'aisselle (1). M. Bernard a trouvé du sucre dans le liquide cérébro-spinal et dans des épanchements séreux. Lehmann affirme avoir trouvé du sucre dans la salive ; M. Bernard fait remarquer à ce sujet qu'il faut se garder de confondre le mucus pulmonaire, qui contient du sucre (chez les diabétiques), avec la salive qui n'en contient pas. M. Pavy a examiné la salive dans deux cas de diabète, sans résultat dans l'un, avec trace de sucre dans l'autre. Enfin le même auteur a reconnu la présence du sucre dans le pus d'un abcès, chez une fille de douze à treize ans (2).

La présence du sucre en excès relatif dans le sang est la seule modification qui ait été reconnue dans ce dernier. Cependant il était naturel d'y chercher la cause de l'anomalie qui consiste dans l'accumulation du sucre dans l'économie et son élimination par les reins. M. Mialhe avait supposé que le défaut d'alcalinité suffisante dans le sang était la cause qui s'opposait à la destruction du sucre. Bien que cette explication, qui ne s'était jamais appuyée sur des faits démonstratifs, ait été abandonnée par son auteur lui-même, j'en présenterai un

______

(1) Fletcher. *Medical times,* 1847. p. 394.
(2) Pavy. *Researches on the nature and treatment of diabetes,* 1869, p. 132.

exposé succinct qui offrira au moins un intérêt historique.

M. Mialhe avait placé dans la salive mixte le siége du ferment, diastase animale, chargé de la transformation de la fécule, ferment qui appartient au suc pancréatique et au suc intestinal, et auquel M. Bouchardat assigna, chez les diabétiques, un siége anomal dans l'estomac. Mais on sait que le ferment salivaire ne fait qu'ébaucher la transformation de la fécule, laquelle s'effectue à peu près en totalité dans l'intestin.

« Ce sucre, introduit continuellement dans l'économie vivante, que devient-il, ajoutait M. Mialhe ? Il doit servir à la nutrition, à l'entretien de la vie, et, pour atteindre ce but, il doit nécessairement ètre décomposé par nos humeurs, car, dans l'état normal de santé, il ne se trouve dans aucune des secrétions. S'il passe en nature dans l'excrétion urinaire, c'est lorsqu'une cause puissante est venue empêcher sa décomposition, l'a rendue impropre à l'assimilation ; c'est alors un fait anormal, pathologique, suite d'une perturbation d'un autre ordre de phénomènes chimiques.

« Cette perturbation, c'est le défaut d'alcalinité dans les humeurs de l'économie animale.

« En m'occupant de la recherche du glycose dans un cas de diabète douteux, j'ai constaté que, contrairement à l'opinion générale des chimistes, le sucre de raisin ou de diabète n'a aucune action réductive sur l'oxyde de cuivre, soit à froid, soit à chaud, et qu'il n'acquiert cette propriété désoxygénante qu'après avoir été chimiquement influencé par une substance alcaline libre ou carbonatée.

« J'en ai tiré la conclusion et j'ai donné dans d'autres travaux la preuve que :

« C'est par les alcalis contenus normalement dans le sang et dans les liquides animaux, que s'effectue nécessairement la digestion et l'assimilation des substances amyloïdes et sucrées.

« Si l'aliment amylacé doit, chez tous les animaux, être transformé en une matière sucrée (glucose) sous l'influence de la diastase animale qui le rend absorbable, pour devenir assimilable, cette matière sucrée doit, à son tour, être transformée par les alcalis du sang en de nouveaux produits, acide kalisaccharique, acide formique, ulmique, etc., corps doués d'un pouvoir désoxygénant très-énergique, destinés, selon toute probabilité, à servir de contre-poids à l'oxigénation respiratoire.

« Chez l'homme sain, l'alcalinité naturelle du sang suffit pour la transformation de la matière sucrée; mais si l'alcalinité n'est plus suffisante, la transformation ne peut avoir lieu : le sucre, n'étant plus décomposé ni assimilé, se répand dans toute l'économie, devient un corps étranger, et, comme tel, est rejeté par les glandes rénales et par tous les appareils secréteurs : c'est le cas du diabète. En effet, le sucre a été trouvé dans la sueur, dans le sang, dans toutes les secrétions des diabétiques.

« La maladie diabétique reconnaît donc pour

cause un vice d'assimilation du sucre par défaut d'alcalinité suffisante dans l'économie animale. (1)»

Cette théorie, comme je l'ai dit plus haut, a été depuis abandonnée par le savant physiologiste qui l'avait proposée, et qui en a reconnu l'insuffisance. Je reproduirai les vues nouvelles qu'il a exposées sur ce sujet, bien qu'elles se rapportent plutôt à l'intervention du système nerveux, que de la constitution du sang, pour interpréter la pathogénie du diabète.

« Les recherches auxquelles nous nous livrons en ce moment autorisent à conclure que les secrétions sont uniquement sous la dépendance du système nerveux, que le rôle des nerfs sur les glandes est tout à fait analogue à l'action chimique que le courant de la pile exerce sur elles, ce que beaucoup de physiologistes ont avancé avant nous. Il n'est donc pas exact de croire, comme on semble vouloir l'admettre aujourd'hui, « que la secrétion est toujours uniquement ou principalement un travail d'élimination, que d'ordinaire la glande trouve dans le sang qui baigne l'une de ses surfaces ou qui traverse sa substance, toutes les matières dont se compose l'humeur qu'elle évacue sur sa surface opposée (2). » Selon nous, dans toute secrétion, le liquide secrété diffère chimiquement de celui dont il dérive; seule-

---

(1) Mialhe. *Nouvelles recherches sur la cause et le traitement du diabète sucré, ou glucosurie,* 1849.

(2) Milne-Edwards. *Leçons sur la physiologie,* t. VII, p. 283.

ment la différence chimique du liquide qui subit l'action de la glande, et du liquide secrété qui est le résultat de cette action, n'est pas toujours également marquée. Le minimum de différence chimique entre ces deux espèces de liquides a lieu dans les appareils secréteurs excrémentitiels proprement dits, tels que les reins. Ici l'appareil secréteur puise, tout formés dans le sang, la plupart des principes constitués dans l'urine : sels minéraux, urée, acide urique et autres produits intimes de l'oxydation vitale ; ce qui fait que, au premier abord, on serait tenté de croire, avec quelques physiologistes, que toutes les substances qui entrent dans la composition du liquide urinaire existent en nature dans le sang : il n'en est pourtant pas ainsi. En examinant plus attentivement cette question, on ne tarde pas à se convaincre que la secrétion de l'urine ne consiste pas seulement dans le passage direct d'un principe du sang à travers les glandes rénales ; de véritables réactions chimiques ont lieu pendant ce passage. C'est ainsi que, chez les carnivores, l'acide urique des urates contenus dans le sang est mis en liberté, que les phosphates alcalins et terreux, neutres et même basiques, passent à l'état de phosphates acides, etc.; en un mot, par suite de l'intervention nerveuse, un liquide alcalin donne lieu à une excrétion acide. Dans les secrétions proprement dites, c'est-à-dire les secrétions excrémentitielles du foie, par exemple, la différence des liquides où puise l'appareil secréteur et du liquide secrété est bien plus grande : outre que des phénomènes chimiques de la nature de ceux que nous venons de signaler y ont lieu, il s'y en produit d'autres d'un ordre purement physiologique, qui s'y développent sous l'influence de certains ferments en tout semblables aux ferments digestifs, si bien que les fonctions élaboratoires que les glandes font subir aux matières organiques du sang pour les rendre aptes à remplir l'action physiologique qui leur a été dévolue, ne sont en réalité que des métamorphoses digestives spéciales : ce que nous espérons démontrer un jour.

« Nos recherches sur l'influence du système nerveux, dans les secrétions que nous venons de mentionner, nous ont conduit à envisager l'affection diabétique sous un jour tout nouveau pour nous. Jusqu'ici nous avions cru que le diabète sucré, ou glycosurie, était uniquement dû à un défaut d'alcalinité suffisante du sang, rendant impossible la destruction complète de la glycose dans l'économie animale. Aujourd'hui, tout en persistant à croire que c'est uniquement par l'intervention des alcalis du sang que la glycose et ses congénères se décomposent, s'oxydent, brûlent et deviennent de véritables éléments calorifiques, opinion qui a reçu la sanction de deux des plus grandes autorités scientifiques modernes, Lehmann et Liebig, nous pensons que la cause première de la glycosurie ne réside pas tout entière dans une composition anormale du sang, mais bien dans une affection essentiellement ner-

veuse, ainsi que le professe M. Cl. Bernard. Seulement notre opinion diffère de celle de ce savant en
ce que, pour nous, l'affection nerveuse n'est pas limitée au nerf pneumo-gastrique, c'est une névrose
générale. Le diabète est donc une névropathie
chronique affectant tous les nerfs qui président aux
sécrétions.

« Cette théorie, outre qu'elle donne la possibilité
d'expliquer les perturbations profondes que les diabétiques éprouvent dans toutes leurs sécrétions et
leurs appareils de nutrition, nous permettra un jour,
nous l'espérons du moins, de concilier les diverses
théories du diabète qui ont été tour à tour proposées,
et de mieux préciser les bases du traitement rationnel à opposer à cette insidieuse maladie.

« Il y a une vingtaine d'années que, en nous
fondant sur des recherches relatives à la glycosurie,
nous avons été conduit à établir en principe que cette
affection devait être infiniment plus fréquente qu'on
ne le supposait.

« L'expérience clinique n'a que trop bien démontré
qu'il en est ainsi. Cependant notre assertion était
appuyée sur une observation dont nous exagérions
la portée. Nous supposions en effet que le défaut
d'alcalinité de l'économie était uniquement dû à un
régime trop animalisé, ayant pour résultat de
donner naissance à des acides, et partant d'amoindrir
l'alcalinité de nos humeurs, tandis qu'il nous paraît
évident aujourd'hui que ce dernier phénomène se
rattache à des troubles nerveux ayant les mêmes

causes que celles qui rendent les affections mentales de jour en jour plus communes » (1).

Le sang n'offrant chez les diabétiques aucun indice d'une modification appréciable dans sa constitution chimique, M. Schiff a pensé que la glycosurie pouvait être attribuée au développement d'un ferment dans ce liquide.

Voici les expériences qu'il a instituées pour en fournir la démonstration.

Il existe dans le foie une substance amyloïde à laquelle il donne le nom d'*inuline hépatique*, laquelle se transforme en sucre, lorsqu'il existe dans le sang un ferment propre à déterminer cette transformation, et s'accumule dans le foie à défaut de ce ferment. Or, l'inuline ne subit pas la transformation en sucre à l'état physiologique, et le foie et le sang des animaux sains ou curarisés, tant que leur respiration est entretenue régulièrement, ne contiennent jamais de sucre.

Mais si l'on introduit un ferment dans le sang, on voit apparaître le sucre. Ainsi, on injecte de l'empois d'amidon dans le sang d'animaux vivants et, après les avoir tués et examinés immédiatement (d'après la méthode de Pavy), on trouve du sucre dans l'urine, dans le sang et dans le foie, mais en plus grande quantité dans le foie que dans le sang, ce qui prouve que le ferment a agi en même temps sur la substance

______

(1) Mialhe. *Recherches sur les fonctions chimiques des glandes, et nouvelle théorie du diabète sucré ou glycosurie*, in *Union médicale*, nº du 3 mai 1866.

glycogène du foie, et que cet organe a fourni du sucre autre que celui qui lui arrivait par la circulation générale.

Mais l'amidon se compose de deux parties : un ferment, qui est la cellulose, et une substance qui se transforme en sucre sous l'influence d'un ferment, ainsi de la salive, la granulose. Si l'on fait une injection avec la granulose séparée de la cellulose, on ne trouve pas de sucre aussitôt après la mort. Mais on en trouve au bout d'un certain temps, et dans le foie comme dans le sang, si l'on a fait immédiatement une ligature aux vaisseaux du foie, de manière à ne laisser aucune communication entre cet organe et le reste du corps.

Le sang vivant ne contient donc pas de ferment pendant la vie, puisqu'il ne forme du sucre alors que sous l'influence d'un ferment introduit artificiellement ; mais un ferment s'y forme spontanément, aussitôt après la mort.

Quelle est la cause de la formation de ce ferment ?

Ce n'est pas la coagulation, car le sang transforme l'amidon plus énergiquement avant la coagulation qu'après. Ce n'est pas non plus la respiration imparfaite du sang après la mort, car on n'observe aucune différence dans l'action du sang veineux et dans celle du sang artériel. La seule cause qui reste, c'est le *repos* du sang, la cessation de son mouvement normal.

Si l'on pratique, à un lapin ou à un cabiai, la

compression digitale de l'aorte sur la colonne vertébrale, l'animal devient paraplégique, et, au bout de
cinq à dix minutes, il devient glycosurique pour plusieurs heures. En liant en masse la cuisse d'un animal, de manière à interrompre complètement la circulation, au bout d'une à deux heures il se produit
une glycosurie, qui dure jusqu'à douze heures. Après
avoir lié le bras d'un homme, jusqu'à l'arrivée d'une
paralysie complète du mouvement et de la sensibilité
de la main, une demi-heure après avoir ouvert la
ligature, l'urine donnait la réaction du sucre.

Il suffit donc d'une stagnation locale et passagère
du courant sanguin pour produire un ferment.

Ce ferment, s'il se produit en grande quantité,
peut surcharger le sang de manière à déterminer un
diabète. Dans les cas légers où le sucre existe en
trop faible proportion pour être reconnu dans l'urine,
on le retrouve seulement dans le foie. Le foie peut
faire du sucre (état diabétique) en quantité insuffisante pour donner lieu à de la glycosurie. Le foie
n'est en définitive que le *foyer passif* du phénomène
diabétique. Partout où la circulation est entravée, il
peut se former du ferment qui va agir sur le foie.

Dans la plupart des maladies cachectiques, l'*inuline* ne se forme plus dans le foie, et il ne peut par
conséquent se faire du sucre.

Le diabète cérébral, expérimental, est dû non-seulement à une hypérémie du foie, ce qui serait insuffisant pour que le sucre se montrât dans l'urine,

mais à une hypérémie paralytique de tout l'abdomen (1).

Pathologie physiologique.

Il ne faut pas avoir la prétention d'instituer une théorie proprement dite du diabète. Les documents qui viennent d'être exposés montrent combien la question physiologique est encore loin d'être vidée sur ce sujet, et comment les physiologistes eux-mêmes se débattent au milieu de pures spéculations, dont l'expérimentation leur fournit bien l'occasion, mais non pas la solution.

Cependant, il est non-seulement légitime, mais nécessaire, de chercher à se rendre compte de ce que nous savons, et de ce que nous pouvons supposer avec le plus de vraisemblance au milieu des problèmes complexes que comporte la notion pathologique du diabète, et je pense qu'il est possible d'arriver à une synthèse assez satisfaisante des phénomènes aux manifestations desquels nous assistons, tandis qu'ils nous cachent encore leur mécanisme profond.

Pour cela, je mettrai à profit les enseignements de la clinique, comme ceux de la physiologie, et je chercherai encore à éclairer la question spéciale du diabète par la comparaison de la diathèse sucrée

______

(1) Schiff. *Nouvelles recherches sur la glycogénie animale*, leçons faites au muséum de Florence, en 1866, in *Journal de l'anatomie et de la physiologie*, 1866, p. 355 à 382.

avec deux autres états constitutionnels qui appartiennent à la même famille pathologique, la diathèse urique et la diathèse graisseuse.

Voici en effet trois grands états morbides, qui ne tiennent pas assurément une place égale dans la pathologie, mais qui présentent cette remarquable communauté d'origine : que les uns et les autres proviennent d'une anomalie dans l'assimilation, ou, si l'on veut, dans l'utilisation de l'un des principes exclusifs d'entretien ou de rénovation de l'organisme : les principes azotés, les principes féculents ou sucrés et les principes gras.

Cette utilisation des principes de l'alimentation, lesquels contribuent pour une part inégale, soit à la formation des tissus organiques, soit à l'entretien de la chaleur animale, se traduit à nos yeux par des phénomènes d'oxydation. Au-delà de cette expression, sans doute assez grossière, d'actes si complexes dans leur évolution, nous ne possédons qu'une notion : c'est que ces phénomènes d'oxydation, qui s'accomplissent dans le milieu sanguin, sont sous l'étroite dépendance de la vie.

Rien n'autorise à croire que les actions chimiques qui s'accomplissent dans le sein de l'organisme soient d'un autre ordre que celles qui s'exercent aux dépens des corps bruts. Mais nous savons que, à la différence des nécessités qui président aux réactions chimiques dans le règne inorganique, elles sont, chez les êtres vivants, précipitées, ralenties ou entravées par l'action de la vie que représente la vitalité propre du sang, dominée elle-même par l'action nerveuse.

Les diathèses urique, sucrée et graisseuse, c'est-à-dire la goutte et la gravelle, le diabète, l'obésité, sont des maladies *cum materia*. La matière de la goutte et de la gravelle est l'acide urique, celle du diabète est le sucre, celle de l'obésité est la graisse.

Que faut-il entendre par la *matière* d'une maladie ?

On a pris longtemps les altérations anatomiques pour la cause des maladies. Les lésions trouvées après la mort ont pu déterminer des symptômes, mais elles ont été déterminées elles-mêmes par la maladie. Cependant ces lésions, acte secondaire de l'état morbide, peuvent déterminer plus que des symptômes. Elles peuvent devenir à leur tour le point de départ de phénomènes morbides qui ne remontent pas plus haut qu'elles-mêmes.

Ainsi, lorsqu'une concrétion vient à obstruer le canal cholédoque, il y a deux séries de phénomènes à considérer : ceux qui se rattachent à la formation de la concrétion, c'est-à-dire à la condition pathogénique de la maladie ; et ceux qui se rattachent à l'obstruction du conduit biliaire. Ainsi pour l'embolie qui, provenant d'un état pathologique donné, recommence, par son arrêt dans tel ou tel point, une nouvelle série d'actes pathologiques.

Nous allons retrouver une même succession de phénomènes dans les actes morbides que nous avons spécialement en vue.

Prenons la diathèse urique. Qu'est-ce que l'acide

urique? C'est un produit de décomposition des matières organiques azotées. Mais c'est un produit de décomposition moins avancé que l'urée. Que trouvons-nous dans la diathèse urique? Nous trouvons une matière, *materia morbi*, qui, sous forme d'acide urique ou d'urates, témoigne d'une décomposition des matières azotées, c'est-à-dire de nos propres tissus, arrêtée dans son évolution normale.

Le point de départ de la maladie, ou sa cause pathogénique, est l'anomalie qui ne permet pas la transformation complète de l'acide urique en urée. Dans la gravelle urique, l'acide urique ou les urates sont éliminés à mesure par les reins. Lorsqu'une substance toxique a été introduite dans l'économie, il n'y aurait pas grand dommage si elle venait à être complétement éliminée par les reins. Aussi les graveleux ne sont pas malades. Ils ne le deviennent que si l'issue de l'acide urique se trouve empêchée par le défaut de proportion entre les concrétions formées par cet acide et la disposition des appareils qui doivent les conduire au dehors. Il en est de même pour les calculs biliaires. De là une nouvelle série d'actes pathologiques. Mais ce n'est là, pour ainsi dire, qu'une sorte de traumatisme. La santé générale n'est pas altérée, parce que les produits en excès des matériaux que la bile, dans un cas, que l'urine, dans l'autre, sont chargés d'éliminer, ne sont pas restés dans l'organisme.

Il n'en est pas de même dans la goutte. Ici l'origine pathogénique paraît identique ; la matière de la maladie est la même. Mais, par une cause qui nous échappe, celle-ci demeure dans l'organisme et n'est pas rejetée au-dehors.

Cependant l'acide urique en excès semble, comme dans la gravelle, suivre une direction d'élection. Telle est la cause de l'arthrite goutteuse. Les beaux travaux de Garrod, confirmés par les recherches de M. Charcot et les observations de M. Cornil, ont montré que les articulations goutteuses sont tapissées d'urate de soude qui se retrouve sur les surfaces articulaires sous forme de couches salines; les incrustations péri-articulaires, les tophus, les dépôts dits crayeux, ne sont autre chose que l'urate de soude.

Mais l'arthrite goutteuse ne représente pas exclusivement la pathologie de la goutte. On comprend. sous le nom d'*arthritis*, toute une série d'actes pathologiques dont l'origine goutteuse est manifeste, au moins pour un certain nombre d'entr'eux; je veux parler de témoignages d'un état constitutionnel, ainsi des névralgies, des dermatoses, des inflammations aiguës ou chroniques.

L'urate de soude ne se retrouve pas seulement dans les articulations et à l'entour d'elles. Il existe en excès dans le sang, et par conséquent dans tout l'organisme. Il se dépose sous la peau, il se retrouve dans la sueur, dans la sérosité des vésicatoires, dans les exsudations dermatosiques. La néphrite uratique est elle même un témoignage de la tendance, insuffisante, de ce produit à s'échapper par les reins.

N'est-il pas permis de croire que les phènomènes de l'arthritis sont la conséquence de là pénétration de l'organisme par l'acide urique, d'une véritable *intoxication* par un principe normal de l'organisme, devenu anomal par sa diffusion, ce qui reproduit naturellement à l'esprit les phénomènes de l'urémie?

Ces considérations paraissent exactement applicables au diabète.

Le sucre produit est éliminé par l'urine. Mais est-ce bien à cette élimination et à ses conséquences chimiques et organiques directes que nous devons exclusivement attribuer les symptômes du diabète ?

Le sucre se retrouve dans le sang, et, comme l'acide urique, se retrouve dans tout l'organisme, dans ses tissus et dans ses produits de sécrétion (1).

Sans doute, il est naturel d'attribuer, pour une part, les phénomènes présentés par les diabétiques, ainsi l'abaissement de la température, l'amaigrissement, l'atonie musculaire, à la production insuffisante d'éléments de caloricité, et aux pertes en sucre et en urée, lesquelles réalisent une combinaison de l'azoturie avec la glycosurie, c'est-à-dire supposent une contribution des éléments organiques eux-mêmes, à défaut d'introduction suffisante du dehors, une véritable autophagie, comme l'a dit M. Jaccoud.

Rien de plus simple, si l'évolution des manifestations symptomatiques du diabète suivait une marche

(1) Voyez page 272.

concordante avec un pareil ordre d'idées, et je ne nie
point qu'il n'y ait des faits qui semblent le jus-
tifier.

Mais, dans la généralité des cas, il n'en est pas
ainsi. Le développement des symptòmes du diabète
n'attend pas la période d'épuisement. Tous peuvent
être, et tous sont, dans le plus grand nombre des
cas, des symptômes primitifs, ou du moins des
symptòmes hâtifs, qui ne se prêtent pas à une pareille
interprétation. L'amaigrissement lui-même n'est
pas toujours, comme le veut M. Jaccoud, un témoignage que le malade fait du sucre, non seulement
avec ses aliments, mais aux dépens de lui-même (1);
car on voit souvent l'écart des féculents ramener
immédiatement l'embonpoint perdu, comme la force,
comme l'exercice des fonctions compromises.

Il est impossible de considérer le tableau général
de la sémiologie diabétique, et l'ordre dans lequel se
succèdent ses manifestations, sans être porté à
rejeter au second plan toutes les explications relatives aux faits de chimie pure, ou même aux faits de
chimie métamorphosique, par lesquels on a cherché à les interpréter.

Mais si nous considérons qu'ici, comme dans la
diathèse urique, l'organisme est imprégné d'une
matière morbide dont la présence ne peut être que
nuisible, il nous sera difficile de ne pas lui attribuer
ces témoignages d'une altération profonde de l'innervation et de la nutrition, et aussi ces accidents
particuliers, accidents gangréneux, si bien décrits

Fritz (1) d'intéressantes recherches sur ce sujet, auxquelles on n'a rien ajouté depuis leur publication. Je reproduirai les conclusions du mémoire de Fritz qui me paraissent bien résumer l'état de la question, et j'y ajouterai quelques remarques.

1° Le diabète peut être l'effet ou le symptôme de certaines lésions matérielles, traumatiques ou autres. de l'encéphale. Celles-ci peuvent également produire une glycosurie plus ou moins prononcée, sans que l'urine présente d'ailleurs aucun des autres caractères propres au diabète classique ou bien encore une polyurie simple. Enfin le diabète insipide peut remplacer un diabète sucré d'origine cérébrale.

2° Nous ne connaissons ni le siége précis ni la nature des lésions qui, affectant les centres nerveux, donnent lieu à un véritable diabète, et nous ne savons pas comment elles se produisent. Elles paraissent porter le plus souvent sur les renflements postérieurs du cerveau, ou sur la moëlle allongée ; mais il est infiniment probable qu'elles peuvent occuper des points très variés de l'encéphale, et même la partie supérieure de la moëlle épinière.

3° Dans deux cas seulement on a constaté anatomiquement, comme cause d'une glycosurie simple, une myélite.

4° Le diabète consécutif à une lésion traumatique du cerveau peut survenir sans avoir été précédé

(1) Fritz. *Du Diabète dans ses rapports avec les maladies cérébrales*, in *Gazette hebdomadaire*, 1859, no 19.

par M. Marchal (de Calvi) et déjà attribués par lui
à l'altération sucrée du sang, ces accidents cérébraux,
cette tuberculisation spéciale et enfin cette cachexie
finale, et de ne pas y voir le résultat d'une véritable
intoxication, parallèle à l'intoxication urique.

Il est encore une circonstance digne de remarque.
C'est que la gravité du diabète, l'intensité de ses
manifestations, sa résistance au traitement, sont loin
de se montrer toujours en rapport effectif avec la
production extérieure du sucre. Il est frappant de
voir des diabètes graves et cachectiques, avec une
élimination de sucre faible ou médiocre ; et par contre
des diabétiques qui ne semblent que faiblement
atteints, malgré une production sucrée considérable,
et surtout indéfiniment prolongée.

C'est que sans doute le sucre nuisible n'est pas
tant le sucre éliminé que le sucre retenu. Et, s'il est
vrai que l'organisme peut s'épuiser à fabriquer plus
de sucre qu'il n'en reçoit, il est probable qu'il ne
s'épuise pas moins, bien que d'une manière différente,
par celui dont les tissus organiques demeurent pé-
nétrés.

Ce que nous venons d'exposer au sujet de la
diathèse urique et de la diathèse sucrée ne saurait se
représenter dans l'obésité.

La graisse ne pénètre pas les organes eux-mêmes,
et ne saurait par conséquent troubler directement
les fonctions organiques. Elle se dépose à l'entour
d'eux, et n'exerce d'influence manifeste sur leur
mode d'activité que par la gêne qu'elle y apporte, en

les enveloppant, en les étouffant en quelque sorte sous ses amas sans cesse grandissants.

Il se présente ici un problème de physiologie pathologique fort important, mais qui n'a point encore été résolu. S'agit-il d'une production exagérée du principe que nous voyons constituer la matière de la maladie, ou simplement d'un défaut d'utilisation de ce principe?

Il y a lieu de considérer d'abord l'introduction alimentaire.

Il y a un fait bien connu, qui pourrait peut-être juger la question, mais dont l'importance ne me parait pas très grande. On rend un individu glycosurique en lui faisant prendre du sucre en certaine quantité à jeun (Bernard). Mais on le rend glycosurique passagèrement. L'expérience n'a pas été poursuivie à ce point de prolonger cette glycosurie à l'instar d'un diabète véritable. On a bien parlé de diabétiques qui aimaient beaucoup le sucre, et en avaient consommé de grandes quantités. Mais il y en a tant d'autres dans des conditions différentes, et tant de gens qui absorbent de grandes proportions de sucre sans devenir diabétiques.

Ce qu'il importerait surtout de savoir, c'est si, parmi les populations qui font un usage à peu près exclusif de féculents, le diabète est plus fréquent qu'ailleurs. Ceci n'a été exprimé par personne. Pour mon compte, et le champ de mon observation me permet d'avoir une opinion sur ce sujet, j'ai de bonnes raisons de croire qu'il n'en est rien.

Maintenant, que l'abus des féculents, ou des aliments gras ou susceptibles d'être transformés en graisse, ou d'une alimentation très azotée, favorise les diathèses sucrée, graisseuse ou urique, il n'y a rien là que de naturel. Mais ce qui est incontestable, c'est que l'on voit ces différentes diathèses se développer et prospérer chez des individus qui suivaient un régime absolument opposé à celui qui semble précisément propre à les favoriser. Et, en définitive, prenez un obèse ou un goutteux, et refusez, autant que cela peut se réaliser, à l'un les matières grasses, et à l'autre les matières azotées, ils n'en feront pas moins l'un de la graisse et l'autre de l'acide urique. On obtient davantage, chez un diabétique, de la suppression des féculents; mais encore dans de certaines limites.

Maintenant l'excès d'acide urique, ou de sucre, ou de graisse, dans l'économie, provient-il d'une activité exagérée dans le travail de désassimilation des principes azotés de l'organisme, ou dans l'action de la matière glycogène, ou de la diastase gastro-intestinale, ou dans la disposition à faire de la graisse aux dépens de tous les principes immédiats introduits dans l'économie?

Pour nous en tenir exclusivement à ce qui a trait au diabète, c'est une question fort difficile à résoudre. M. Bernard a conclu de ses expériences sur la glycosurie cérébrale que le diabète était le résultat d'une suractivité de la fonction glycogénique du foie. Les résultats du traumatisme cérébral semblent concorder sous ce rapport avec ceux de l'expérimentation. Mais il ne s'agit là que de glycosuries passagères, et non de diabètes véritables ; et la polyurie simple tient autant de place dans ces résultats que la glycosurie. On a vu précédemment combien la clinique fournit peu d'appui à cette manière de voir, que l'on envisage l'appareil hépatique ou l'appareil cérébro-spinal. En outre, l'abaissement ou la suppression instantanée de la glycosurie, par suite de la suppression des féculents, est également en contradiction avec elle. Et d'autre part, la persistance de la glycosurie en l'absence d'une alimentation amylacée n'est pas moins contradictoire à l'opinion de M. Bouchardat touchant la suractivité de la diastase gastro-intestinale. En un mot, nous cherchons en vain quelque témoignage formel d'une activité quelconque productrice du sucre ; et l'on en peut dire autant pour ce qui concerne la production de l'acide urique ou de la graisse.

Il faut reconnaître que, si l'on admet une inaptitude du sang à accomplir les phénomènes de transformation dont l'insuffisance caractérise les états morbides en question, on ne rencontre pas d'éléments plus directs de conviction.

M. Mialhe avait construit sur ce sujet une théorie fort ingénieuse, basée sur le défaut d'alcalinité suffisante du sang pour opérer la transformation de la matière sucrée. Mais ce savant physiologiste a reconnu plus tard l'inanité de cette supposition, et en a fait la déclaration loyale et formelle.

Schiff a de son côté supposé dans le sang l'existence d'un ferment propre à produire le sucre aux dépens de la matière glycogène des tissus organiques. Ici l'inaptitude du sang à transformer le sucre ne serait plus que relative à la quantité exagérée qu'y verserait ce ferment. Mais ce ferment qui, à l'état normal, ne se développerait qu'après la mort, reste à démontrer.

Schiff prétend en outre qu'il apparaît dès que la circulation se trouve rallentie ou enrayée quelque part, et il attribue à une telle cause le diabète des gangrènes dites spontanées. Mais il y a ici une erreur clinique manifeste. M. Marchal (de Calvi) a très-bien démontré que, dans les gangrènes dites diabétiques, c'est la gangrène qui survient chez des diabétiques, et non le diabète chez des gangréneux. Ceci est hors de contestation.

Cependant, je ne suis pas aussi convaincu que paraît l'être M. Marchal (de Calvi), qu'il ne puisse jamais en arriver autrement. L'histoire du diabète consécutif est encore à faire. M. Demarquay parait avoir rencontré du sucre diabétique, je ne dis pas de la simple glycosurie, dans beaucoup de cas chirurgicaux, en particulier dans des maladies chroniques de l'utérus. Je suis très porté à croire que le diabète pourrait bien se développer. plus souvent qu'on ne le croit, dans le cours de certains états de chronicité. Mais, encore une fois, c'est là un sujet de recherches dont nous ne possédons pas les premiers éléments.

Quant à la production du diabète par suite d'hypérémies locales, que Schiff a déduite des expériences que j'ai citées plus haut, il me parait fort difficile d'attribuer à ces dernières quelque valeur clinique.

Nous ne connaissons donc pas d'altération matérielle et définissable du sang, à laquelle nous puissions rapporter son inaptitude à utiliser les matériaux sucrés, pas plus que les matériaux graisseux ou azotés. Mais, je l'ai déjà fait remarquer, il y a dans le sang un élément d'activité qui se soustrait nécessairement à nos investigations et à nos analyses, c'est l'élément vital, soit celui qui lui appartient en propre, soit celui qui lui est transmis directement par l'innervation.

L'étude de la diathèse urique, goutte ou gravelle, du diabète et même de l'obésité, nous montre d'une manière incontestable que les actes chimiques qui s'accomplissent dans le milieu sanguin sont journellement modifiés par l'influence de l'innervation, et cela d'une manière immédiate, et palpable en quelque sorte. Mais il est des modalités de l'innervation qui nous échappent complètement dans leur genèse et qui ne sont apparentes que dans leurs résultats. Il n'est donc contradictoire, ni avec l'observation physiologique, ni avec l'observation clinique, d'attribuer à l'innervation un part dominante dans la pathogénie des états morbides dont il s'agit, et en particulier du diabète.

Résumé de la pathogénie du diabète.

Je résumerai en quelques lignes la manière dont la physiologie pathologique du diabète me paraît devoir être comprise.

Tout le monde admet dans le foie l'existence d'une matière propre à faire du sucre, glycogène, amyloïde, inuline, et c'est généralement à l'entour d'elle que tournent les explications proposées au sujet du diabète, tandis que, sans contester l'existence de la zoamyline, et de la propriété glycogénique diffuse, on ne tient guère compte de cette dernière.

Mais, tandis que les physiologistes français étaient à peu près unanimement d'accord avec M. Bernard pour admettre la production incessante du sucre dans le foie, aux dépens du sang porte qui le traverse en en apportant les éléments préparés par la digestion pour être versé incessamment dans le courant de la circulation, où il est utilisé à titre d'élément de caloricité, les physiologistes étrangers, avec Pavy et Schiff, affirment aujourd'hui que cette production du sucre est nulle pendant la vie, et ne s'exerce qu'après la mort ou dans l'état de maladie.

Il faudrait admettre, suivant ce dernier ordre d'idées, l'existence d'une propriété qui ne trouverait à s'exercer qu'après la mort ou à l'état pathologique, ce qui est loin d'être satisfaisant pour l'esprit ; et, d'un autre côté, le but de la fixation de la matière glycogène du foie, et de la zoamyline, nous échapperait alors complètement, et par suite le rôle des féculents qui ont pour objet spécial de la former. Je pense donc qu'il ne faut pas se hâter d'admettre, comme on paraît disposé à le faire parmi nous, les conséquences absolues des expériences de Pavy et de Schiff.

Ces expériences prouvent, il est vrai, ce que M. Bernard reconnaît du reste, que ce dernier physiologiste avait exagéré la proportion de sucre manifestée dans le sang au delà du foie : mais de ce que le sucre ne s'y retrouve pas dans la proportion qu'il avait d'abord cru reconnaître, ce n'est pas une raison pour affirmer qu'il ne s'en forme aucunement dans le foie.

On sait combien les phénomènes de transformation qui s'accomplissent dans le milieu sanguin sont difficiles à saisir ; on y retrouve bien la trace du sucre, comme celle de la graisse, mais il est vraisemblable que l'un et l'autre de ces principes y disparaissent au fur et à mesure de leur formation, trop rapidement pour qu'on puisse en percevoir autre chose que des vestiges.

Nous sommes contraints d'admettre, bien que nous ne puissions la saisir sur le fait, la reprise de la graisse amassée à l'entour de nos tissus, chez les individus qui vivent aux dépens d'eux mêmes, et sa transformation en principes calorifiques. Il est naturel de penser que la matière glycogène du foie et la zoamyline jouent le rôle des dépôt graisseux, et ont pour objet de fournir, comme ces derniers, par une désassimilation en retour, pareille encore à celle des principes quaternaires puisés dans les tissus plus complexes, des éléments de caloricité, comme ces derniers des éléments nouveaux de formation organique.

A l'état normal, ces principes, gras, sucrés ou azotés, soit introduits du dehors, soit résultant de la reprise des principes déposés sous forme de graisse, de matière glycogène ou de matériaux organiques, trouvent dans le sang des éléments de transformation ou d'oxydation, éléments chimiques mis en jeu par une action vitale à laquelle ils sont étroitement subordonnés.

Que l'une ou l'autre de ces conditions, chimiques ou vitales, vienne à faire défaut, ces transformations, ou ces utilisations, cessent de s'accomplir, au moins d'une manière suffisante, et l'économie se trouve encombrée de principes gras, ou sucrés ou azotés, qui n'ont pas été utilisés.

Les uns s'amassent dans les interstices des organes ou des tissus organiques, comme la graisse; les autres, comme l'acide urique et le sucre, sont en partie éliminés par l'urine et d'autres secrétions excrémentielles, et en partie retenus par les tissus qu'ils pénètrent et altèrent dans leur modalité intime.

Telle serait la cause des phénomènes morbides attribués à l'arthritis et au diabète, véritable intoxication, qui serait ainsi l'élément pathogénique véritable de ces états diathésiques, et que l'on retrouverait peut-être, sous des formes différentes, dans d'autres diathèses.

Il faut remarquer seulement que nous ne sommes pas arrivés à déterminer de défaut de constitution chimique définissable du sang, et que nous sommes conduits à y supposer un défaut dans l'action vitale.

CHAPITRE III

DIVISIONS DU DIABÈTE.

On peut reconnaître dans un même état morbide des formes ou des espèces différentes, d'après des circonstances afférentes à l'étiologie, à la pathogénie, à la symptomatologie ou à la marche de la maladie. Il faut, pour que ces distinctions soient légitimes, ou qu'elles proviennent de différences essentielles et touchant au fond des choses, ou qu'elles aboutissent à des résultats pratiques, c'est-à-dire intéressant d'une manière absolue le pronostic ou les indications thérapeutiques.

Nous devons chercher si nous trouvons, dans l'histoire du diabète, telle qu'elle vient d'être tracée, les éléments de semblables distinctions.

L'étiologie ne nous fournit rien sur ce sujet. On a vu quelle faible part les circonstances propres à jouer le rôle de causes occasionnelles prennent à cette maladie. A priori l'on peut supposer qu'un diabète succédant à un événement fortuit, tel qu'un refroidissement formel, doive offrir moins de gravité et de persistance que lorsque la maladie semble s'être produite par le fait d'une anomalie en quelque sorte spontanée de l'organisme. Mais il ne saurait y avoir rien d'absolu dans une telle succession de causes et d'effets, parce que ceux-ci ne se produisent souvent alors que par ce qu'ils ont trouvé dans l'organisme une disposition préexistante, dont les conséquences devaient dépasser la portée nécessairement limitée d'une cause purement accidentelle.

C'est surtout à la pathogénie que l'on a emprunté la division du diabète en espèces distinctes, et l'on parle journellement de diabète hépatique ou cérébro-spinal ou goutteux.

Ces questions ont été étudiées dans plusieurs parties de cet ouvrage, d'une manière trop approfondie, pour qu'il soit nécessaire d'insister longuement sur le peu de fondement d'une pareille distinction.

Il est vrai que l'on a trouvé, dans quelques cas de diabète, des lésions cérébrales et même des lésions spéciales du quatrième ventricule. Ces faits ont été rapportés précédemment. Mais, outre qu'ils sont d'une rareté toute exceptionnelle, ils n'ont offert, ni dans leur marche, ni dans leur physionomie, rien qui donne lieu de les distinguer des autres. Tout au plus pourrait-on en faire des diabètes symptômatiques. Mais le diabète ou glycosurie prolongée est toujours symptòmatique de quelque chose, c'est-à-dire que la glycosurie n'est jamais qu'un fait secondaire. Tous les diabètes sont donc en réalité symptòmatiques comme toutes les albuminuries. Il faudrait d'autres faits que ceux que l'on connaît pour établir une espèce particulière de diabète d'origine cérébrale directe.

Ceci s'applique bien plus encore au diabète hépatique. On peut être diabétique et avoir une maladie de foie ; mais nous ne possédons encore aucune série de faits qui autorise à voir, dans les états hépatiques qui peuvent accompagner le diabète, autre chose que de pures coïncidences ou de simples complications.

Il en est de même de la goutte et de la gravelle. Le diabète survient assez souvent chez des goutteux. Cela signifie seulement que l'anomalie qui s'opposerait à l'utilisation complète des matières azotées peut s'étendre aux matières sucrées ; et nous avons vu que ce partage semble, ce qui se comprend après tout, atténuer l'intensité dominante de l'une ou de l'autre de ces anomalies.

C'est ainsi que l'on voit encore une troisième sorte d'anomalie, la diathèse graisseuse, s'unir aux deux précédentes. Et il est vrai qu'elle présente une affinité particulière avec le diabète, puisque celui-ci se développe, dans la grande majórité des cas, chez des obèses. On a même proposé de séparer le diabète des obèses de celui des sujets maigres. Mais une pareille distinction n'a rien de scientifique ; et, bien qu'il ne soit pas indifférent, au point de vue du pronostic ou de la direction thérapeutique, d'être gras ou maigre, lorsqu'on est atteint de diabète, il est impossible d'assigner à la marche ultérieure de la maladie des caractères formels, dépendant de l'une ou de l'autre de ces conditions.

Les symptômes propres du diabète ne nous fournissent pas davantage d'éléments de distinction. Comme je l'ai fait remarquer, la physionomie du diabète est remarquablement uniforme, au point de vue des manifestations symptômatiques. Sans doute tel ou tel symptôme peut faire défaut ou prédominer. Mais ce n'est pas assurément sur l'absence ni l'existence de l'amblyopie, ni de l'anaphrodisie, ni de la boulimie, non plus que sur la lenteur ou la rapidité de l'atonie musculaire ou de la fonte de la graisse, que l'on pourra se baser pour établir des espèces différentes de diabète. Cependant M. Jaccoud a cru pouvoir attribuer à l'amaigrissement une signification particulière, et il a tiré de ce phénomène une série de considérations qui semblent toucher, dit-il, d'une manière capitale, à la conception théorique et pratique de la maladie.

« Voici, dit ce clinicien distingué, trois individus atteints tous trois de diabète bien caractérisé ; leur condition est en apparence la même ; mais, attendez un peu, vous allez voir surgir d'une observation rigoureuse des différences profondes dans la situation réelle de chacun de ces malades.

«Chez le premier, vous supprimez de l'alimentation

tous les féculents ; au bout de 48 à 60 heures, la glycosurie disparaît, et, aussi longtemps que le malade s'astreint à un régime rigoureux, il a le bénéfice de cette guérison tout artificielle.

« Enlevez les féculents chez le second malade, les choses ne se passent plus de même ; la glycosurie ne cesse pas, elle diminue seulement, et cette diminution même peut n'être que temporaire.

« Mettez le troisième diabétique à une diète complète, il continue à faire du sucre comme par le passé.

« Voici donc, marqués par une similitude apparente, trois conditions parfaitement dissemblables : l'interprétation en est d'ailleurs des plus nettes. Le premier malade fait la glycose qu'il perd, uniquement aux dépens des aliments féculents. Le second la fait aux dépens des aliments azotés. Le troisième la fait aux dépens de lui-même. Le premier diabétique ne maigrira pas. Le second peut ne pas maigrir si les organes digestifs sont en assez bon état pour utiliser les aliments surabondants qu'il ingère ; chez lui, la polyphagie est nécessaire, c'est le seul moyen de mettre l'équilibre dans la nutrition. Quant au troisième malade, il maigrit fatalement et promptement ; car puisque, étant à la diète, il fait tout son sucre aux dépens de lui-même, il est clair que, lorsqu'il est alimenté, il emploie ses aliments à faire du sucre, ou bien il le fait encore avec sa propre substance ; dans les deux hypothèses, l'émaciation est nécessaire. On peut dire que le premier diabétique a une glycosurie amylacée, et que les deux autres ont une glycosurie azotée dont les matériaux sont fournis, soit par les aliments azotés, soit par leurs propres tissus (1). »

Cet exposé fort ingénieux pourrait, bien que purement théorique, fournir des notions assez précises, au moins au pronostic, si les choses se passaient ainsi que le suppose M. Jaccoud : mais il n'en est rien.

L'amaigrissement, comme je l'ai déjà fait remarquer, n'est pas seulement, chez les diabétiques, un symptôme d'épuisement. C'est très-souvent un symptôme primitif, ou rapide, et on l'observe parfaitement chez des diabétiques qui cesseront de faire du sucre alors qu'on refusera les féculents, et qui par conséquent n'en faisaient pas à leurs dépens ; et, d'un autre côté, l'amaigrissement peut-être à peine marqué chez des individus qui font certainement plus de sucre qu'ils n'en ingèrent. Lorsque M. Jaccoud attribue l'amaigrissement exclusivement à la contribution des aliments azotés ou des tissus organiques à la fabrication du sucre, il oublie que ce phénomène peut avoir aussi bien pour cause l'emploi de la graisse à fournir des éléments de caloricité, à la place du sucre qui n'en fournit plus ; il est en effet certain que c'est, très-spécialement au moins, sur la graisse que porte, pendant de longues périodes, l'amaigrissement des diabétiques ; M. Jac-

(1) Jaccoud. *Leçons de clinique médicale*, p. 789.

coud ne paraît pas en tenir un compte suffisant.

Le fait qui ressort le plus de l'observation clinique, c'est le défaut de concordance entre les symptômes du diabète, aussi bien l'amaigrissement que les autres, avec le degré de la glycosurie, et la part, exclusive ou partielle, que l'on peut-être porté à attribuer à l'introduction effective des féculents, dans la production de cette dernière. Car il sera toujours bien difficile d'analyser d'une manière rigoureuse des phénomènes aussi complexes et aussi intimes.

Quoi qu'il en soit, le fait suivant, que je viens d'observer tout récemment, grâce à l'obligeance de M. Demarquay, semble tout à fait en désaccord avec de telles spéculations.

Un homme de 42 ans, commerçant en mercerie, était probablement diabétique depuis trois ans. Il avait depuis cette époque une soif vive, et voyait peu à peu ses cheveux tomber et ses dents vaciller et se détacher, lorsque M. Bouchardat lui trouva, il y a sept mois, 288 grammes de sucre par 24 heures, dans trois litres et demi d'urine. Il a mal suivi son régime, et on lui trouve aujourd'hui (20 mars) sensiblement la même quantité de sucre dans la même quantité d'urine, soit environ 80 grammes par litre.

Voici donc un individu qui doit avoir perdu 20 kilogrammes de sucre au moins depuis sept mois, sans compter ce qu'il avait perdu auparavant. Il répare médiocrement, attendu qu'il a peu d'appétit, et il est probable qu'il fait du sucre sur son propre fonds.

Cependant sa santé est peu altérée. La vue est intacte. Il n'y a pas d'anaphrodisie, seulement un peu d'amoindrissement de l'activité génitale. Il n'est pas plus maigre qu'auparavant (il a toujours été d'une constitution assez chétive). Seulement il a perdu de sa force musculaire, sans avoir pour cela rallenti un seul jour une vie très-active, et il perd ses cheveux et ses dents. Et, chose notable, l'opération du phymosis, pour laquelle il est entré à la Maison de santé, vient de guérir par première intention.

D'où peut venir cette remarquable immunité, si ce n'est de ce que, par une circonstance heureuse, il rend à peu près tout le sucre qu'il n'utilise pas, et de ce que ses tissus ne sont que faiblement altérés par celui qui demeure dans l'organisme?

La seule division qu'il me paraisse possible d'établir est celle que j'ai signalée au chapitre de la *marche du diabète*.

Il y a des diabètes de courte durée, et il y a des diabètes d'une durée indéfinie. Les premiers ne représentent qu'une maladie accidentelle. Les seconds représentent une maladie véritablement diathésique.

Il ne saurait être ici question de la simple glycosurie qui accompagne la grossesse ou la lactation, non plus que de la glycosurie symptômatique du traumatisme cérébral et de certaines maladies nerveuses. Ici la glycosurie est absolument dépendante d'un état ou d'un désordre organique actuel. Elle n'a pas d'existence par elle-même. Elle est subordonnée à l'état qui l'a occasionnée, et elle ne paraît pas déterminer par elle-même de troubles très-particuliers dans la santé.

Mais il est des diabètes qui se manifestent exactement comme le diabète diathésique, et qui disparaissent au bout d'un temps limité. Il n'y a pas de raison de croire qu'ils se soient développés sous une influence pathogénique différente. Comme je l'ai fait encore remarquer précédèmment, on voit également les témoignages de la diathèse urique apparaître d'une manière transitoire, ainsi des gravelles très déterminées. La chlorose, la scrofule elle-même, états bien différents les uns des autres, mais qui ont pour caractère commun de laisser, dans la grande majorité des cas, une empreinte ineffaçable dans l'organisme, ne se sont quelquefois manifestées que par des phénomènes passagers. L'obésité peut survenir, à la suite de certaines convalescences en particulier, et disparaître complétement.

Rien ne s'oppose, au point de vue physiologique ou pathologique, à ce que l'on admette que l'anomalie qui ne permet pas l'utilisation complète des principes afférents à l'assimilation existe d'une manière transitoire. Seulement, il est certain que, lorsque l'organisme se trouve une fois dévié dans l'accomplissement de quelqu'un des actes qui se rapportent aux phénomènes métamorphosiques, il est extrêmement difficile de le ramener à une activité normale, et il est non moins rare de le voir se corriger spontanément.

Il est peut-être encore une sorte de diabète que des observations ultérieures permettront d'établir. Je veux parler d'un diabète consécutif, qui se développerait dans le cours de maladies chroniques à tendance cachectisante. Quelques faits me portent à croire qu'il en arrive ainsi: mais ils ne sont pas assez significatifs pour que je ne doive pas me borner à cette simple indication.

CHAPITRE IV

La glycosurie ne semble pas aggraver le caractère des états morbides sous l'influence desquels elle apparaît. C'est du moins ce qui résulte des observations rapportées jusqu'à ce jour, relatives à des cas de traumatisme cérébral ou de névroses graves. Mais il ne s'agit alors que de glycosuries passagères. Nous ne connaissons encore que fort peu le diabète qui surviendrait d'une manière consécutive dans le cours de maladies chroniques; il ne saurait manquer d'y constituer une complication très sérieuse.

Il est des diabètes qui n'ont qu'une durée limitée, et dont par conséquent le pronostic offre peu de gravité. Les accidents qu'ils ont déterminés n'ont jamais offert de caractère inquiétant. Il est probable que le nombre en sera d'autant plus considérable que l'on arrivera d'une manière plus certaine à reconnaître et à traiter la maladie dès son début. Les diabètes qui paraissent résulter de quelque circonstance accidentelle, telle qu'un refroidissement, des irrégularités diététiques récentes, des troubles affectifs également éventuels, sont dans ce cas, et la connaissance de causes de ce genre tend à atténuer la rigueur du pronostic.

Quant au diabète diathésique, c'est-à-dire à durée indéterminée, son pronostic dépend beaucoup de circonstances très particulières, et qu'il est nécessaire de spécifier.

La plus importante est relative au traitement. Le diabète est une des maladies dans lesquelles l'intervention thérapeutique (ceci comprend l'hygiène) exerce l'influence la plus immédiate et la plus formelle. Soùs ce rapport, son pronostic, envisagé d'une manière très générale, est beaucoup moins grave qu'on ne l'a supposé jusqu'ici. Tout dépend donc de l'époque à laquelle aura surgi l'intervention thérapeutique, et de la manière dont elle aura été subie.

Si les idées que j'ai émises touchant le véritable caractère pathologique du diabète sont justes, il est certain que le premier point à obtenir est qu'il se produise le moins de sucre possible, non pour qu'il s'en élimine une moindre quantité, mais pour qu'il en reste une moindre proportion dans l'économie. Quelle que doive être la durée ultérieure de la maladie, les chances de détérioration de l'organisme et d'accidents spéciaux seront d'autant moindres que l'on se sera appliqué plus tôt à amoindrir les sources d'intoxication sucrée. Sous ce rapport, il faut donc d'abord tenir compte du temps écoulé entre le début de la maladie et la première application du traitement.

En second lieu, il importe de considérer la manière dont celui-ci aura été mis en œuvre. Deux conditions sont nécessaires pour que le traitement du diabète produise tous les effets qu'on en peut attendre : d'abord l'assiduité et l'intelligence du malade, ensuite la possibilité où il est de se soumettre à toutes ses exigences.

Or, comme les indications à suivre sont très-précises, ainsi qu'on le verra prochainement, comme, d'une autre part, nous possédons les moyens de les remplir, au moins dans une mesure très-effective, on peut établir que : le diabète qui sera traité dès son origine, et qui sera traité sans relâche d'après les règles qui seront posées plus loin, sera, dans le plus grand nombre des cas, une maladie de peu de gravité, car, alors même qu'elle se prolongera indéfiniment et ne devra pas disparaître, elle se montrera compatible non seulement avec l'existence, mais encore avec les exigences communes de la vie.

Il n'y a pas lieu de rattacher le pronostic du diabète aux conceptions théoriques dont j'ai démontré le peu de fondement, et dont les applications cliniques font complètement défaut. Nous avons vu qu'il n'existait pas de diabète cérébral ni hépatique. Il n'y a pas davantage de diabète goutteux ; mais on peut établir que le diabète qui survient chez les goutteux ou les graveleux est généralement peu intense, et que son apparition paraît également tendre à amoindrir les manifestations de la diathèse urique.

Le diabète est plus fâcheux et plus difficile à traiter chez les sujets maigres, nerveux, irritables, que chez ceux d'une constitution moyenne, et chez les individus gras, sanguins et phlegmatiques. Cependant, je ne suis pas très-certain que ces conditions constitutionnelles prennent une très-grande part à l'issue définitive de la maladie. Il est très-vrai que l'obésité crée une circonstance favorable, en ce sens que l'économie se trouve pourvue d'une réserve effective de matériaux calorifiques. Cependant il faut reconnaître que les diabètes les plus considérables atteignent souvent des sujets obèses : la plupart des individus atteints de gangrène diabétique, dont l'observation a été publiée, étaient obèses.

L'âge fournit peut-être la considération la plus importante au point de vue du pronostic. Je laisserai cependant de côté le diabète de l'enfance. Les renseignements manquent au sujet de la gravité du diabète à cette époque de la vie, où il est du reste peu fréquent. Je suis porté à croire, d'après les exemples que j'en connais, que cette gravité ne serait pas excessive, et que le diabète guérit plus facilement chez les enfants que chez les adolescents.

Mais, une fois la puberté venue, on peut établir que le diabète est une maladie d'autant plus grave que l'âge est moins avancé. Ceci n'est pas absolu, mais d'une application très-générale. Entre quinze et vingt ans, le diabète aboutit presque toujours à la phthisie, et, d'après ce que j'ai vu, plus sûrement encore chez les filles que chez les garçons. Cela tient-il à la facilité avec laquelle la tuberculose survient à cette époque de la vie, ou à ce que le diabète se développerait alors de préférence chez des sujets qui y seraient disposés?

Je n'ai pas remarqué qu'il y eût de signes pronostiques à tirer de l'existence ou du degré de certains symptômes tels que l'amblyopie ou l'anaphrodisie. La cataracte elle-même n'a pas la signification fâcheuse qu'on lui a supposée.

L'amaigrissement rapide est d'un mauvais pronostic, moins au début que lorsqu'il survient dans le cours d'un diabète où il n'avait encore été que modéré; il en est de même de la perte de l'appétit. La répugnance pour le régime animal est une circonstance fâcheuse.

L'issue de la maladie n'est pas toujours en raison de la quantité de sucre éliminé par les urines. Des proportions énormes tombent quelquefois très-rapidement dès que les malades sont soumis à un régime salutaire; mais c'est toujours une circonstance grave que la glycosurie persiste à un degré marqué, ou vienne à augmenter, en dépit du régime.

On ne peut nier assurément que l'intensité de la glycosurie ne soit en rapport général avec l'intensité de la maladie ou de l'anomalie qui la constitue. Cependant il est permis de croire que l'élimination du sucre produit, c'est-à-dire du sucre non utilisé, ne

s'opère pas chez tous les sujets avec la même activité,
et que la proportion du sucre retenu dans l'organisme, c'est-à-dire propre à imprégner les tissus,
n'est pas nécessairement en rapport exact avec celui qui se manifeste au dehors. Il ne faudrait donc
pas toujours mesurer la gravité du pronostic au chiffre du sucre trouvé dans l'urine. Comme je l'ai fait
remarquer précédemment, il est des diabètes graves
et cachectisants, ou marqués par des accidents redoutables, bien que l'on n'ait jamais constaté que de
médiocres quantités de sucre, tandis que l'on voit
au contraire la santé ne s'altérer que faiblement,
malgré l'existence d'une glycosurie considérable et
prolongée. Il y a là un sujet d'observation qui me
paraît mériter une attention toute particulière.

La sécheresse extrême de la peau, la boulimie,
la fétidité de l'haleine surtout, sont d'un mauvais
pronostic.

Les *accidents* du diabète constituent toujours des
complications graves, dans ce sens qu'ils annoncent
une altération profonde de l'organisme. Cependant
leur gravité n'est pas toujours immédiate.

La gangrène humide est presque toujours mor-
telle, mais la gangrène sèche demeure souvent
limitée, et les accidents peuvent se suspendre pour
longtemps après la séparation des parties mortifiées.
D'après M. Fonseca, un seul anthrax n'est pas grave;
mais il n'en est plus de même s'il s'en est produit
plusieurs successivement. Suivant M. Marchal (de
Calvi), la guérison de l'anthrax diabétique est la

règle; il en est de même du phlegmon simple; le phlegmon diffus est nécessairement beaucoup plus grave.

Il est certain que les complications les plus éventuelles prennent un caractère spécial de gravité chez les diabétiques. Il en est ainsi en particulier de la pneumonie. Quant aux complications cérébrales, j'ai vu la vie se prolonger très-longtemps, malgré un diabète intense, chez des individus gravement atteints de ramollissement cérébrale : je ne dis pas que cette prolongation de l'existence fût toujours un grand bienfait pour eux, mais c'est un fait qu'il importait de signaler.

TROISIÈME PARTIE

HYGIÈNE ET THÉRAPEUTIQUE

CHAPITRE PREMIER

INDICATIONS

Il importe de distinguer, parmi les indications thérapeutiques du diabète, comme des autres maladies chroniques, des indications *pathogéniques* et des indications *symptômatiques*. Les premières, qui s'adressent aux causes supposées de la maladie, ont essentiellement un caractère *curatif*, les secondes, qui s'adressent à ses effets, ont simplement un caractère *palliatif*, bien que le résultat final ne réponde pas toujours exactement à de pareilles déterminations.

Il ne faut pas entendre seulement par indications curatives celles qui comportent des moyens capables de réaliser une guérison effective, mais encore celles qui agissent suivant une direction curative ; en effet, ces dernières sont quelquefois les seules qui se trouvent à notre portée.

Ceci suppose que nous possédions quelques données sur l'origine pathogénique de la maladie, et que nous puissions définir l'indication à remplir.

Sous ce rapport, il faut reconnaître que les diverses théories que l'on a proposées au sujet du diabète sont absolument stériles. Ainsi l'idée d'une exagération de la fonction glycogénique, hépatique ou généralisée, ne nous offre aucune signification thérapeutique. La localisation de cette anomalie dans le foie ne nous fournit non plus aucune direction. Il faut en dire autant de la part physiologique que nous voyons le système nerveux central prendre expérimentalement à la production de la glycosurie, de la supposition, aujourd'hui abandonnée, d'une alcalinité insuffisante du sang, ou encore de l'hypothèse d'une production exagérée de diastase dans l'appareil digestif. Et cependant il faut reconnaître que les médications les plus usitées, bien que d'une valeur inégale, les narcotiques, les alcalins, la suppression des féculents, ont été introduites sous le couvert de ces conceptions, qui paraissent aujourd'hui étrangères à la théorie pathogénique la plus vraisemblable du diabète.

Il n'est qu'une indication rationnelle qu'il soit possible de formuler, c'est d'activer l'assimilation, c'est-à-dire l'utilisation des principes qui servent de matériaux aux métamorphoses organiques, et il faut remarquer que cette formule répond aussi bien aux indications relatives au traitement de la diathèse urique et de la diathèse graisseuse, qu'à celles qui ont rapport au diabète.

Je dis que cette indication est rationnelle, car le fait du défaut d'utilisation des principes afférents à l'assimilation est le plus éloigné que nous puissions atteindre. Je dois ajouter qu'elle est conforme à l'expérience. En effet, les seules médications, thérapeutiques ou hygiéniques, auxquelles nous puissions reconnaître une tendance curative, agissent dans ce sens et non dans un autre. Et cette observation vient encore à l'appui du point de vue que j'ai proposé, sans pouvoir en fournir la démonstration: qu'il s'agirait plutôt d'une assimilation imparfaite par défaut d'activité assimilatrice, que par excès de production des principes à assimiler.

Aussi est-ce bien plutôt à l'hygiène, mais à ce qu'on doit appeler l'hygiène thérapeutique, qu'à la matière médicale, que nous devons nous arrêter. Il n'existe point de médicament du diabète, pas plus que de la diathèse urique ou de l'obésité. Ou plutôt il n'y en a qu'un, c'est les alcalins, et très-particulièrement la soude et ses composés. La soude est véritablement un médicament de l'assimilation. De quelque manière qu'il faille en interpréter l'action, je crois qu'on peut se la représenter comme un véritable agent d'oxydation ; et c'est à cela sans doute qu'est due, pour une grande part, l'action des eaux minérales, qui représentent elles-mêmes, au point de vue médicamenteux, une grande médication sodique. Les expériences de M. Bernard, de Lehmann et de M. Poggiale ont démontré que les alcalins étaient dépourvus de toute action sur le sucre contenu dans le sang ; et bien que, chose digne de remarque, ce soit en vertu de théories qui ne sont plus guère soutenues aujourd'hui que les alcalins aient été introduits spécialement dans le traitement du diabète, on peut dire que MM. Mialhe et Bouchardat ont obéi à une véritable intuition thérapeutique, en en vulgarisant les applications.

Mais c'est l'hygiène surtout qui nous fournit de précieuses ressources contre le diabète, et aussi contre les autres états diathésiques qui s'en rapprochent. Je parlerai tout-à-l'heure de la portée spéciale qu'il convient d'attribuer à l'hygiène diététique. C'est à l'hygiène générale qu'il faut principalement s'arrêter. Aussi le beau travail de M. Bouchardat sur l'utilité de l'exercice dans le diabète fera-t-il un éternel honneur à mon savant maître et ami. Cette étude est d'un enseignement précieux, non-seulement par les préceptes qu'elle renferme, mais surtout par les principes qu'elle établit. Elle-nous montre la véritable direction que doit suivre l'intervention médicale dans le traitement du diabète, comme dans celui des autres états constitutionnels voisins du diabète, et nous pouvons être assurés que nous n'avons pas à chercher dans une voie différente les moyens de ramener l'organisme vers un mode d'activité plus régulier.

Mais si les moyens le plus directement opposés à la cause pathogénique du diabète ne peuvent revendiquer qu'une simple direction curative, il en est d'autres, dont l'importance n'est peut-être pas moins grande, et auxquels il n'est permis d'assigner qu'une portée symptomatique ou palliative. Il faut placer en tête la diététique méthodique.

La diététique méthodique du diabète est basée sur ces deux principes : 1° réduire autant que possible l'introduction des matériaux féculents et sucrés ; 2° recourir aux aliments propres à les remplacer comme principes de calorification, ainsi les matières grasses, et peut-être les alcools.

On ne doit pas assigner au régime diététique un caractère véritablement curatif, car il ne saurait toucher en rien aux conditions pathogéniques de la maladie, quelles qu'elles soient. En effet, on ne saurait trop le répéter, la maladie consiste essentiellement dans un défaut de transformation des principes sucrés, et par suite dans la pénétration des tissus par ces principes non transformés. Supprimez complètement par la pensée (car, nous le verrons tout à l'heure, cette suppression est impossible à réaliser d'une manière absolue) tous les matériaux propres à former du sucre, vous aurez supprimé un phénomène extérieur, la glycosurie, et un phénomène intérieur, la glycoémie, mais vous n'aurez rien changé à l'anomalie qui préside à l'inaptitude du sang à opérer cette transformation : sans doute ce sera un résultat important, mais tout à fait étranger au fait d'une guérison effective.

Cependant ce résultat lui-même ne peut s'obtenir, à l'aide de la diététique, que dans de certaines limites, dont il est extrêmement important de déterminer la portée.

Le sucre ne se forme pas dans l'économie seulement aux dépens des matières sucrées introduites, il peut se former encore aux dépens des matières azotées. Cette contribution des matières azotées est-elle elle-même le résultat de la maladie ou de l'anomalie essentielle? ou a-t-elle lieu seulement pour suppléer au défaut des matières sucrées introduites? Je ne pense pas qu'on puisse rien affirmer à ce sujet.

Griesenger a soumis un malade, chez qui la suppression des féculents n'avait pas déterminé la suppression de la glycosurie, à une alimentation exclusivement azotée et sévèrement contrôlée. Voici le rapport que l'on a trouvé entre le sucre et le poids aliments :

Poids des aliments azotés........... 4.320 gr.
Poids du sucre éliminé............... 542 32

Si l'on retranche du poids des viandes 70 p. 100 d'eau qu'elles renferment, on constate que le malade a ingéré 1,296 gr. d'extrait de viande. Le poids du sucre représente donc environ les deux cinquièmes du poids de ces matériaux solides.

D'après Schmidt, la viande fraîche possède en

moyenne 22 O/O d'albuminates non hydratés. Par conséquent, le malade a reçu, dans les 4,320 grammes de viande, environ 950 grammes d'albuminates non hydratés ; le poids de sucre éliminé correspond approximativement aux trois cinquièmes de ces albuminates. Une série d'expériences nouvelles faites sur ce même malade laissa toujours retrouver une proportion de sucre égalant les deux cinquièmes du poids de la viande ingérée, et les trois cinquièmes des albuminates non hydratés.

Voici des résultats auxquels leur concordance prête une signification remarquable. Cependant, je pense que l'on fait trop abstraction, dans l'attribution exclusive du sucre produit aux matériaux introduits, de la matière glycogénique du foie et de la zoamyline, et que l'on se hâte un peu trop de remplacer les résultats des expériences de M. Bernard par ceux des expériences de Pavy et de Schiff.

Quoi qu'il en soit, car l'interprétation que l'on assigne à ces observations contradictoires ne change pas la portée de ce qui va suivre, voici comment on doit envisager la question de la diététique, au point de vue de la suppression des féculents.

L'important n'est pas d'empêcher le sucre de paraître dans l'urine. Le fait de cette élimination n'est pas le fait capital, car ce n'est pas le sucre éliminé qui nuit ; c'est le sucre qui ne l'est pas. Seulement le degré de la glycosurie est le thermomètre de l'intensité de l'anomalie ; sans doute les données qu'il peut fournir touchant le sucre demeuré dans l'organisme sont loin d'être absolument rigoureuses, mais ce sont toujours des données approximatives.

Le point important est donc de fournir le moins de sucre possible au sang devenu inhabile à le transformer. Moins il s'en formera, et moins l'organisme se trouvera exposé à en subir l'influence nuisible ou toxique.

Si la matière glycogène du foie et la zoamyline font du sucre, nous n'avons aucune action directe sur cette production. Si les matières azotées sont transformées en sucre, nous n'y pouvons pas davantage, par ce qu'ils n'est pas possible de supprimer l'introduction des éléments azotés. Mais nous pouvons du moins préserver l'organisme du sucre directement introduit par les matières féculentes et sucrées, et nous devons y veiller avec grand soin.

Sous ce rapport, M. Bouchardat, bien qu'il s'en soit évidemment exagéré la portée, a rendu un grand service en faisant de la suppression des féculents le premier terme du traitement du diabète. Il a indiqué ainsi le moyen de tarir, pour une grande part au moins, la source d'où provient l'encombrement de l'économie par un principe délétère. Et il n'est point de principe thérapeutique qui puisse trouver dans les résultats de la pratique une plus entière justification que celui-ci.

Qu'un diabète soit ancien ou récent, la règle est que la suppression des féculents soit immédiatement suivie d'un abaissement considérable de toutes les manifestations de la maladie. La règle est encore que, dans le cours de celle-ci, les exaspérations ou les rémissions soient en rapport avec l'observance ou la négligence de ce précepte. Il n'est question que de l'atténuation des symptômes. Quelquefois encore, ceux-ci sont réduits à un silence complet, par suite de la suppression des féculents : mais ils se reproduisent dès que l'alimentation féculente est reprise.

Si l'on admet que la présence du sucre dans nos tissus agisse sur l'organisme à la manière des substances toxiques, et soit la cause la plus prochaine des troubles graves qui accompagnent le diabète, on reconnaîtra que ce premier résultat doit être d'une importance extrême, et la première condition à réaliser, si l'on veut réduire la maladie à sa plus simple expression possible.

Cependant je crois aussi que la suppression des féculents peut avoir, dans certaines circonstances, une portée plus réellement curative. On peut admettre que, dans les diabètes à durée limitée, dans lesquels l'anomalie n'est pas assez déterminée pour s'installer d'une manière définitive, la production incessante du sucre aux dépens des matières introduites puisse créer une habitude plus difficile à déraciner ultérieurement, tandis que la suppression du phénomène morbide serait au contraire favorable à la disparition de l'anomalie, spontanée, ou aidée par l'emploi de moyens rationnels. Tels sont sans doute les cas où l'on a vu la guérison suivre l'observance rigoureuse de la suppression des féculents ;

etil y a lieu de supposer que plus d'un diabète invé-
téré aurait guéri, si le malade avait été placé dès le
principe dans des conditions moins contraires à sa
disparition.

Faut-il admettre que la suppression des féculents
force en quelque sorte à la production du sucre, ou aux
dépens des aliments azotés, ou des tissus même de l'organisme, et vienne créer ainsi une cause particulière
d'épuisement? J'avoue que de pareilles conséquences
me semblent purement spéculatives, les phénomènes
d'épuisement que présentent les diabétiques paraissant, comme je l'ai dit plus haut, reconnaître pour
cause réelle l'action délétère du sucre dont les tissus
organiques sont imprégnés.

C'est d'après un tel ordre d'idées que M. Piorry a
conseillé de traiter les diabétiques par le sucre à
haute dose, dans le but de suppléer aux pertes
qu'ils subissent relativement à l'un des principes
importants de la nutrition (1). C'est ainsi que l'on a
conseillé, dans l'albuminurie, une diète albumineuse,
dans le but de corriger la désalbumination du sang.
Mon savant aussi, le professeur Hughes Bennett
(d'Edimbourg), a rapporté plusieurs observations dé-
taillées, et accompagnées de tableaux analytiques,
de diabètes traités par le sucre. Parmi les conclusions qu'il a tirées de ces observations, comparées à
d'autres où différents modes de traitement avaient

____

(1) Piorry. *Compte rendu de l'académie des sciences,* 3 janvier
1857.

été mis en usage, on trouve les suivantes : les avantages que l'on obtient d'une diète purement animale ou non sucrée sont exagérés ; l'emploi du sucre ou d'une diète mixte n'a point été nuisible ; la diète non sucrée diminue les symptômes, amoindrit la faim et la soif, et diminue la proportion du sucre éliminé, mais sans guérir la maladie (1).

Le traitement par le sucre a été conseillé par suite d'une idée absolument fausse, si l'on prétend surtout la généraliser, que les désordres entraînés par le diabète sont la conséquence de la disparition de principes nécessaires à la nutrition. Je pense que la plupart des médecins qui ont essayé une pareille médication ont pu s'assurer, comme l'exprime le docteur Pavy, « que cette pratique est pernicieuse au plus haut point » (2). Son résultat le plus direct doit être en effet d'augmenter l'intoxication sucrée de l'organisme. Et, si son innocuité apparente a pu être constatée dans quelques circonstances, ainsi dans les cas de H. Bennett, c'est que sans doute l'utilisation du sucre n'était pas entièrement abolie, et que l'élimination du sucre non utilisé s'effectuait facilement par les divers émonctoires de l'économie.

(1) Hughes Bennett. *Clinical lectures on the principles and practice of medicine.* Edinburg, 1865. p. 918.

Voyez encore plusieurs observations de M. Alvarès (de Cadix), in *Gazette hebdomadaire,* 1860, p. 532 ; et de M. Buresi (de Sienne). in *Gazette des hôpitaux,* 1862, p. 127.

(2) Pavy. *Researches on the nature and treatment of diabetes.* 1859 p. 264.

Cependant, il ne faut pas pousser à l'excès la suppression méthodique des féculents. Et, à ce propos, je reviendrai, par ce que, au risque de quelques répétitions, on ne saurait trop approfondir un pareil sujet, sur le but que l'on doit se proposer, et sur le résultat que l'on peut atteindre, par cette pratique.

Il est certain que la privation des féculents ne saurait par elle-même déterminer la guérison du diabète. Tout ce que l'on peut dire, c'est qu'elle établit des conditions favorables à la guérison. Son objet le plus essentiel est d'amoindrir la proportion de sucre demeurée sans utilisation, Et, en réalité, on ne peut séparer le fait de l'amoindrissement de la glycosurie de celui de l'amoindrissement des symptômes les plus notables qui accompagnent cette dernière, la soif, la boulimie et la sécheresse de la peau lorsqu'elles existent, l'atonie, l'amaigrissement, etc.

Nous savons que le sang est inhabile à transformer le sucre introduit par l'alimentation. Mais nous ne savons pas s'il est complétement réfractaire à cette transformation, ou s'il en accomplit une partie. Nous ne savons pas non plus si le sucre éliminé est uniquement fourni par le sucre introduit, ou s'il est fourni par les matériaux azotés, ou par la désassimilation des tissus organiques eux-mêmes. Il est vrai que l'on peut arriver, par l'expérimentation, à certaines notions sur ce sujet; mais ceci ne sera jamais d'une application pratique. Ce qu'il y a de certain, c'est que la généralité des diabétiques maigrissent tant qu'ils prennent des féculents, et cessent de maigrir et reprennent de l'embonpoint, dès qu'ils les ont supprimés.

Je ne pense donc pas, je l'ai déjà exprimé, que l'indication de ramener les féculents dans l'alimentation doive être relative à la nécessité de fournir des éléments de transformation au sang : qu'y gagnerait-on d'ailleurs, si le sang est impuissant à les transformer? Mais il est une autre raison qui me paraît beaucoup plus réelle, et au moins beaucoup plus commune : c'est qu'il est des individus qui supportent très mal la privation des féculents.

On sait que, en diététique, la variété des aliments est nécessaire, et que le régime le plus physiologique est un régime mixte, c'est-à-dire qui contienne une combinaison bien proportionnée des diverses formes alimentaires. C'est ainsi qu'un régime animal excessif, ou un régime maigre excessif, entraine des inconvénients qui sont d'une observation journalière. Ce n'est pas alors l'azote, ou la fécule, ou la graisse, considérés en poids qui sont en excès ou qui font défaut : c'est la forme alimentaire qui est vicieuse. Ceci n'est pas, il est vrai, d'une règle absolue. Il est des populations tout entières qui suivent, sous le rapport des proportions diététiques, des régimes très restreints, et les supportent. Mais il faut prendre les résultats pratiques des observations qui passent sous nos yeux.

Or, il est des individus qui, l'habitude en est peut-être la cause dominante, se trouvent mal de la suppression absolue d'un aliment auquel ils étaient faits. Ou ce sont les fonctions digestives qui se troublent alors, ou c'est le système tout entier.

C'est cette nécessité qu'il s'agit de connaître et à laquelle il importe de se conformer. Lors donc que l'on voit un diabétique, soumis depuis un certain temps à l'abstinence rigoureuse des féculents, perdre l'appétit ou devenir dyspeptique, ou, malgré la diminution de la glycosurie, ne pas reprendre ses forces, il faut lui rendre des féculents, au prix même du retour ou de l'accroissement de la glycosurie.

Cette recommandation ne contredit en rien l'importance et l'efficacité du régime méthodique basé sur la privation des féculents. Et peut être y a-t-il aujourd'hui au sujet de ce régime, trop souvent exagéré, une réaction qui dépasse de justes limites. C'est là un point de pratique qui doit être en dehors de toute idée systématique ou préconçue, mais qui est tout de tact et d'application particulière.

Comme toutes les affections à tendance cachectisante, le diabète réclame les toniques. Mais les médicaments de ce genre, soit amers, soit ferrugineux, ont ici une efficacité beaucoup moins marquée que dans bien d'autres circonstances. C'est que l'atonie du diabète n'est pas une atonie ordinaire. Elle ne résulte pas d'un abaissement radical des forces, mais de leur oppression par une altération particulière des tissus. S'il est vrai que le système nerveux périphérique, car c'est lui qui paraît subir le plus rapidement et le plus directement l'influence nocive, soit altéré par une telle cause, on comprend l'inanité des toniques et même des stimulants qui peuvent lui être adressés. Aussi leur action est-elle surtout insensible, tant que la continuation d'un régime contraire entretient l'état sucré de l'organisme. Je n'ai jamais vu qu'un diabétique eût rien obtenu d'une médication tonique, et, je puis ajouter, d'une médication quelconque, avant d'avoir modifié son régime.

L'idée, juste du reste, que le système nerveux prend une part effective à la production du diabète, bien que ce ne soit probablement pas par le mécanisme que supposent les expériences connues, lui a fait adresser une partie de la médication anti-diabétique. Jusqu'ici le succès n'a pas répondu au but recherché, ce qui donne à penser que cette altération de l'innervation n'est pas de celles qu'atteignent les médicaments auxquels nous attribuons une portée de ce genre. Cependant il faut enregistrer les quelques résultats que l'on a obtenus, tout en n'oubliant pas qu'il n'est pas d'état pathologique où l'on n'ait obtenu, de moyens divers, des succès apparents, mais impossibles à généraliser.

Les eaux minérales appropriées représentent par excellence la véritable médication du diabète, parce que leur action se rapproche singulièrement des actions hygiéniques que le diabète réclame le plus impérieusement, et sans doute aussi parce que leur

qualité sodique répond également à une des indications les mieux définies de ce traitement.

L'exposé du traitement du diabète comprend trois
sujets distincts :

L'hygiène ;

La thérapeutique ;

Les eaux minérales.

CHAPITRE II

TRAITEMENT

Diététique. — Il est certain que la première chose
à faire, chez un diabétique, est de supprimer d'une
manière aussi absolue que possible l'introduction du
sucre et surtout des féculents. On verra plus tard
à les rappeler dans le régime, soit pour reconnaître
jusqu'à quel point l'organisme aura recouvré l'aptitude à les transformer, soit alors que la maladie
aura cédé d'une manière effective, définitivement
ou momentanément, soit enfin parce que l'on jugera
devoir obéir à quelque nécessité de l'appareil
digestif ou de l'organisme lui-même. Mais au début
du traitement, la rigueur du régime devra toujours
être absolue.

Il s'agit donc de réaliser un régime complétement dépourvu de sucre et de féculents. Tel est l'objet que nous devons avoir d'abord en vue.

L'éloignement des matières sucrées est facile, le sucre ne tenant qu'une place secondaire dans notre alimentation. Il n'en est pas de même des féculents, qui forment au contraire la base de l'alimentation vulgaire. La fécule constitue la partie essentielle d'aliments simples, comme le pain, la pomme de terre, et en général les aliments provenant des céréales. Ou bien elle se trouve dans des aliments composés, comme les pâtisseries. Ou elle se rencontre dans des préparations culinaires, comme les sauces.

Voici, d'après M. Bouchardat, la liste des aliments défendus.

Les féculents et les sucres. Exemples : sucres, pain de toutes les céréales, patisseries, riz, maïs et autres graines féculentes ; les pommes de terre, les fécules de pommes de terre, d'arrow-root, de sagou, de tapioca et autres fécules alimentaires ou parties de végétaux qui en contiennent ; les pâtes farineuses de toute sorte, telles que semoule, macaroni, vermicelle, etc.; les haricots, pois, lentilles, fêves, les marrons et les châtaignes ; les radis, les raves, les carottes, les navets et autres racines féculentes ou sucrées ; tous les fruits, et particulièrement les fruits sucrés, tels que les prunes et les pruneaux, les abricots, les raisins frais ou secs, les figues, les ananas, les poires, les pommes, les melons, etc.; les confitures et autres aliments et boissons sucrées ; le miel, le lait, la bière, le cidre, les vins nouveaux ou sucrés, les eaux ga-zeuses, les limonades et autres boissons acides, surtout lorsqu'elles sont sucrées.

La farine de froment et toutes celles de céréales ou de légu-mineuses, toutes les fécules, ne doivent pas intervenir dans les sauces, de même que la chapelure : elles doivent être remplacées par la farine de gluten, par la poudre de gluten panifiée, ou, plus simplement, par des jaunes d'œufs, du beurre ou de la crême. Le sucre, le caramel, les carottes, les oignons, les navets, doivent être également proscrits. Tous les légumes doivent être blanchis à grande eau, bien égouttés et divisés menus avant cette opération, si cela est possible.

Je reviendrai séparément sur les préparations de gluten et sur les boissons.

Il ne sera pas inutile de dresser, comme contre-partie de ce tableau, la liste des aliments permis. Je l'emprunterai également à un tableau dressé par M. Bouchardat, avec un luxe de détails que je ne reproduirai pas textuellement, me contentant d'en mettre sous les yeux des lecteurs les points les plus essentiels.

Potages. — Potages gras, à la viande ou au beurre, ou à l'huile d'olives, ou potages maigres, aux choux. aux poireaux, aux œufs pochés, à la purée de gibier, à la pâte au gluten, au gluten granulé pur, à la semoule ou au vermicelle de gluten, toujours sans pain ni farine.

Hors d'œuvre. --- Huitres, escargots, tous les coquillages; crevettes, homards, tous les crustacés; olives, sardines fraîches ou confites, thon mariné, artichaux à la poivrade, beurre, toutes les charcuteries, jambon au jus ou aux épinards, etc.

Viandes. --- Bœuf, veau, agneau, mouton, porc frais. bouillis, ou rotis, ou au jus, aux choux, au cresson, aux haricots verts, à la chicorée, aux épinards, aux champignons, aux truffes, à la vinaigrette, au beurre d'anchois, aux pointes d'asperges, à la poulette, sans farine ordinaire; les rognons; la cervelle au beurre noir, frite avec farine de gluten, etc.

Volailles. --- Poulet, chapon, dinde, canard, caneton, oie. pigeon, rotis ou bouillis, au gros sel, a l'estragon, aux laitues, aux olives, aux truffes ou aux champignons; salade de volaille en mayonnaise, galantine de volaille.

Gibier. --- Perdreau, bécasse, caille, mauviette, grive, sarcelle, lièvre, lapin, chevreuil, rotis ou en salmis, aux champignons, aux truffes, à la sauce piquante, en civet.

Poissons.— Tous les poissons, à la sauce aux câpres ou à l'huile, au bleu, au beurre et aux fines herbes, en gratin, en matelotte, au beurre noire, à la marinière, à la tartare, en mayonnaise. Toutes les sauces blanches doivent êtres préparées avec le beurre et les jaunes d'œufs sans farine, ou avec la farine de gluten ou de son épuré. Dans les fritures de poisson ou autres, on remplacera la farine ordinaire par la farine de gluten, ou la farine de son parfaitement épurée.

Œufs. — Œufs frais, sur le plat, au beurre noir, pochés au jus ou sur la chicorée ou les épinards; omelettes aux fines herbes, au jambon, aux oignons, aux divers fromages.

Légumes. — Artichaux, chouxfleurs, choux de Bruxelles, laitue, haricots verts, asperges, épinards, chicorée, champignons, salsifis, cardons, truffes, concombres à la sauce, au beurre, ou à l'huile, ou au jus, ou à l'huile et au vinaigre, peu vinaigrés, ou frits avec les précautions indiquées plus haut.

Salades.— Laitues, romaine, escarole, chicorée, barbe de capucin, mâches, scorsonère, cresson, haricots verts, choux-fleurs. L'huile et la crême doivent entrer pour une large portion dans leur assaisonnement. Peu de vinaigre; il peut être remplacé par du vin.

Pâtisseries. — Elles doivent être préparées avec de la farine de gluten, au lieu de la farine ordinaire, d'excellent beurre et des œufs très-frais. Voici le mode de préparation du *gâteau de gluten* ou de *farine de son épuré*.

Eau, demi-litre ; beurre très-frais, 110 grammes ; sel, quantité suffisante. Faites bouillir ; retirez du feu ; ajoutez farine de gluten ou farine de son épuré, 250 grammes ; mêlez intimement ; travaillez vivement sur le feu afin d'obtenir une pâte très-ferme ; retirez du feu, laissez refroidir cinq minutes ; ajoutez alors, en agitant vivement, de trois à six œufs frais. Divisez en petites galettes de l'épaisseur du doigt, de la largeur d'une assiette ; faites cuire à un feu doux pendant environ une demi-heure.

On peut préparer avec la farine de gluten ou de son épuré des crêpes ou des gaufres ; également des petits pâtés au jus, au homard, aux huîtres ; des vol-au-vent à la volaille, au riz de veau, au poisson, aux champignons et aux truffes.

Dessert. — Fromage à la crème, sans sucre, ou fromage de Neufchâtel, de Brie, d'Auvergne, de Gruyère, de Roquefort, de Chester ou de Parmesan, de Stilton.

Amandes, noix, noisettes, cerneaux.

Enfin, voici les aliments par lesquels il faut commencer à revenir à la vie commune, lorsque les urines ne contiennent plus de sucre.

Echaudés, pain de son, pain ordinaire, mais toujours en quantité modérée ; préférer la croûte ou le pain légèrement torréfié au four, ou le biscuit marin torréfié, pommes de terre frites, semoule de gluten ordinaire.

Outre les aliments permis, on peut faire intervenir dans l'alimentation les parties gélatineuses des animaux , telles que pied de cochon, andouilles de Troyes, oreilles ou tête de veau. On peut associer les feuilles de céléri à la salade, essayer le céléri bien blanchi au jus de viande, les carottes et les navets coupés très-menus, blanchis à grande eau et accommodés au jus de viande.

On peut accorder une tranche de melon et les fruits suivants : fraises, pêches, ananas, framboises, groseilles, cerises, mais toujours sans sucre. On peut prendre ces fruits, conservés par le procédé d'Appert, sans sucre, ou à l'eau-de-vie, également sans sucre. On peut essayer les pommes et les poires, mais toujours en quantité modérée, crues et sans sucre. On peut boire de la bière de Garde, mais vieille, non gazeuse, pure ou étendue d'eau.

Il est toujours bon, lorsqu'on commence à s'écarter du régime méthodique, d'essayer les urines, afin de se tenir en garde contre la réapparition du sucre.

Je dois m'arrêter, avant d'aller plus loin, à un point important de l'alimentation des diabétiques, ce qui concerne les préparations de gluten.

La farine se compose de deux parties essentielles, la fécule et le gluten, la première sucrée et la seconde azotée. C'est à cette double composition que le pain doit de représenter l'aliment par excellence, puisqu'il renferme à la fois et un principe direct de calorification, le sucre, et un principe direct d'assimilation, l'azote. La théorie, que l'expérience devait confirmer, indiquant l'utilité de soustraire les principes sucrés à l'alimentation des diabétiques, M. Bouchardat fit fabriquer un pain dans lequel le principe azoté fut conservé, et le principe sucré supprimé, ou au moins réduit à la moindre proportion possible ; car le gluten isolé forme une masse compacte, élastique, assez semblable à du caoutchouc, aussi difficile à ingurgiter qu'à digérer. Il ne suffit pas en effet d'introduire dans l'estomac des matières alibiles : il faut que les principes nutritifs soient accompagnés d'une matière inerte, et non assimilable, qui leur serve d'intermédiaire ou d'excipient. Il était donc nécessaire de laisser avec le gluten une certaine quantité de farine, pour le rendre réellement propre à l'alimentation, M. Bouchardat s'est arrêté à la proportion de 20 pour 100.

M. Béranger-Féraud, considérant que le pain de gluten, ainsi préparé, conserve encore une apparence peu appétissante, est souvent d'une digestion difficile, et conserve cependant une proportion de farine, c'est-à-dire de fécule, trop élevée, a proposé de réduire cette dernière en mêlant au gluten du son, qui le rend d'une mastication et d'une digestion plus aisées. Voici les diverses formules qu'il a présentées :

Gluten	25	35	45	55	65
Farine	10	10	10	10	10
Son	65	55	45	35	25
	100	100	100	100	100 (1)

Le docteur Pavy a proposé, de son côté, de renoncer complétement aux graines des céréales, et de les remplacer par des semences qui, parfaitement exemptes de principes délétères, renfermeraient de l'huile au lieu d'amidon : son choix s'arrêta sur les amandes douces, dont voici la composition.

Selon Boullay, qui a analysé les amandes douces, 100 grammes de ces semences seraient ainsi composées :

Eau	3.5
Pellicules extérieures contenant un principe astringent	5
Huile	54
Albumine jouissant de toutes les propriétés de l'albumine animale	24
Sucre liquide	6
Gomme	3
Partie fibreuse	4
Perte et acide acétique	0.5

Pour faire disparaître le sucre, on versera sur les amandes réduites en poudre de l'eau bouillante

(1) Béranger-Feraud. *Note sur un nouveau pain de gluten à l'usage des diabétiques*, in *Bulletin de thérapeutique*, 1864, t. LXVI, p. 170.

légèrement acidulée par l'acide tartrique. Par ce moyen, on coagule l'albumine, on s'oppose par suite à l'émulsion de l'huile, et, dans l'eau de lavage qui reste limpide, on entraîne la totalité du sucre. Quand l'amande douce est ainsi préparée, grâce aux 14 pour 100 de matière azotée qu'elle renferme, elle jouit de propriétés nutritives incontestables, et ses 54 pour 100 d'huile sont destinés à remplacer l'amidon des céréales, dont l'usage est interdit aux diabétiques.

Pour obtenir avec les amandes douces un aliment qui se rapproche le plus possible de ceux qu'on prépare avec les céréales, M. Pavy propose de les mélanger avec des œufs, en proportion convenable. Après des essais persévérants et réitérés, il a réussi à faire préparer des biscottes et différentes formes de biscuits susceptibles d'une longue conservation, et qui, n'étant composés que d'œufs et d'amandes douces blanchies, réduites en poudre et lavées avec soin, offrent au diabétique un aliment irréprochable au point de vue de la production du sucre (1).

Ces différentes préparations peuvent être utilement employées et alternées de manière à satisfaire au goût de chacun, et à prévenir la satiété qui peut résulter de l'usage longtemps prolongé de l'une d'entr'elles.

Cependant, on ne s'était pas encore attaché à déterminer la teneur exacte en principes sucrés des

(1) *Bulletin de thérapeutique*, 1863, t. LXIV, p. 45.

différents aliments qui peuvent entrer dans le régime des diabétiques, ou qui en sont proscrits. Un pharmacien distingué de Paris, M. Mayet, vient de communiquer à la *Société d'hydrologie médicale de Paris* des recherches très intéressantes sur ce sujet. M. Mayet a analysé les divers pains de gluten qui se rencontrent dans le commerce, et toute une série de substances alimentaires, en employant l'acide sulfurique étendu de dix-neuf fois son poids d'eau, lequel a la propriété de transformer la fécule en sucre, et en dosant ce dernier à l'aide de la liqueur de Fehling. Je renvoie à son mémoire pour la description du procédé qu'il a mis en usage (1) et je me borne à reproduire les résultats qu'il a obtenus.

Le tableau suivant indique la quantité dé sucre fournie par 100 grammes de chacune des substances qui y sont inscrites :

Amidon pulvérisé	83 gr.	00
Farine	71	00
Pain ordinaire desséché	60	00
id. frais	50	00
Pâtes d'Italie pour potages	45	50
Farine de Gluten (Martin)	38	40
Pain de gluten frais fait avec la farine ci-dessus	27	70
Pain de gluten de la rue de Lancry	31	25
Pain de gluten sec de la Compagnie de Vichy	32	00

(1) Mayet. *Considérations relatives à l'alimentation des glycosuriques*, in *Annales de la Société d'hydrologie médicale dé Paris*, 1868-1869. t. XIV.

Pain de gluten vendu dans le commerce (très-sec)	62 gr.	60
Gluten granulé	15	60
Vermicelle au gluten	41	60
Farine de riz	62	50
Riz en grains, cuit à l'eau et égoutté	8	00
Gateau de riz des ménages	25	00
Pommes de terre cuites au feu ou à l'étouffée	16	60
Purée de pommes de terre	8	30
Marrons rôtis	20	80
Echaudé	50	00
Haricots blancs cuits à l'eau et égouttés.	16	60
Lentilles cuites et égouttées	22	50
Carottes crues râpées (pulpe crue)	8	20
Carottes cuites, sautées au beurre	16	60
Purée de pois cassés (sans addition d'eau)	15	60
Navets en ragoût	7	00
Petits pois conservés en boîte	12	00

Le tableau suivant indique la quantité de substance que l'on peut manger pour donner lieu à la formation de 100 grammes de sucre :

	Chiffres ronds.
Amidon	120 gr.
Farine	140
Pain ordinaire desséché	166
— id. frais	200
Pâtes d'Italie pour potages	220
Vermicelle au gluten	240
Farine de gluten (Martin)	260
Gluten granulé (Martin)	640
Pain de Gluten de la rue de Lancry	320
Pain de gluten frais fait avec la farine de gluten (Martin)	361

	Chiffres ronds.
Pain de gluten sec de la Compagnie de Vichy	312 gr.
Pain de gluten très-sec vendu dans le commerce	160
Farine de riz	160
Riz en grains, cuit à l'eau et égoutté	1250
Gâteau de riz des ménages	400
Pommes de terre cuites au feu ou à l'étouffé	600
Purée de pommes de terre	1,200
Marrons rôtis	480
Echaudé	200
Haricots blancs cuits à l'eau et égouttés	600
Lentilles cuites et égouttées	444
Carottes crues rapées	1,250
Purée de pois cassés sans addition d'eau	640
Ragout de navets	1,428
Carottes sautées au beurre	600
Petits pois	800

Il est nécessaire de présenter ici quelques remarques, afin que l'on ne se trompe pas sur la signification réelle des tableaux qui précèdent. Les substances dont il s'agit, simples ou ayant subi des préparations diverses, ont été considérées indépendamment de leurs conditions respectives de sécheresse et d'humidité, et leur contenance en principes sucrés a été appréciée par rapport à leur poids et non par rapport à leur volume. C'est ainsi que si l'échaudé, qui est d'un usage facile à tolérer aux diabétiques, se présente avec un chiffre élevé en sucre, c'est que son volume considérable, eu égard à sa pesanteur, permet, tout en en prenant une quantité notable en apparence, de n'ingérer qu'une proportion très faible de matière effective, et par conséquent de sucre.

M. Mayet fait remarquer que, d'après les résultats qu'il présente, 100 grammes de pain ordinaire représentent l'équivalent d'environ 150 grammes de pain de gluten, et que 300 grammes de pommes de terre cuites au four n'introduisent pas plus de sucre que 100 grammes de pain, etc.

Je pense qu'il convient de faire quelques réserves à ce sujet. Il n'est pas permis d'affirmer que l'analyse chimique des matières élémentaires nous donne une idée exacte de leur action diététique effective, ou de leur transformation définitive, et par conséquent nous autorise à établir entre elles une échelle respective au point de vue de leur action formelle sur l'organisme. Je ne crois pas que nous puissions avoir la certitude que, à poids égal de sucre, deux substances alimentaires différentes doivent nécessairement fournir une proportion identique de sucre non utilisé. Il me paraît donc, en conséquence, prudent, tout en prenant acte des intéressantes observations de M. Mayet, de ne pas se hâter d'en faire l'application, et de considérer, par exemple, 1600 grammes de pommes de terre cuites au four comme l'équivalent diététique, au point de vue du sucre à produire, de 360 grammes de pain de gluten.

Il ne suffit pas de connaître les aliments permis et ceux qui sont défendus : il est bon d'être renseigné sur l'usage qu'on en doit faire.

Ce n'est pas sans motifs sérieux que j'ai reproduit une liste aussi détaillée des matières alimentaires qui sont impropres à fournir du sucre. Si le diabète était une maladie à durée limitée, il y aurait tout avantage et nul inconvénient à circonscrire le régime qui lui convient dans des bornes précises et sévères; mais il faut considérer qu'il se prolonge habituellement durant de longues périodes, et que souvent on ne parvient pas à en obtenir l'extinction. Il importe donc, si l'on veut que les malades s'astreignent à suivre le régime qu'il commande impérieusement, de rendre celui-ci le plus supportable possible, et de mettre, au moins ceux qui peuvent le faire, à même de le varier suffisamment; il faut surtout mettre ce régime en rapport avec les habitudes ou les exigences de la vie commune. Tel est le but des détails dans lesquels je suis entré, et non celui de satisfaire une sensualité inutile.

Ceci dit, il faut que les diabétiques se persuadent bien que, s'ils peuvent varier leur régime dans des limites assez larges, tout excès, toute irrégularité leur sera préjudiciable au plus haut point. Dans les diabètes les plus bénins, les entraînements de la table ont les conséquences les plus fâcheuses, et il est indispensable de ne jamais oublier ce qui sépare l'usage de l'abus.

Le point important est de satisfaire l'appétit et de le maintenir, par une nourriture variée et suffisamment appétissante, eu égard aux goûts et aux habitudes, dans de justes limites, mais voilà tout.

Le régime le plus simple sera toujours le meilleur. On recherchera principalement les aliments gras, qui avaient été, un peu empiriquement, recommandés depuis longtemps, mais d'une manière trop systématique. On sait que Rollo prescrivait « les graisses aussi rances que l'estomac pouvait les supporter », ce qui est au moins inutile. L'estomac de la plupart des diabétiques paraît du reste avoir une tolérance particulière pour les matières grasses, qui sont dans les circonstances ordinaires les plus difficiles à digérer.

Les diabétiques ne doivent pas s'attacher à manger beaucoup; ils n'ont qu'à se laisser guider par les exigences de leur appétit, et, s'il existe une véritable boulimie, résister autant que possible à ce qui n'est qu'un phénomène morbide et non pas, comme on l'a dit, l'expression d'un besoin légitime de l'économie.

Les liquides jouent naturellement un grand rôle dans la diététique des diabétiques; beaucoup d'auteurs leur recommandent une grande réserve dans l'ingestion des liquides, et quelques médecins croient même devoir les laisser souffrir de la soif. Je n'en ai jamais compris l'utilité : sans doute il est bon qu'ils ne s'abandonnent pas sans mesure aux incitations d'une soif excessive ; l'ingestion d'une énorme quantité de liquide distend l'estomac, en trouble l'exercice, et conduit à l'anorexie et à la dyspepsie : à part cela, un usage assez large de liquides me paraît devoir être plutôt salutaire que nuisible : il ne saurait en aucun cas augmenter la quantité de sucre produit, et il semble qu'en diluant le sang et les humeurs de l'économie, et en activant la secrétion rénale, il ne peut que faciliter l'excrétion des principes sucrés.

Mais le choix des liquides est d'une grande importance ; tous les liquides sucrés, et féculents comme la bière, doivent être naturellement proscrits.

Les alcooliques avaient été conseillés par M. Bouchardat comme succédanés des féculents, à titre de principes calorifiques, de même que les corps gras, propriété que des observations ultérieures sont venues contredire. Cette indication a été saisie avec un empressement que l'on comprend par les diabétiques, et il est difficile d'exprimer à quel point ils ont usé et abusé d'une tolérance effective que la plupart d'entre eux possèdent pour les boissons alcooliques. On est revenu depuis quelques années à une pratique plus sage.

Quelles que soient les données que fournit la physiologie au sujet de l'action intime des boissons alcooliques, il est certain que l'usage des vins généreux est généralement salutaire aux diabétiques, et que les alcooliques, ainsi l'eau-de-vie, le rhum, en proportions modérées, conviennent également à un assez grand nombre d'entr'eux. Il est encore vrai que l'on remarque, chez la plupart des diabétiques, une tolérance très-particulière pour ces sortes de boissons, qu'ils prennent à des doses tout à fait inusitées. Mais il faut se garder de les prescrire d'une manière banale, et il importe d'en suivre les effets.

Les diabétiques gras, à grand appétit, à production considérable de sucre, se trouvent habituellement très-bien du vin pur et des alcooliques, et les supportent à des doses souvent considérables ; mais les diabétiques maigres, affaiblis, excitables, s'en trouvent souvent assez mal ; j'en ai vu plus d'un qui devaient certainement à ce régime, même suivi avec une tempérance relative, un état d'excitation nerveuse permanente, avec fréquence du pouls, respiration précipitée, mouvements mal assurés, toutes circonstances qui annoncent en général une maladie à marche rapide, sinon l'imminence de quelques-uns de ces accidents qui viennent souvent marquer le cours du diabète.

Les boissons gazeuses conviennent généralement assez mal aux diabétiques. Ils doivent se garder surtout de l'eau de Seltz artificielle. Ils doivent prendre de préférence, pour étancher leur soif, de l'eau coupée de vin ou de café, ou animée d'un peu de rhum ou d'eau de vie, ou des macérations légèrement amères, de quassia amara ou de quinquina. L'eau de Vichy, (source d'Hauterive ou des Célestins) aux repas, leur est habituellement très salutaire ; mais il faut en suspendre l'usage de temps en temps.

Le lait doit être supprimé du régime des diabétiques. MM. Bouchardat et Bence Jones ont dé-

montré expérimentalement que son usage donnait
lieu constamment à une augmentation considérable
de sucre.

Exercice.— Il y a longtemps que l'expérience a
démontré que l'exercice musculaire est un des moyens
les plus efficaces d'activer les phénomènes d'assimilation. L'utilité de l'exercice dans la goutte et dans
l'obésité est d'une notion vulgaire. Il devait en être
de même pour le diabète. L'exercice en effet, sous
toutes ses formes, est une des premières conditions
de l'hygiène des diabétiques. On peut même affirmer
qu'il agit dans un sens curatif à un bien plus haut
degré que la diététique appropriée, celle-ci ne faisant qu'écarter l'occasion des manifestations morbides.

Il ne sera pas inutile d'exposer ici ce que la physiologie nous enseigne au sujet des rapports de l'alimentation féculente avec l'exercice musculaire, ou
du rôle que jouent les féculents dans la production
du travail mécanique effectué par les muscles.
Cet exposé sera emprunté à la thèse de M. Brouardel.

Les travaux de Fick et Wislicenus ont montré que,
dans l'action musculaire, on ne pouvait attribuer ni
à l'oxydation des matières protéiques ingérées, ni
même à la décomposition de la substance des muscles, la source des actions chimiques qu'engendre
le travail : s'étant soumis depuis trente et une heures
à l'abstinence d'aliments azotés et au régime exclusif

des substances amyloïdes, des graisses et du vin, ces expérimentateurs ont exécuté l'ascension du Faulhorn. Calculant le travail accompli par chacun d'eux dans ce voyage, ils l'ont trouvé pour l'un de 319,274 kilos, pour l'autre de 368,174.

Pour expliquer un tel travail par la théorie thermo-dynamique, il faut nécessairement admettre que les matériaux hydrocarbonés, sucre, fécule et graisse, ont été brûlés dans les muscles. En effet, en suppo-sant que les substances protéïques seules eussent subvenu à ce travail, on aurait dû trouver dans les urines une quantité d'acide urique ou d'urée propor-tionnelle à la quantité des matières protéïques oxy-dées. L'analyse de l'urine des deux expérimentateurs montre que la proportion de ces sels était beaucoup trop faible pour qu'on puisse admettre une oxydation protéïque capable d'engendrer le travail accompli. L'oxydation des composés ternaires avait donc joué un grand rôle dans la production du travail déve-loppé dans l'ascension du Faulhorn.

Voyant que les matières albuminoïdes ne sauraient être le seul combustible destiné à produire le travail dans l'économie animale, ces auteurs en arrivent à se demander si les composés ternaires ne sont pas le seul élément véritable de la force des muscles. Car, disent-ils, il est vraisemblable que l'acte chi-mique dont émane la chaleur est un acte simple et toujours le même. Les considérations sur les-quelles se base cette opinion ne sont pas à l'abri de toute critique : on peut cependant invoquer à leur appui les recherches d'autres expérimentateurs.

Ainsi Traube a formulé cette opinion, que c'est la combustion des matières non azotées qui produit la force motrice chez les animaux.

Un mémoire récent de M. Parkes conduit à la même conclusion en ce qui touche la possibilité d'obtenir un travail énergique sous l'influence d'un régime azoté, sans que dans les *excreta* apparaissent des traces d'oxydation; les matières albuminoïdes indiquant que les muscles travaillent aux dépens de leur propre substance.

Bien plus, M. Parkes a trouvé que toujours, et quel que soit le mode d'alimentation, l'activité musculaire produit une diminution dans la quantité des substances azotées qui s'éliminent par les urines.

Les expériences de Winogradoff, faites sous la direction de Kuhne, montrent également cette action du muscle sur les substances hydrocarbonées. Cet auteur constate que, dans l'empoisonnement par le curare, les animaux deviennent glycosuriques. Il y a là deux actions connexes, paralysie de la motilité, apparition de la glycosurie; et, lorsque la paralysie cesse, le sucre ne se retrouve plus dans les urines. Winogradoff en conclut que les muscles en activité détruisent une notable quantité du sucre contenu dans l'organisme. Pour lui, l'abaissement de la température, chez les diabétiques, tient à cette absence de combustion du sucre.

La physiologie vient donc nous fournir la consécration de ce fait, démontré par des exemples cliniques nombreux et irrécusables, que, sous l'influence de l'action musculaire, le sucre est plus complétement utilisé que dans le repos.

M. Bouchardat a parfaitement tiré parti de cette loi physiologique, et il pose en principe que : le travail énergique en plein air favorise *toujours l'utilisation* des féculents chez les glycosuriques ; il ne suffit pas dans tous les cas pour faire disparaître le sucre ; mais, toutes choses étant égales pour. la quantité des féculents ingérés et les autres conditions, une diminution dans la proportion de sucre contenu dans les urines a *toujours coïncidé* avec l'exercice énergique en plein air. Donc «l'utilisation des aliments féculents chez les glycosuriques correspond à l'utilisation des forces en plein air » (1).

Il y a à distinguer, non plus au point de vue physiologique, mais à un point de vue pratique : l'exercice introduit dans les habitudes ordinaires de la vie, les exercices violents auxquels on ne recourt que par intervalles, et les exercices méthodiques que comporte la gymnastique. Tous ces modes de l'exercice doivent prendre, dans l'hygiène des diabétiques, une place relative à la possibilité d'application.

Le premier point est de renoncer à la vie sédentaire. Le second est de combiner avec les exigences

____

(1) Bouchardat. *De l'entraînement ou de l'exercice forcé appliqué au traitement de la glycosurie*, in *Annuaire de thérapeutique*, 1865.

de la vie des habitudes aussi actives que possible.

La marche, l'équitation, la promenade en voiture ont une valeur très inégale, mais effective à des degrés divers. Rien ne peut remplacer la marche, à laquelle il faut absolument se refaire peu à peu, si l'on en avait perdu l'habitude. Mais il faut y joindre d'autres exercices, appropriés au milieu où l'on vit, et autant que possible en plein air. Les plus faciles, et les plus salutaires peut-être, sont les travaux du jardinage. On exerce surtout les membres inférieurs en labourant, en piochant, en roulant la brouette ; les membres supérieurs en sciant ou en fendant du bois.

Les exercices violents tels que la chasse, le canotage, le patinage, l'escrime, le jeu de paume, le criquet, etc., sont également très-salutaires ; mais ils ne sont pas assez continus, et ne valent pas ceux que l'on peut introduire dans la vie journalière. Il faut du reste moins s'attacher aux exercices violents et fatigants qu'aux exercices modérés et assidus.

La gymnastique fournit encore de précieuses ressources. La gymnastique de force ne se trouve pas à la portée de tout le monde. Mais la gymnastique de chambre, à l'aide des ingénieux appareils de Pichery, devrait entrer dans le régime de tous les diabétiques. Elle permet de mesurer exactement et la durée et la dépense d'activité musculaire à l'indication présente, et se prête par conséquent à des formules précises, ce qui est fort utile auprès de certains malades. Elle ne saurait cependant dispenser des exercices *en plein air*, condition sur laquelle M. Bouchardat a si justement insisté.

L'exercice ne doit être prescrit aux diabétiques, et ne saurait être mis en pratique utilement et sans inconvénients, qu'après que le changement de régime est venu préparer l'amoindrissement de la glycosurie. Jusque-là on s'épuise en efforts inutiles, et c'est en vain que l'on essaie de lutter contre l'action délétère des principes sucrés introduits incessamment dans l'organisme. C'est un fait que j'ai eu de nombreuses occasions de constater. Mais lorsque cette condition préalable a été remplie, il ne faut pas se laisser arrêter par la faiblesse apparente. En procédant avec ménagement, on parviendra toujours à rétablir l'activité musculaire, nécessaire pour ramener l'accomplissement des actes d'assimilation, ce dont l'abaissement ou la disparition de la glycosurie fournira un témoignage significatif.

THÉRAPEUTIQUE.

Les médicaments employés jusqu'ici dans le diabète, ceux du moins dont il y a lieu de faire mention, peuvent être rangés en deux classes principales : les uns paraissent avoir pour action d'aider à l'oxydation des principes sucrés, ce sont des *médicaments de l'assimilation* ; les autres sont adressés au système nerveux, ce sont des *médicaments de l'innervation*.

Les uns et les autres répondent, à des degrés divers, soit à l'indication pathogénique, soit à l'indication symptômatique. Il faut cependant ajouter à ces derniers les médicaments *toniques,* dont, malgré l'indication apparente, l'efficacité est peu marquée.

Cette partie de la médication anti-diabétique est toute secondaire, et n'a fourni jusqu'ici que des résultats de peu d'importance, surtout si on les compare à ceux de la médication hygiénique et de la médication thermale. Je n'aurai donc à en reproduire qu'un court exposé, dont les éléments se trouvent parfaitement analysés dans la thèse de M. Brouardel, à laquelle j'ai fait déjà plus d'un emprunt intéressant.

Médicaments de l'assimilation.

Il est fort remarquable que, alors que la soude et ses composés se rencontrent partout dans l'organisme, et font spécialement partie intégrante et nécessaire du sang, qu'ils existent également partout autour de nous, dans l'air que nous respirons et dans les aliments que nous ingérons, qu'ils sont d'un usage très-répandu en thérapeutique et forment la base de la plupart des eaux minérales, il est fort remarquable, dis-je, que nous ne possédions que des notions très-imparfaites touchant leur action physiologique.

L'action digestive de la soude n'est pas ce qui

nous intéresse ici : sans doute elle peut intervenir utilement chez les diabétiques ; cependant nous savons que ce n'est pas par la digestion gastro-intestinale qu'ils pèchent en général. Il s'agit de l'action plus profonde des alcalins sur le sang et sur les phénomènes qui s'accomplissent dans son milieu.

Le sang est alcalin, et cette qualité lui est tellement essentielle qu'il semble ne la perdre jamais, et qu'il a fallu renoncer aux théories fondées sur son insuffisance d'alcalinité. En outre, les expériences de MM. Poggiale, Bernard et Lehmann ont montré que les alcalins n'ont pas d'action sur le sucre du sang, si ce n'est peut-être à une température très-élevée. M. Pavy pense que les alcalins, s'ils n'agissent pas sur le sucre tout formé, empêchent du moins ou diminuent la formation du sucre aux dépens de la matière glycogène. Les alcalins auraient la propriété de s'opposer à l'action du ferment dont il admet l'existence dans le sang des diabétiques, comme, dans le sang normal, aussitôt après la mort. C'est ainsi que la diastase salivaire, mise en contact avec de la matière amylacée, cesse de la transformer en sucre dans une solution de potasse. C'est ainsi encore que l'injection d'une solution concentrée de potasse ou de carbonate de soude, dans le sang, aussitôt après la mort, préviendrait la formation du sucre, tandis que si l'on attend quelques instants avant de procéder à l'injection, on trouve du sucre qui s'était déjà produit, et sur lequel elle n'a point agi.

Il est vraisemblable que la soude introduite dans le sang y favorise la combustion des matières organiques. Les expériences de Chevreul, de Magnus, de M. Maurisset, confirment dans ce sens ce que l'on était autorisé à déduire de l'action des alcalins dans le traitement de la goutte, de la gravelle et de l'obésité; d'un autre côté, M. Frémy, arrosant un arbre avec une solution alcaline, a constaté qu'il ne donnait plus de fruits sucrés. D'après M. Martin Damourette, la vigne donne un raisin à peu près privé de sucre si on l'arrose avec de l'urine ou avec une solution alcaline.

Il y a donc de fortes raisons d'attribuer à la soude, et aux alcalins en général, une action directement curative dans le diabète, puisque c'est aux conditions même qui président à la formation du sucre qu'ils paraissent s'adresser.

La soude est employée sous forme de bicarbonate, de tartrate ou de citrate.

Le bicarbonate de soude sera pris à la dose de 5 à 15 grammes par jour, dissous dans de l'eau, de préférence avant les repas. Il est toujours bon, lorsqu'on en a fait usage pendant un certain temps, un mois par exemple, de le suspendre, et de ne le reprendre qu'après un intervalle d'une à deux semaines.

M. Bouchardat a proposé de le remplacer par le tartrate de soude, dont la faible saveur permet de le mélanger aux aliments et aux boissons. On peut en prendre 30 grammes par jour, sans en subir d'effet physiologique appréciable. On s'aperçoit à peine de la présence de 15 grammes de tartrate de soude dans un litre de vin de Bordeaux. Le citrate de soude peut être employé de la même manière.

Mais M. Bouchardat donne surtout la préférence au carbonate d'ammoniaque, auquel il paraît disposé à attribuer une action diaphorétique, en outre de son action sur le sang. Il prescrit ce médicament sous forme de potion ou de bols, d'après les formules suivantes.

    Carbonate d'ammoniaque ....   5 gr.
    Rhum............................   20
    Eau.............................   100

A prendre en trois fois, une demi-heure avant le repas. La dose du carbonate d'ammoniaque peut être portée à 10 et 15 grammes.

    Carbonate d'ammoniaque..........   20 gr.
    Thériaque......................   20
        Pour 40 bols.

On a employé encore l'eau de chaux, la crème de tartre, la magnésie calcinée, l'ammoniaque liquide (Martin-Solon).

Mais ce sont les préparations de soude et d'ammoniaque qui viennent d'être mentionnées, qui m'ont fourni les meilleurs résultats.

Nous retrouverons plus loin cette médication, en étudiant les eaux minérales.

Les sels de potasse peuvent certainement suppléer aux sels de soude. Un praticien très-sagace, M. Galtier-Boissière, croit même en avoir obtenu des résultats plus effectifs, au point de vue de la réduction de la glycosurie.

Le peroxyde d'hydrogène a été employé en Angleterre, (1) et semble agir en relevant les forces et en activant la nutrition. On a également recommandé l'éther ozonique. M. Pavy considère ces médicaments comme dépourvus de toute utilité (2).

La teinture d'iode paraît avoir la propriété de faire baisser assez rapidement la proportion du sucre urinaire. On l'administre dans 100 grammes d'eau, dix minutes avant le repas. On commence par cinq gouttes le premier jour ; le lendemain, on donne cinq gouttes le matin et le soir, et l'on arrive bientôt à en faire prendre au malade dix gouttes avant chaque repas (3).

On a encore appliqué au diabète une médication très-intéressante et qui peut, combinée avec les autres moyens indiqués, rendre des services réels, c'est l'inhalation d'oxygène. Plusieurs observations ont été publiées, qui prouvent qu'elle peut contribuer très-efficacement à réduire le sucre urinaire, alors que la glycosurie avait résisté aux autres moyens rationels, et activer singulièrement le retour des

(1) Richardson. *Medical times*, 1860, numéro du 20 octobre p. 382.

(2) Pavy. *The lancet*, 1869, numéro du 13 mars, p. 358.

(3) Béranger-Feraud. *Bulletin général de thérapeutique*, 1865.

forces (1). L'inhalation d'oxygène me paraît surtout indiquée dans les cas où l'appétit est insuffisant et les digestions languissantes. Je me propose de l'employer concurremment avec la médication alcaline, dont elle ne peut que favoriser l'action salutaire.

Médicaments de l'innervation.

L'opium est un des médicaments les plus anciennement usités dans le traitement du diabète. Il est certain qu'il en modère quelques-uns des symptômes, tels que la soif, la polyurie, la boulimie; on lui a également attribué une action diaphorétique. Mais il ne paraît pas qu'il modifie sensiblement la proportion du sucre éliminé, et il n'arrête ni l'amaigrissement ni l'affaiblissement. On a justement signalé la remarquable tolérance des diabétiques pour ce médicament, ce qui, il faut le reconnaître, semblerait témoigner de l'opportunité de son emploi. Cependant, il ne me paraît véritablement indiqué que dans les cas où les symptômes du diabète sont très-actifs, l'appétit excessif, la soif désordonnée.

Il faut commencer par des doses faibles, que l'on augmentera rapidement, en administrant soit la

---

(1) Béranger-Feraud. *Bulletin de thérapeutique*, 1864, tome 67, p. 217. — Constantin Paul. *Bulletin de thérapeutique*, 15 août 1868. — Limousin, *Journal des connaissances médico-chirurgicales*, 30 juin 1866. — Demarquay, *Essai pneumatologie médicale*, 1866.

thériaque (Bouchardat), soit l'extrait d'opium. Je doute qu'il convienne jamais de dépasser la dose d'un gramme d'extrait par jour. Cependant, M. Pécholier (de Montpellier), tout en recommandant de faire franchir avec précaution au malade la période d'accoutumance, marquée par des troubles digestifs variés et assez souvent par le narcotisme, pense que, s'il ne faut arriver que graduellement aux doses élevées, il pourrait y avoir avantage à dépasser la dose quotidienne de 1 gramme d'extrait gommeux, qu'il a continuée quelquefois pendant nombre de jours consécutifs, sans le moindre accident.

On a considéré l'opium (Owen Rees) comme un puissant astringent des reins, ce qui ne saurait aider à rationaliser son emploi dans le diabète. Mais le médecin distingué que je viens de citer, M. Pécholier, a exposé, sur l'utilité de l'opium dans le traitement du diabète, quelques considérations assez originales pour que je veuille en présenter ici une courte analyse, bien qu'il leur manque une consécration clinique suffisante.

L'idée qu'il se fait de l'action de ce médicament est, il faut le dire, basée sur une conception théorique du diabète qui me paraît manquer d'exactitude. Pour lui, le diabète est essentiellement une maladie de consomption. Cette consomption résulte du défaut d'assimilation des aliments hydro-carbonés ingérés, et peut-être de la séparation et de l'élimination des substances hydro-carbonées, entrant dans la trame de nos tissus. Sans doute ceci n'est que l'effet de la maladie, dont la cause organique demeure ignorée : mais c'est un tel effet qui en constitue la gravité, en entraînant la fonte de l'organisme, le marasme et la phthisie.

« Or, une des actions fondamentales de l'opium est d'arrêter le mouvement de décomposition nu-tritive, de s'opposer à la désassimilation, ou tout au moins de ne permettre qu'une désassimilation très-lente. En effet, son usage méthodique et continu détermine l'anorexie, c'est-à-dire assoupit le besoin de réparation, et cependant conserve la vigueur, parce que la désagrégation lente et moléculaire des tissus s'arrête ou se rallentit (1). »

On voit que cette théorie ne s'adresse qu'à un des éléments de la maladie, lequel peut apparaître finalement, mais n'appartient nullement à son essence. J'espère avoir démontré que le diabète n'est point une maladie consomptive par elle-même, que ses symptômes les plus caractéristiques se montrent tous bien avant la période cachectique ou consomptive, inséparable de toute anomalie prolongée de l'organisme ; que la faiblesse dans le diabète est le résultat de l'oppression beaucoup plus que de la réduction effective des forces, etc.

Cependant on ne peut nier que le point de vue auquel s'est placé M. Pécholier, en s'appuyant sur des

______

(1) Pécholier. *Quelques notes sur l'opium et son emploi dans le diabète sucré* in *Bulletin de thérapeutique,* 1861, t. 68, p. 458.

exemples populaires dans l'Orient, où les courriers tartares font, en mangeant de l'opium, des courses rapides et prolongées sans prendre d'aliments, et où l'on voit les travailleurs chinois suppléer par l'opium à une nourriture insuffisante, on ne peut nier que ce point de vue ne mérite l'attention, et ne soit susceptible de quelques applications intéressantes.

Le bromure de potassium a été employé par le docteur Begbie avec quelques résultats satisfaisants. « Puisqu'il est prouvé, dit-il, que la glycosurie peut être la suite d'une excitation, conduisant le stimulus à la moëlle allongée, qui réagit par la moëlle et le grand sympathique sur la sécrétion du sucre, puisque Harlay a montré que l'irritation locale du foie peut produire la glycosurie, puisque celle-ci est souvent consécutive à une lésion du cerveau, nous devons chercher à calmer l'irritabilité du système nerveux. Pour cela nous pouvons employer le bromure de potassium, dont l'action physiologique et thérapeutique répond à ces indications. » Suivent quatre observations de diabète traité par ce médicament.

Dans un de ces cas, un diabétique âgé de 60 ans prit 3 grammes de bromure de potassium par jour. Six semaines après les urines ne contenaient plus de sucre. Mais aussitôt que l'on cessa le médicament, le sucre reparut, puis disparut quand on reprit de nouveau le bromure.

Dans un autre cas, un enfant de 13 ans, diabétique depuis neuf mois, fut guéri complètement en sept semaines sous l'influence du bromure de potassium. Le régime ordinaire du malade ne fut pas changé, si ce n'est qu'on ajouta l'usage de l'huile de foie de morue.

« Ces faits, dit M. Brouardel, après avoir reproduit ces observations, ne sont pas assez nombreux pour autoriser une conclusion. Mais ce que nous savons de l'action physiologique et thérapeutique du bromure de potassium sur les centres nerveux et sur les petits vaisseaux nous fait penser que c'est un médicament à essayer, dans les cas où le diabète reconnaît pour cause un trouble de l'innervation ou de la circulation. Ce qui, en effet, caractérise surtout ce médicament, c'est la diminution de l'excitabilité de la moëlle (1). »

La strychnine, le seigle ergoté, la valériane, le camphre, l'arsenic, ont été employés dans le diabète. Mais je ne connais, au sujet de ces médicaments et d'autres, également essayés, aucun résultat digne d'être mentionné. En effet, quelques exemples isolés de diminution de la glycosurie, sous l'influence apparente de médicaments dont l'usage a toujours coïncidé avec l'intervention d'autres modificateurs plus ou moins actifs, ne sauraient avoir de signification effective par eux-mêmes.

_____

(1) Brouardel. *Etude critique des diverses médications employées contre le diabète sucré, thèse de concours,* 1869, p. 83.

Médication tonique.

J'ai dit précédemment que la médication tonique, malgré ses indications apparentes, n'offrait pas de grandes ressources dans le traitement du diabète. En effet, elle ne s'adresse à aucune des deux conditions d'où dépendent en réalité les accidents de la maladie, l'une primitive, le défaut d'assimilation des principes sucrés, l'autre secondaire, la pénétration des tissus par ces mêmes principes non assimilés. Il me paraît en particulier démontré, par ce que j'ai bien souvent observé, que, tant que le diabète n'a pas été soumis à un traitement rationnel, elle est absolument employée en pure perte.

Administrée concurremment avec un traitement rationnel, elle peut être plus utile en aidant à soutenir les forces de l'organisme, en le mettant mieux en état de recouvrer une activité éteinte ou amoindrie, ou de réagir contre les influences nocives auxquelles il se trouve soumis, enfin en apportant à l'appareil digestif une stimulation souvent nécessaire à la longue, car les diabétiques finissent souvent par perdre l'appétit, circonstance dont il n'est pas nécessaire de faire ressortir la gravité.

Les amers, tels que le quinquina, le quassia amara, la gentiane, peuvent donc être d'une incontestable utilité. Mais il ne faudrait pas en faire la base du traitement : on s'exposerait pour le moins à d'inévitables déceptions. Quant aux ferrugineux, je

dois avouer que je doute fortement de leur efficacité.

Je parlerai plus loin des bains médicamenteux,
qui peuvent agir dans le sens tonique, ou, pour mieux
dire, dans le sens d'une stimulation salutaire.

De quelques autres médications.

Les acides minéraux ont été conseillés dans le
traitement du diabète. J'emprunte à la thèse de
M. Brouardel une analyse très-bien faite de cette
médication. Ils ont été employés dilués, et en
général sous forme de limonades nitrique, sulfurique,
chlorhydrique ou phosphorique.

Gilby et Brera ont publié des cas de guérison sous
l'influence de la limonade nitrique. Le malade de
Brera guérit même en quarante-trois jours. Fraser
et Schœfer ont employé la limonade sulfurique.
Fraser cite l'observation d'un de ses malades qui
aurait guéri en trois mois par l'usage de la limonade sulfurique, et aurait vu son état s'aggraver
sous l'influence du sulfate de fer ; ce qui démontre
que cette guérison n'était guère définitive. Gennaro
Festeggiano et Martin Solon ont conseillé la limonade
chlorhydrique.

A l'état de dilution et sous forme de limonade ou
de potion acidule, les acides provoquent dans la
bouche une sapidité particulièrement agréable et
rafraîchissante. Ils calment la soif : cette action

locale cesse en général très-vite, et, si l'on en ingère fréquemment des quantités un peu grandes, l'effet rafraîchissant s'use et se transforme en une action astringente ; la bouche se sèche et la soif renaît à mesure qu'on la satisfait ; bientôt les voies digestives se troublent ; il survient des borborygmes et même de la diarrhée. Chez quelques diabétiques à qui M. Contour a vu donner des limonades acides, il a noté après l'ingestion un sentiment de brûlure gastrique particulièrement pénible. Et, si l'on doit admettre, avec le docteur Thornley, que l'acide phosphorique est un des agents qui calment le mieux la soif, il y a de grandes restrictions à faire à son emploi, puisque les troubles digestifs en sont souvent la suite.

Griesinger n'accepte pas l'usage de la limonade sulfurique. Il se fonde surtout sur un cas rapporté par Siébert, qui a vu une glycosurie passagère naître après l'emploi de ce médicament. Ce fait rappelle singulièrement celui du jeune italien qui avait servi de base à la théorie de M. Mialhe. Rosenstein de son côté a démontré expérimentalement que ces boissons acides augmentent la glycosurie chez les diabétiques.

M. Pavy a fait des expériences particulières au sujet de l'acide phosphorique. Dans une première série, il injecta de l'acide phosphorique dans la veine jugulaire ; il constata une glycosurie abondante, qu'il rapporta à une action chimique de l'acide sur la matière glycogène du foie.

Dans une seconde série d'expériences, l'injection fut poussée dans la veine-porte. Elle produisit quatre fois sur cinq la coagulation du sang dans cette veine, résultat que M. Pavy n'avait jamais obtenu en injectant l'acide phosphorique dans le sang de la circulation générale. L'urine analysée ne contenait pas de sucre dans ces quatre cas ; dans le cinquième, il y eut une très légère glycosurie.

Dans une troisième série d'expériences, M. Pavy, après avoir chloroformé les animaux pour empêcher les vomissements, poussa l'injection dans le duodénum ou l'intestin-grêle. Chaque fois il se produisit une glycosurie abondante.

Les expériences directes ne sont donc pas favorables à l'usage des acides dans le diabète. Il serait surprenant de voir des résultats aussi nets en désaccord avec les observations médicales. Il n'en est rien. En effet, malgré les singulières guérisons que nous avons rapportées plus haut, les médecins qui, comme Copland et M. Bouchardat, ont soigné beaucoup de diabétiques, ont constaté dans leur pratique que l'usage des acides a été ou franchement nuisible, ou très contestable dans ses effets.

En résumé, nous voyons que les acides peuvent avoir leur utilité pour calmer passagèrement une soif ardente, mais qu'ils doivent être rejetés du traitement du diabète (1).

Je ne crois pas nécessaire d'exposer les résultats

(1) Brouardel. *Thèse citée*, p. 146.

de quelques tentatives faites, dans des buts différents, au sujet des astringents (cachou, tannin, noix de galle, créosote, etc.), ou bien des vomitifs ou des purgatifs. Ces diverses médications ne peuvent être raisonnablement adressées qu'à des indications toutes particulières, et qui n'ont que des rapports très éloignés avec la maladie elle-même.

Mais je m'arrêterai aux moyens beaucoup plus rationnels et plus importants adressés aux fonctions de la peau.

Il ne faut pas attacher une idée d'action locale aux moyens très divers auxquels on peut avoir recours pour ramener ou surexciter l'action cutanée. De tous les systèmes de l'économie, la peau est peut-être celui dont le mode d'activité offre la solidarité la plus directe avec les phénomènes de l'assimilation et des métamorphoses organiques. On peut dire : « dis-moi comment tu sues, je te dirai comment tu digères », si l'on entend plutôt la qualité que la quantité de la sueur, et si l'on comprend par digestion, avec les anciens physiologistes, l'assimilisation elle-même.

L'intégrité des fonctions cutanées, et même leur suractivité, offrent donc une importance capitale chez les diabétiques. Il y a ici d'abord une question d'hygiène. Je n'ai pas à revenir sur ce qui a été dit plus haut de l'exercice. M. Bouchardat a insisté avec raison sur les avantages de la flanelle portée sur la peau, gilets et caleçons. Le bain, considéré dans son action la plus simple, est également nécessaire pour entretenir la propreté physiologique la plus minutieuse. J'ai l'habitude de conseiller aux diabétiques la friction sèche, générale, avec le gant de crin.

Les bains médicamenteux ont une action très salutaire, à laquelle on ne recourt pas assez généralement. Je ne parle pas en ce moment de ceux que comportent les médications thermales. Je prescris également les bains alcalins et les bains sulfureux, combinés ou isolés. Voici les formules que l'on doit employer :

Sous-carbonate de soude........ 120 grammes
Gélatine....................... 500
Sels de Vichy :................ 250
avec ou sans gélatine.

Sulfure de potasse de 60 à 100 grammes. .

Bi-carbonate de soude de 80 à 120 grammes.
On peut y ajouter de la gélatine.

Un ou deux de ces bains par semaine devraient entrer dans les habitudes régulières de la plupart des diabétiques.

Je ne crois pas les bains de vapeur ou d'air chaud salutaires aux diabétiques, hormis, comme le fait remarquer justement M. Brouardel, chez les diabétiques goutteux, et surtout rhumatisants.

L'hydrothérapie paraît devoir constituer une médication rationnelle du diabète. Cependant l'expérience n'a pas encore prononcé suffisamment sur ce sujet. Elle paraît cependant particulièrement indiquée chez les diabétiques dont la peau est inerte et résiste aux sollicitations ordinaires. Mais une réaction facile est une condition indispensable de son emploi. L'affusion ou la douche froide est un excellent complément des exercices gymnastiques, je dirai presque un complément nécessaire des exercices gymnastiques un peu violents.

Le bain de rivière très court, plus prolongé avec la natation, mais jamais de longue durée, est une excellente pratique hydrothérapique.

EAUX MINÉRALES.

Le diabète n'a encore été traité sur une large échelle qu'à Vichy et à Carlsbad.

Quelques exemples isolés de traitements favorables ont été recueillis dans d'autres stations thermales, ainsi par M. Le Bret à Balaruc, par Regnault à Bourbon-l'Archambault, par M. Hédouin à Evian, etc. On a observé quelques exemples semblables près de certaines stations sulfureuses. Les faits de ce genre ne me paraissent pas pouvoir être utilisés. La stimulation exercée par les eaux sulfureuses a pu être quelquefois salutaire, mais je ne crois pas beaucoup m'avancer en affirmant qu'une telle médication ne sera jamais appropriée à cette maladie. Les eaux chlorurées sodiques lui seraient certainement plus applicables. Sans doute les eaux minérales d'une constitution voisine de celles que j'ai signalées doivent jouir de propriétés analogues, et il est naturel de rapprocher Vals de Vichy, comme Marienbad de Carlsbad. Cependant, comme il n'y a jamais d'identité absolue entre deux eaux minérales, quelque comparables qu'elles soient entre elles, surtout lorsqu'elles sont séparées, comme dans le cas présent, par une énorme différence de thermalité, il n'y a pas lieu de suppléer au silence gardé par l'observation, au sujet du traitement du diabète. Je devrai donc me contenter d'exposer ici les résultats fournis par l'expérience. Celle qui m'est propre me permettra d'entrer dans les détails nécessaires pour faire connaître ce que l'on peut attendre du traitement thermal de Vichy.

Les eaux de Vichy agissent, dans le traitement du diabète, suivant une direction curative. On peut assigner à une médication un sens curatif lorsque, en dehors du traitement diététique et des autres moyens appropriés, elle détermine, non seulement l'amoindrissement ou la disparition des symptômes du diabète, mais encore l'amoindrissement et la disparition de la glycosurie, et cela, sinon d'une manière constante, ce qui ne saurait être exigé en thérapeutique, du moins d'une manière habituelle.

J'ai dressé le tableau de 71 cas de diabète, dans lesquels la quantité de sucre a été déterminée au commencement et à la fin, ou dans le cours du traitement thermal.

Je n'y ai pas compris les cas où la maladie venait d'être immédiatement reconnue, le traitement thermal étant intervenu alors concurremment avec le changement de régime. Tous les malades dont il s'agit avaient été, depuis un temps dont il a été tenu compte, soumis à un traitement rationnel; changement du régime alimentaire dans tous les cas, et, dans la plupart des autres, administration des alcalins, sous forme de bicarbonate de soude, le plus souvent, ou d'eaux de Vichy transportées, ou de carbonate d'ammoniaque, quelquefois de l'opium, de toniques divers, etc. En un mot, tous ces individus se trouvaient en traitement, - et tous avaient déjà subi une amélioration plus ou moins prononcée, en général devenue stationnaire, relativement soit aux manifestations diverses de la maladie, soit à la proportion de la glycosurie.

Les résultats obtenus sont donc bien le fait du traitement thermal lui-même, d'autant que le régime qu'ils suivaient à Vichy était généralement moins strict que celui auquel ils avaient pu se soumettre chez eux, la vie d'hôtel ne se prêtant pas suffisamment aux exigences de la diététique diabétique (1).

Le diabète a été reconnu et traité depuis	Sucre à l'arrivée a Vichy	Durée du traitement thermal.	Sucre après le traitement.
1. quelques années .	40 gr.......	12 jours....	6 gr.
2. 1 an	30 gr.......	20 jours	15 gr.
3. 8 mois..........	33 gr.......	25 jours....	16 gr.

(1) Une partie des faits consignés dans ce tableau se trouvent reproduits dans la thèse de M. Brouardel, à qui je les avais communiqués, thèse plusieurs fois citée dans cet ouvrage. Il s'était glissé dans cette reproduction quelques erreurs de chiffres qui se trouveront ici rectifiées.

Le diabète a été reconnu et traité depuis	Sucre à l'arrivée a Vichy.	Durée du traitement thermal.	Sucre après le traitement.
4. 2 ans...............	68 gr.........	20 jours....	12 gr.
5. indéterminé......	2.20 gr....	20 jours....	0.35 gr.
6. 2 ans............	9 gr........	25 jours....	traces
7. 6 ans............	40 gr.......	34 jours....	10 gr.
8. quelques mois....	14 gr.......	18 jours....	4 gr.
9. 1 an.............	16 gr.......	17 jours....	3 gr.
10. plusieurs années..	20 gr.......	28 jours....	traces
11. 2 ans............	20 gr.......	15 jours....	15 gr.
12. 4 ans............	25 gr.......	6 jours....	17 gr.
13. 5 ans............	3 gr.......	13 jours....	0 gr.
14. 6 mois..........	15 gr. ur. du m. 18 jours....		4 gr.
	24 gr. urine du soir........		12 gr.
15. récent..........	7 gr. ur. du m. 20 jours....		0 gr.
	12 gr. urine du soir........		0 gr.
16. quelques mois....	var. de 4 à 25 gr. 15 jours....		0 gr.
17. 6 mois..........	55 gr.......	30 jours....	48 gr.
18. 2 ans............	12 gr.......	30 jours....	traces
19. 3 mois..........	25 gr. ur. du m. 20 jours....		0 gr.
	41 gr. urine du soir........		4 gr.
20. plus d'un an.....	16 gr.......	20 jours....	14 gr.
21. plusieurs années..	6 gr.......	15 jours....	0 gr.
22. 6 mois..........	30 gr.......	22 jours....	25 gr.
23. indéterminé......	quant. notable	11 jours....	0 gr.
24. 5 ans............	10 à 15 gr..	11 jours....	0 gr.
25. 9 mois..........	beaucoup....	23 jours....	0 gr.
26. quelques mois....	20 à 30 gr..	quelques jours	0 gr.
27. 1 an.............	50 gr.......	28 jours....	43 gr.
28. 2 ans (même sujet)	45 gr.......	12 jours....	32 gr.
		20 jours....	17 gr.
29. 6 ans............	48 gr.......	6 jours....	traces
30. indéterminé......	3 gr.......	28 jours....	0.80 gr.
31. 10 mois..........	14 gr.......	12 jours....	2 gr.
		20 jours....	0 gr.
32. 1 mois..........	20 gr.......	15 jours....	0 gr.
		25 jours....	1 gr.
33. 3 ans............	27 gr.......	22 jours....	4 gr.
34. 1 mois..........	60 gr.......	26 jours....	0 gr.

Le diabète a été reconnu et traité depuis	Sucre à l'arrivée à Vichy.	Durée du traitement thermal.	Sucre après le traitement.
35. récent	50 gr.	20 jours	10 gr.
36. 5 ans	18 gr.	20 jours	5 gr.
37. indéterminé	28 gr.	8 jours	18 gr.
		36 jours	5 gr.
38. 8 mois	29 gr.	5 jours	29 gr.
		10 jours	7 gr.
		20 jours	4 gr.
39. 3 ans	45 gr.	20 jours	28 gr.
40. 1 an	51 gr.	8 jours	51 gr.
		14 jours	45 gr.
		17 jours	28 gr.
		20 jours	25 gr.
41. plusieurs années	4 gr.	15 jours	0.75 gr.
42. 12 ans	26 gr.	10 jours	8 gr.
		13 jours	10 gr.
		20 jours	0.70 gr.
43. plusieurs années	40 gr.	20 jours	30 gr.
44. 2 mois	3 gr.	11 jours	
		30 jours (après le repas).	6 gr.
		(le matin).	0 gr.
45. 1 an	52 gr.	18 jours	44 gr.
		28 jours	41 gr.
		35 jours	29 gr.
46. 2 ans (même sujet)	30 gr.	13 jours	8 gr.
		20 jours	5 gr.
47. 3 ans	2 gr.	20 jours	traces
48. plusieurs années	14 gr.	20 jours	7 gr.
49. 6 mois	63 gr.	15 jours	6 gr.
50. 18 mois	53 gr.	12 jours	23 gr.
51. quelques semaines.	76 gr.	17 jours	16 gr.
		30 jours	4 gr.
52. 1 an	65 gr.	12 jours	8 gr.
		20 jours	2 gr.
53. quelques mois	8 gr.	25 jours	4 gr.
54. 3 ans	50 gr.	22 jours	23 gr.
		30 jours	16 gr.

26.

Le diabète a été reconnu et traité depuis	Sucre à l'arrivee à Vichy.	Durée du traitement thermal.	Sucre après le traitement.
55. 6 ans............	33 gr........	12 jours....	0 gr.
56. indéterminé......	16 gr.......	20 jours....	12 gr.
57. indéterminé......	8 gr.......	18 jours....	1 gr.
58. quelques mois	-48 gr... ...	14 jours....	28 gr.
		30 jours....	8 gr.
59. 4 mois...........	40 gr.......	16 jours....	12 gr.
60. 5 ans...........	5 gr.......	30 jours....	0 gr.
61. 3 ans.. ... :....	15 gr.......	21 jours....	1 gr.
62. 3 mois	12 gr	8 jours....	3 gr.
		12 jours. (nouvelle fâcheuse)	12 gr
		26 jours....	3 gr
63. 6 ans...........	60 gr.......	20 jours....	33 gr.
64. 3 mois..........	15 gr.......	20 jours....	1 gr.
65. plusieurs années..	40 gr.......	40 jours....	10 gr.
66. plusieurs années .	4 gr.......	20 jours....	traces
67. 6 ans.....	50 gr.......	28 jours....	50 gr.
68. 1 an	35 gr.......	20 jours....	34 gr
69. 5 mois..........	10 gr.. .. .	15 jours....	12 gr.
70. 1 an............	11 gr.......	18 jours....	2.80 gr.
		24 jours....	7.50 gr
71. 1 an.....	6 gr.......	8 jours....	7.80 gr.

Les cas, au nombre de 14, où le sucre a disparu complétement, sous l'influence du traitement thermal, étaient pour la plupart assez récents, car, dans 9 d'entr'eux, la maladie ne datait que de un à dix mois. Mais, dans 4 autres, elle remontait à plusieurs années. Elle était également ancienne dans les 5 cas où il ne restait que des traces de sucre. Dans 7 autres cas où le sucre ne dépassait pas 1 gramme à la fin du traitement, si la maladie ne datait que de trois mois dans l'un d'eux, elle remontait à plusieurs années dans trois autres ; son début est demeuré indéterminé dans les trois restants.

La quantité de sucre, constatée lors de l'arrivée des malades à Vichy, n'était généralement pas très-considérable. Elle n'atteignit que 6 fois le chiffre de soixante grammes et ne dépassa pas celui de soixante-seize ; et 30 fois elle n'atteignit pas le chiffre de vingt grammes. Ceci s'explique par les effets du traitement antérieurement suivi ; et je trouve noté, dans un bon nombre de mes observations, que les premières analyses avaient atteint le chiffre de quatre-vingt à cent grammes. Mais, dans les cas même où le sucre a disparu entièrement, il existait au début du traitement à la dose de soixante, quarante, trente-trois grammes.

L'abaissement du sucre est généralement considérable. Dans 39 cas, la proportion du sucre restant était nulle ou n'atteignait pas le quart de celle du début ; dans 5 cas elle était à peu près égale au quart ; dans 7 cas au tiers ; dans 8 cas à la moitié ; dans 8 cas seulement elle n'atteignait pas celle-ci. Enfin la proportion du sucre est restée la même 2 fois, et a légèrement augmenté 2 fois.

On voit encore qu'un abaissement considérable du sucre peut être très rapide, et que, d'après les cas où des analyses successives ont été faites, il paraît y avoir peu d'oscillations, mais une diminution régulièrement croissante. Les accroissements passagers survenus pendant le cours du traitement paraissent généralement dus à des circonstances accidentelles

Si l'on veut se faire une idée exacte de ce que l'on doit attendre de Vichy, dans la généralité des cas où l'on recourt au traitement thermal pendant la durée d'un diabète traité depuis un certain temps, on peut le formuler ainsi : le traitement thermal de Vichy détermine, dans l'état auquel ces malades étaient parvenus, et qui paraissait représenter tout ce qu'ils avaient à obtenir du traitement antérieur, un changement tout à fait analogue à celui qu'avait déterminé la première intervention d'un traitement méthodique.

On sait que, lorsqu'un diabète, même datant de plusieurs années, vient à être soumis à un traitement méthodique, la règle est que, très rapidement, la glycosurie s'abaisse, quelquefois dans une énorme proportion, et l'ensemble des symptômes se réduit également d'une manière remarquable ; la soif s'amoindrit ou disparaît, l'amaigrissement s'arrête, les forces reparaissent, et, dans certains cas, si la maladie n'est ni très considérable ni ancienne, la guérison s'en suit. Plus souvent il arrive qu'après une certaine amélioration, un état déterminé de glycosurie persiste, avec des oscillations variées, les symptômes diabétiques se maintiennent à un degré quelconque, et le malade demeure ainsi indéfiniment dans un état de santé imparfait, mais en général compatible avec les exigences de la vie.

Si le traitement thermal de Vichy intervient alors, un nouveau progrès se fait sentir. La glycosurie s'abaisse de nouveau, les symptômes restant s'atté-

nuent, et, ou ce nouvel effort détermine la guérison,
ou le plus souvent, comme dans le premier cas, le
malade demeure dans un état, très supérieur à
celui que l'on observait avant le traitement.thermal,
mais encore assez imparfait.

Ce sont donc deux étapes qu'il parcourt, lesquelles
le rapprochent successivement de la guérison, mais
sans que, dans le plus grand nombre des cas, il lui
soit donné d'y atteindre.

Voici ce que l'on observe généralement chez les
diabétiques à Vichy. Je reproduirai en partie l'exposé
que j'ai présenté des effets du traitement thermal
dans un précédent ouvrage (1), en faisant remarquer
que mes propres observations étaient entièrement
conformes, sous ce rapport, avec celles de Petit (2),
et celles que j'ai trouvées consignées dans des notes
inédites de Prunelle.

Le premier effet du traitement par les eaux de
Vichy est, sauf exception, de diminuer la proportion
du sucre contenu dans l'urine. Cet effet ne manque
presque jamais de se faire sentir dans la première
semaine, quelquefois dès le second jour.

Cette action sur les conditions chimiques de
l'urine est habituellement persistante et graduellement croissante, pendant toute la durée du traitement, à moins d'écarts de régime ; mais elle ne l'est

----

(1) Durand-Fardel. *Traité thérapeutique des eaux minérales* 2ᵉ édit.
1862, p. 752.

(2) Petit. *Du mode d'action des Eaux de Vichy*, 1850.

pas au même degré dans les périodes consécutives.

Le sucre disparu à Vichy se montre souvent de nouveau ; mais cette réapparition du sucre, qui n'a lieu quelquefois que plusieurs mois après, s'opère en général dans de moindres proportions qu'auparavant. Il m'est arrivé plusieurs fois, une année expirée, de retrouver exactement la même proportion de sucre qu'avait laissée le traitement précédent, et qui s'abaissait alors de nouveau.

A mesure que le sucre diminue, les divers symptômes diabétiques diminuent en général dans une proportion correspondante.

D'abord la quantité de l'urine ; en même temps celle-ci se colore et reprend un peu d'odeur urineuse. Elle perd aussi rapidement que dans les autres cas l'acidité qu'on lui avait trouvée au commencement du traitement. J'ai quelquefois trouvé dans l'urine des diabétiques une légère proportion d'albumine. Je n'ai pas remarqué qu'elle fût modifiée d'une manière notable par le traitement thermal ; elle persistait au même degré, malgré la diminution ou même la disparition du sucre.

La soif et la sécheresse de la bouche sont ordinairement les premiers symptômes qui paraissent modifiés par le traitement thermal. Les malades accusent sous ce rapport un soulagement immédiat, que traduisent aussitôt leur prononciation et leur physionomie. En même temps que leur soif s'apaise, que le besoin de rendre les urines s'éloigne, le sommeil reparaît, l'agitation nocturne se calme, et le moral ne tarde pas à se relever.

Je n'ai guère eu l'occasion d'observer l'action du traitement thermal sur l'appétit désordonné des diabétiques, J'ai vu plus souvent, sous l'influence des eaux, le dégoût qu'inspirait le régime exclusivement animal diminuer, les digestions lourdes et pénibles se régulariser, l'appétit reparaître. Quant à l'odeur nauséabonde et pénétrante qu'exhalent certains diabétiques. je ne l'ai jamais vue céder au traitement thermal, lors même que celui-ci amenait des changements notables dans la composition de l'urine, et même dans la santé générale. Mais les diabétiques qui présentent cette circonstance sont en général affectés à un haut degré, et ne se trouvent guère susceptibles que d'un retour très-imparfait.

De tous les symptômes diabétiques, la sécheresse de la peau, lorsqu'elle existe, est celui qui résiste le plus au traitement ordinaire. La soif, la sécheresse de la bouche diminuent, l'abondance des urines s'amoindrit, les forces reparaissent : mais la peau ne reprend pas ses fonctions, ou ne les reprend que dans une faible proportion. Ce n'est que dans les cas légers et récents qu'il soit facile de rétablir les fonctions cutanées.

Or, un certain nombre de malades arrivaient à Vichy après avoir subi, pendant un temps plus ou moins long, un traitement méthodique. Ils se portaient mieux, le sucre avait diminué ; mais ils avaient la peau sèche comme auparavant, ou à peu de chose près.

Sous l'influence du traitement thermal, au contraire, on voit peu à peu la peau s'adoucir, s'assouplir, s'humecter enfin. Je n'ai presque jamais vu de sueurs abondantes s'établir ; les eaux de Vichy n'agissent pas précisément à la manière des diaphorétiques ; mais, comme dans tant d'autres maladies chroniques où l'atonie de la peau est un des caractères et devient un des éléments de la maladie, l'activité de ce système si important se rétablit lentement et graduellement.

Les eaux de Vichy n'agissent que lentement et secondairement sur la constipation des diabétiques : mais on obtient d'excellents résultats des douches ascendantes qui, continuées avec un peu de suite, parviennent quelquefois à rétablir définitivement, en partie du moins, les fonctions du gros intestin.

J'ai vu plusieurs fois, lorsque la glycosurie avait rapidement diminué, l'amblyopie s'amoindrir sensiblement pendant la courte durée du traitement thermal. Il n'en est pas de même de l'anaphrodisie. Le rétablissement de l'activité génitale est toujours beaucoup plus lent ; et, à part quelques velléités de bon augure, je n'ai jamais constaté de changement immédiat à ce sujet.

Quant à l'état général, au rétablissement des forces musculaires, du moral, du sommeil, il suit de très près les changements subis par l'urine et par les symptômes essentiels de la maladie. C'est ce retour général considérable et rapide, qui caractérise surtout le traitement thermal, et c'est principalement sous ce rapport que celui-ci est si souvent nécessaire pour compléter l'action insuffisante du traitement diététique et médicamenteux.

On peut affirmer que les cas où le traitement de Vichy demeure absolument stérile, et surtout où il se trouve nuisible, sont exceptionnels. Sans doute l'influence qu'il exerce sur la marche générale de la maladie et sur ses destinées ultérieures est fort inégale, et il est vrai que la part qu'il convient de lui attribuer est souvent fort difficile à faire, si l'on considère qu'il n'intervient souvent qu'à une époque tardive, où l'organisme est profondément altéré, et surtout si l'on tient compte des conditions défavorables dans lesquelles se tiennent les malades, soit par leur faute, soit par suite de circonstances indépendantes de leur volonté.

Il faut bien faire observer encore que, quand il est question du traitement de Vichy, il ne saurait s'agir que d'un traitement méthodique, et dirigé suivant les règles fournies par l'expérience. Il y a toutes sortes de manière de prendre les eaux de Vichy, et leur mode d'administration doit être subordonné, après les indications générales dépendantes de la maladie, aux indications individuelles relatives aux malades. Celle-ci ne saurait par elle-même être toujours prévue d'avance, et ne peut souvent se formuler qu'à mesure. Ceci s'applique à tous les traitements de ce genre comme à toutes les maladies. Il faudrait donc se garder d'apprécier les qualités du traitement thermal de Vichy d'après les résultats observés chez tant d'individus qui se soignent à leur guise, au hasard, souvent d'une manière insuffisante, ou plus souvent encore d'une manière contraire à ce qu'il faut. Il n'y a de comparable à leur imprudence que celle des médecins qui les encouragent dans cette voie déplorable.

Le traitement thermal de Vichy se compose de bains, de douches générales, et de l'usage interne de l'eau minérale ; quant au choix des sources, il n'existe pas d'indication spéciale au diabète : il dépend tout à fait des conditions spéciales du malade, de l'état des voies digestives, des conditions générales du système. Il s'agit là d'applications individuelles ; car, en dehors des sources ferrugineuses, il n'y a point de sources à Vichy qui se trouvent spécialement applicables à aucun état morbide déterminé.

Cependant, même dans les conditions les meilleures, il est des diabétiqnes qui sont réfractaires à l'action salutaire des eaux de Vichy. Ceci s'observe encore à propos de toutes les sortes de médication, et dans toutes sortes d'états morbides. Quelles que soient l'attention et l'expérience qui président à l'analyse des faits pathologiques, il est des circonstances qui échapperont toujours à nos investigations et à nos prévisions. J'ai vu un gentleman qui fut pris de diabète dans des circonstances peu propres à expliquer l'apparition de la maladie Il avait depuis plusieurs mois une soif ardente, un certain affaiblissement, de l'amaigrissement surtout ; mais il consentait à peine à se croire malade, et avait conservé encore une vigueur relative. Consulté par avance, il me paraissait dans des conditions très-favorables. Il vint à Vichy ; au bout de quinze jours, aucune réduction n'avait été obtenue dans la glycosurie, considérable, ni dans la soif. Il repartit et mourut quelques mois après.

J'ai vu quelquefois la glycosurie résister opiniâtrement au traitement thermal, sans qu'il me fût possible d'en discerner la raison. Cependant cette circonstance elle-même n'est pas toujours absolument défavorable. Une dame âgée de 64 ans, signalée dans le tableau précédent (n° 67), partait de Vichy (il y a six ans), après un traitement suffisant, ayant, comme à son arrivée, 50 grammes de sucre. Elle était extrêmement obèse. Cependant la soif avait diminué, circonstance notable, et elle était beaucoup mieux portante. Cette dame, qui habite à l'autre bout de la France, n'est pas revenue à Vichy, mais elle est encore aujourd'hui dans des conditions de santé supportables.

Les contre-indications absolues du traitement thermal de Vichy ne sont pas très-communes. M. Bouchardat a justement exprimé que le type des diabétiques auxquels ces eaux conviennent le mieux sont les diabétiques obèses, c'est-à-dire des diabétiques d'une telle constitution ou qui n'en ont pas encore perdu les caractères. Il en est de même des diabétiques affectés de diathèse urique, sous forme de goutte et de gravelle. Cependant il s'en faut que des conditions constitutionnelles opposées entraînent par elles-mêmes de contre-indication.

Il n'en est pas de même des diabétiques parvenus à un certain degré d'épuisement du système nerveux : les eaux de Vichy sont alors contre-indiquées. Ceci s'applique à la cachexie diabétique proprement dite. Il ne faut pas, je dois le redire ici, confondre avec celle-ci l'apparence cachectisante d'une glycosurie rapide et intense On voit en général cette dernière se dissiper facilement, sous l'influence d'un traitement méthodique. Je parle de la cachexie véritable, de celle qui, indépendante des progrès actuels de la glycosurie, amène une altération profonde et irrémédiable de l'organisme, altération qui me paraît devoir être attribuée à la contamination des tissus organiques par les principes sucrés. Les eaux de Vichy, sont contre-indiquées alors, comme dans la cachexie goutteuse, intoxication urique

Indépendamment de l'ordre d'idées qui se rattache au fait de l'altération intime des tissus par les principes sucrés, ou uriques, il faut tenir compte également du degré d'abaissement radical des forces organiques.

Un même degré de faiblesse peut être atteint par une série d'individus, sans que les mêmes éléments organiques y prennent une part égale chez tous. Quand la faiblesse a son point de départ radical dans le système nerveux, c'est-à-dire dans les cas d'épuisement du système nerveux, les eaux de Vichy conviennent mal. Ceci est d'une appréciation délicate, peut-être, mais importante. Ces eaux s'appliquent victorieusement aux cachexies paludéennes les plus profondes ; elles sont parfaitement tolérées et utilement employées, tout en pouvant se trouver insuffisantes, dans un degré très-avancé d'anémie. Mais, dans l'épuisement nerveux dont nous trouvons le type dans les abus vénériens, ces eaux sont mal supportées, et ne font peut-être qu'ajouter à l'état de débilitation du système. C'est pour cela, sans doute, que les eaux de Vichy, avec leur température élevée, leurs propriétés éminemment reconstituantes, l'élément ferrugineux qu'elles renferment, ne sont nullement applicables aux paralysies, auxquelles les eaux chlorurées sodiques s'adaptent si bien.

Il est des diabétiques chez lesquels dominent les phénomènes nerveux ; c'est ce qu'on pourrait appeler la forme nerveuse du diabète. Ceci ne contre-indique pas formellement le traitement thermal de Vichy, mais paraît diminuer singulièrement les ressources que l'on en peut tirer. Les malades supportent alors assez difficilement les eaux; le retour graduel et continu, que l'on observe dans la plupart des cas, n'a lieu chez eux qu'incomplètement et par secousses ; et j'ai vu, circonstance assez remarquable, l'urine subir les changements les plus favorables au point de vue de la diminution du sucre, sans que les autres symptômes en parussent le moins du monde influencés.

La tuberculisation pulmonaire me paraît une contre-indication formelle au traitement thermal de Vichy. Cependant un médecin distingué de cette

station ne professe pas la même opinion. « M. Sénac
m'a affirmé, dit M. Brouardel, que le traitement
alcalin ne paraissait avoir aucune influence funeste
sur la marche de la tuberculisation, que si l'eau de
Vichy parvenait à diminuer la quantité de sucre éliminée par les urines, la tuberculisation s'arrêtait.
Il vient chaque année des diabétiques tuberculeux,
qui ont des cavernes dans les poumons, depuis fort
longtemps, qui de temps à autre ont des crachements
de sang, et qui cependant tirent au moins momentanément de leur séjour à Vichy un grand bénéfice» (1).

Je ne puis m'empêcher de croire que l'opinion de
mon honorable collègue a pu n'être pas très fidèlement reproduite. En effet, les diabétiques tuberculeux se rencontrent beaucoup plus rarement à Vichy
que ce passage ne paraît le supposer. D'abord, par ce
que la phthisie s'observe bien moins communément
chez les diabétiques en traitement qu'on ne l'a dit.
Ensuite, parce que les tuberculeux manifestes sont
systématiquement écartés de Vichy.

Pour mon compte, je n'ai jamais vu la maladie
aucunement enrayée dans les cas que j'en ai rencontrés, et son issue funeste à brève période m'a laissé
craindre plus d'une fois, sans en avoir la preuve, il
est vrai, que le traitement thermal n'en eût accéléré
la marche. Je persiste donc à considérer cette contre-
indication comme absolue. Cependant je reconnais
qu'elle ne doit pas s'étendre à l'imminence tuber-

____

(1) Brouardel. *Thèse de concours*, 1869, p. 150.

culeuse, dont l'arrêt de la glycosurie pourra quelquefois suspendre l'évolution.

Le professeur Seegen a résumé de la manière suivante les résultats généraux que l'on obtient à Carlsbad dans le traitement du diabète.

Toujours, et même dans les formes les plus graves du diabète, l'eau de Carlsbad diminue l'intensité des symptômes les plus pénibles, tels que la sécheresse de la bouche, la soif brûlante et les envies fréquentes d'uriner. De là des nuits plus calmes. un sommeil plus tranquille, et en somme les diabétiques se trouvent beaucoup mieux durant leur séjour aux eaux. L'emploi de l'eau minérale a pour effet de diminuer la proportion du sucre chez la plupart des diabétiques. Parmi plus de 100 cas que j'ai eu l'occasion d'observer à Carlsbad, il n'y en a que 10 ou 12 dans lesquels cette diminution n'ait été que faible ou ait manqué complètement; dans d'autres cas, la diminution du sucre a été frappante; dans 50 de ces cas, le sucre disparut complètement de l'urine. Ce qu'il y a d'étonnant, c'est que la cause de la maladie, autant qu'il nous est possible de la connaître, ne semble avoir aucune influence sur le résultat de la cure. L'intensité seule de la maladie peut faire varier le pronostic. Les résultats de la cure seront d'autant moins favorables que l'état sera plus grave, ou, pour mieux dire, que les troubles de la nutrition seront plus avancés. On peut dire la même chose de la durée de l'action des eaux. Lorsque les

troubles de la nutrition sont portés à un degré
extrême, que les malades sont très émaciés, quand l'altération du sang a provoqué l'œdème des membres
inférieurs, quand enfin les affections secondaires du
diabète telles que les tubercules, les affections des
reins, se sont produites, la maladie progresse toujours sans qu'on puisse l'arrèter, et nous voyons pé-
rir la plupart des malades malgré l'emploi des eaux.

Mais aussi longtemps que ces troubles de la nutrition n'ont point apparu, l'action de l'eau minérale
enraye les accidents, et, bien que je n'aie pas obtenu
de guérison, cependant j'ai toujours noté une amélioration sensible, même dans les formes les plus
graves du diabète. Des observations nombreuses
prouvent que, dans le cas où l'eau de Carlsbad agit
favorablement, la quantité de sucre diminue pendant un temps assez long et que le poids des malades augmente.

L'action de l'eau de Carlsbad peut donc se résumer en ces mots : *diminution dans la formation du
sucre*. Quand les troubles de la nutrition ne sont pas
trop avancés, et qu'il est possible de remplacer par
une nourriture animale appropriée les éléments organiques employés à la formation du sucre, on peut,
par l'usage annuel et continu des eaux, maintenir le
malade dans un état de bien-être relatif et prolonger
son existence de plusieurs années (1).

(1) Seegen. *Contributions à l'étude clinique du diabète sucré*, in
Archives générales de médecine, 1867, t. IX, p. 295. (extrait du *journal de Virchow.*)

Les bains de mer sont très-usités dans le diabète, mais les effets qu'on en obtient sont loin d'avoir le caractère direct et spécial des résultats les plus habituels du traitement par les eaux de Vichy ou de Carlsbad; ils ne peuvent donc aucunement les remplacer. Leur action me paraît se rapprocher davantage de celle de l'hydrothérapie. Cependant il faut tenir grand compte des propriétés stimulantes et reconstituantes de l'air marin, et de l'exercice que comporte la pratique du bain de mer.

Gaudet, lorsqu'il a publié son excellent ouvrage sur les bains de mer, paraissait n'attacher que très peu de valeur à la médication marine dans le diabète. Il avait vu l'appétit augmenter, les progrès de l'affaiblissement se suspendre, une apparence de santé se montrer, mais sans que la soif et la polyurie eussent été modifiées un seul instant (1). Gaudet n'avait encore vu à cette époque qu'un petit nombre de diabétiques; mais dix ans plus tard, il n'était pas beaucoup plus explicite sur ce sujet. Cependant il avait obtenu plusieurs fois des modifications favorables dans les degrés moyens de la maladie, mais remarqué au contraire de l'aggravation dans les degrés extrêmes. « Les bains de mer, dit-il, ne doivent être considérés, dans le cas de ce genre, que comme un auxiliaire excellent à la reconstitution de l'état général, lorsqu'on est en mesure de l'obtenir. »

M. Bouchardat, qui conseille beaucoup les bains

____

(1) Gaudet. *Recherches sur l'usage et les effets des bains de mer,* 1844, p. 383.

de mer dans le diabète, exprime parfaitement leur indication, en disant qu'ils ne doivent être employés que chez les diabétiques capables de réagir. La réaction ne s'obtient pas seulement par les forces intrinsèques de l'organisme, elle s'obtient aussi par les conditions dont on entoure les malades. C'est ainsi qu'un exercice très-actif est indispensable en faisant usage des bains de mer : il ne faut donc jamais les prescrire aux diabétiques incapables de se livrer à un exercice suffisant (1).

Les bains de mer sont très-salutaires aux diabétiques qui ne font plus ou presque plus de sucre : mais je ne pense pas qu'ils conviennent aux diabétiques encore en puissance de leur maladie.

Résumé du traitement du diabète.

Je résumerai sous une forme concise les prescriptions qui conviennent dans la généralité des cas de diabète.

Supprimer d'abord complétement toute alimentation sucrée ou féculente. Prescrire les préparations de gluten. En cas de répugnance absolue pour le pain de gluten, ou pour la privation absolue de pain, permettre un peu de croûte de pain bien cuit, sans mie, ou de pain grillé. Ne pas prescrire l'usage exclusif des viandes, et varier le régime autant que possible.

Être modéré relativement à la quantité des liquides ingérés, sans se laisser souffrir de la soif. Boire de l'eau coupée de vin ou de café, ou animée d'un peu d'eau-de-vie ou de rhum, des macérations légères de quinquina ou de quassia amara. Boire du vin de

____

(1) Durand Fardel. *Traité pratique des maladies chroniques*, 1868, t. 1, p. 214.

Bordeaux vieux ; éviter de dépasser une bouteille de vin par jour.

Porter de la flanelle sur la peau, faire d'une manière très suivie des frictions sèches avec un gant de crin. Se livrer à un exercice actif, ou à des travaux fatigants, bien qu'avec une certaine modération, ou à une gymnastique méthodique.

Prendre deux bains au moins par semaine avec des sels de Vichy, ou du sous-carbonate de soude, ou du sulfure de potasse.

S'il y a de la maigreur, primitive ou consécutive, prescrire l'huile de foie de morue, et en suspendre l'usage par intervalles.

Prendre, pendant plusieurs semaines, du bicarbonate de soude ou de potasse, à la dose de 5 à 15 grammes par jour, en deux ou trois fois, avant les repas, en suspendant de temps en temps. Le faire alterner avec l'eau de Vichy (source d'Hauterive ou des Célestins), prise à jeun, ou aux repas, mélée de vin, si l'on veut.

Si la soif est extrême et ne cède pas rapidement, si l'appétit est excessif, prendre l'extrait aqueux d'opium. Commencer par 5 centigrammes en deux doses ; augmenter graduellement, sans dépasser, sauf exception, 1 gramme par jour.

Si l'appétit manque ou si les digestions se font mal, ne pas trop tarder à permettre quelques féculents, mais en en spécifiant la proportion.

Suivre un traitement thermal à Vichy (ou à Carlsbad), qui sera réitéré les années suivantes, ou même dans la même année, à plusieurs semaines, ou à deux ou trois mois d'intervalle.

Lorsque la glycosurie a à peu près disparu, prendre des bains de mer.

FIN.

TABLE DES MATIÈRES

CHAPITRE IV

CHAPITRE V

CHAPITRE VI

DEUXIÈME PARTIE
ÉTIOLOGIE ET PATHOGÉNIE

CHAPITRE Ier

CHAPITRE II

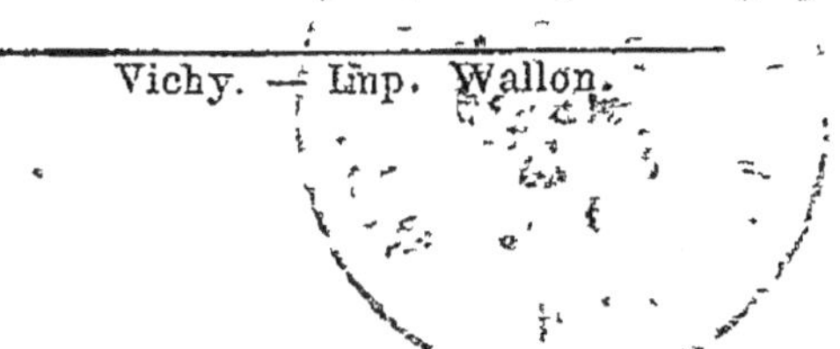

Vichy. — Imp. Wallon.